Notfälle mit Bewusstseinsstörungen und Koma

Hans-Christian Hansen

Christian Dohmen

Thomas Els

Walter F. Haupt

Daniel Wertheimer

Frank Erbguth

Hrsg.

Notfälle mit Bewusstseinsstörungen und Koma

Interdisziplinäre Fallbeispiele und Analysen

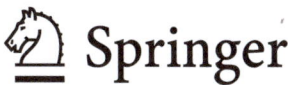

Hrsg.

Prof. Dr. Hans-Christian Hansen
Chefarzt der Klinik für Neurologie
Friedrich-Ebert-Krankenhaus GmbH
Neumünster/Universität Hamburg
Hamburg, Deutschland

Prof. Dr. Thomas Els
Chefarzt der Klinik für Neurologie &
klinische Neurophysiologie
GFO-Kliniken Rhein-Berg
Betriebsstätte Marien-Krankenhaus
Bergisch-Gladbach, Deutschland

Daniel Wertheimer
Chefarzt Intensiv- und Akutmedizin
Neurozentrum der Schön Klinik
Hamburg-Eilbek
Hamburg, Deutschland

Prof. Dr. Christian Dohmen
Chefarzt der Klinik für Neurologie
LVR-Klinik Bonn
Bonn, Deutschland

Prof. Dr. Walter F. Haupt
Neuro Med Campus
Neurologische Gemeinschaftspraxis am
St Elisabeth Krankenhaus
Köln, Deutschland

Prof. Dr. Dipl. Psych. Frank Erbguth
Chefarzt der Klinik für Neurologie im
Klinikum Nürnberg Süd - Paracelsus
Medizinische Privatuniversität
Nürnberg, Deutschland

ISBN 978-3-662-59128-4   ISBN 978-3-662-59129-1   (eBook)
https://doi.org/10.1007/978-3-662-59129-1

Die Deutsche Nationalbibliothek verzeichnet diese Publikation in der Deutschen Nationalbibliografie;
detaillierte bibliografische Daten sind im Internet über http://dnb.d-nb.de abrufbar.

Springer

Umschlaggestaltung: deblik Berlin
Fotonachweis Umschlag: © Stock.com/koto_feja

Springer ist ein Imprint der eingetragenen Gesellschaft Springer-Verlag GmbH, DE und ist ein Teil von
Springer Nature.
Die Anschrift der Gesellschaft ist: Heidelberger Platz 3, 14197 Berlin, Germany

Vorwort

Die Einschätzung und Behandlung akuter Störung des Bewusstseins stellt hohe Anforderungen an medizinische Kenntnisse und Erfahrungen. Erforderlich ist ein interdisziplinärer Zugang, weil das Spektrum der zugrunde liegenden Hirnfunktionsstörungen neurologische, psychiatrische, internistische und unfall-/neurochirurgische Erkrankungen umfasst. Man begegnet dieser Situation in der Erstversorgung vor Ort, in der Notaufnahme oder auf der Intensivstation, wenn Patienten „nicht aufwachen". Betroffen sind alle Altersgruppen von der Pädiatrie bis zur Geriatrie. Anhand von 36 realen Fällen aller Altersstufen schildert dieses Buch, wie Stufendiagnostik und Therapiemaßnahmen aufgebaut sind und wie sie sich im weiteren Behandlungsprozess ständig in kritischer Überprüfung befinden. Nicht nur lehrreiche Fälle mit gutem Ausgang sind dabei; auch Verläufe von Patienten, die ihre Erkrankung leider nicht überlebt haben und erst autoptisch geklärt wurden.

Tatsächlich ist diese ärztliche Aufgabenstellung gleichermaßen faszinierend wie herausfordernd: für diese in der Regel vital bedrohten, jedoch weder kooperations- noch auskunftsfähigen Patienten alle wichtigen Auslösefaktoren zu ermitteln und abzustellen und parallel die Vitalfunktionen schnellstmöglich zu stabilisieren. Vital bedroht sind die Betroffenen durch Atemstillstand, Aspiration, Hirndrucksteigerung. Wie so oft in der Neurologie gilt auch hier: „time is brain". Das Ziel ist also die Herstellung der Homöostase, um zerebrale und extrazerebrale Funktionen zu rekompensieren und damit Hirnfunktionen soweit möglich umfassend zu bewahren.

Wir danken allen Autoren, die dieses Kompendium möglich gemacht haben. Besonders wichtig ist uns der Beitrag Nr. 10 von Prof. Dr. med. R.W.C. Janzen, der unerwartet und tragisch im Juli 2019 verstarb. Er war für uns Ratgeber, Freund, Kollege, Lehrer und Vorbild und er wird uns im Geiste immer begleiten. Wie er auch, sind alle Autoren dieses Bandes aktive Mitglieder der Sektion Koma und Bewusstseinsstörungen der DIVI (Deutsche Interdisziplinäre Vereinigung für Intensiv- und Notfallmedizin, www.divi.de).

Hans-Christian Hansen
Neumünster/Hamburg, Deutschland

Christian Dohmen
Bonn, Deutschland

Thomas Els
Bergisch-Gladbach, Deutschland

Walter F. Haupt
Köln, Deutschland

Daniel Wertheimer
Hamburg, Deutschland

Frank Erbguth
Nürnberg, Deutschland

Inhaltsverzeichnis

VI   Bewusstseinsstörungen im Alter über 60 Jahren

Herausgeber- und Autorenverzeichnis

Über die Herausgeber und Autoren

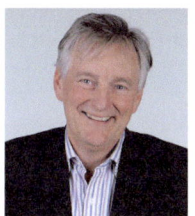

Hans-Christian Hansen Prof. Dr. med., Neurologe, Nervenarzt, Intensivmediziner und Geriater.

Chefarzt der Klinik für Neurologie im Friedrich-Ebert-Krankenhaus Neumünster. Sprecher der DIVI-Sektion Bewusstseinsstörungen und Koma, Vorsitzender der Deutschen Gesellschaft für neuro-wissenschaftliche Begutachtung (DGNB). Schwerpunkte: Bewusstseinsstörungen und Neuropsychiatrie, Neurophysiologie und Intensivmedizin (Enzephalopathien, ICP und Hirntod), Neuro-Ophthalmologie und Schwindel. Zertifizierter medizinischer Gutachter, Leitlinien- (Hypoxie/Delir) und Lehrbuchautor zu obigen Thematiken.

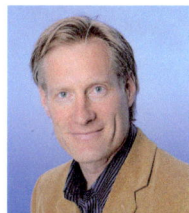

Christian Dohmen Prof. Dr. med., Neurologe, Intensiv- und Notfallmediziner.

Chefarzt der Klinik für Neurologie und neurologische Intensivmedizin der LVR Klinik Bonn. Sprecher der DIVI-Sektion Studien und Standards in der Neuromedizin. Leitlinienbeauftragter und Vorstand der Stiftung Deutsche Gesellschaft für Neurologische Intensivmedizin (DGNI). Schwerpunkte: Neurologische Notfall- und Intensivmedizin. Medizinischer Gutachter, Lehrbuch- (Neurologische und internistische Intensivmedizin) und Leitlinienautor (Weaning, Status epilepticus).

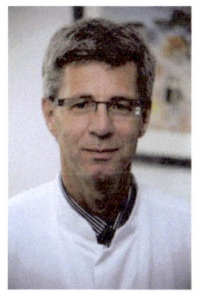

Thomas Els Prof. Dr. med., Neurologe, Intensivmediziner.

Chefarzt der Klinik für Neurologie & klinische Neurophysiologie in den GFO-Kliniken Rhein-Berg, Betriebsstätte Marien-Krankenhaus Bergisch Gladbach. Mitglied der DIVI-Sektion Bewusstseinsstörungen und Koma. Schwerpunkte: Koma nach Reanimation und SHT, entzündliche ZNS-Erkrankungen, Bewegungsstörungen. Beauftragter der Stiftung Deutsche Schlaganfall Hilfe, Ärztlicher Berater der Deutschen Parkinson Gesellschaft.

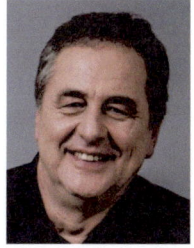

Frank Erbguth Prof. Dr. med. Dipl. Psych., Neurologe, Psychiater, Intensivmediziner und Geriater.

Ärztlicher Leiter der Universitätsklinik für Neurologie der Paracelsus Medizinischen Privatuniversität, Klinikum Nürnberg. Mitglied der DIVI-Sektion Bewusstseinsstörungen und Koma. Vorsitzender der Kommission Leitender Krankenhausneurologen der DGN. Schwerpunkte: Neurologische Notfall-und Intensivmedizin, neurovaskuläre Erkrankungen, Bewegungsstörungen, ethische Aspekte. Zertifizierter medizinischer Gutachter, Lehrbuchautor zu Neuroethik, Harrisons Neurologie, Neurogeriatrie.

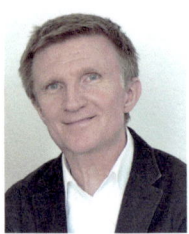

Christian Hagel Prof. Dr. med., Neuropathologe

Stellvertretender Direktor des Instituts für Neuropathologie, Universitätsklinikum Hamburg-Eppendorf. Mitglied der DIVI-Sektion Bewusstseinsstörungen und Koma. Schwerpunkte: Neuroonkologie, seltene neurologische Erkrankungen, Vaskulopathien. Fachgutachter für Neuropathologie der Deutschen Akkreditierungsstelle (DAkkS). Lehrbuchautor für Neuroonkologie, Neurokutane Erkrankungen, Neuropädiatrie.

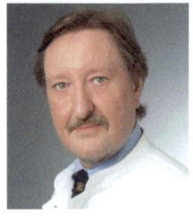

Walter F. Haupt Prof. Dr. med., Neurologe und Intensivmediziner

Langjährig leitender Oberarzt und kommissarischer Leiter der Neurologischen Universitätsklinik Köln. Seit 2014 Praxistätigkeit im NeuroMed Campus Köln. Gründungssprecher der DIVI Sektion Bewusstseinsstörungen und Koma. Vorstandstätigkeiten in der Deutschen Gesellschaft für Neurologische Intensivmedizin (DGNI) und der Neurocritical Care Society. Schwerpunkte: klinische Neurophysiologie und Bewusstseinsstörungen, dargelegt in zahlreichen Lehrbüchern für Ärzte und für Pflegeberufe/MTA.

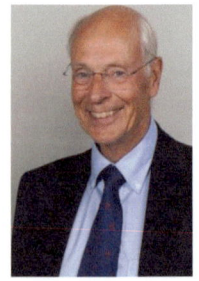

Rudolf W.C. Janzen (verstorben im Juli 2019) Prof. Dr. med., Neurologe und Intensivmediziner

Ehem. Chefarzt der Neurologischen Klinik am Krankenhaus Nordwest, Frankfurt. Schwerpunkte: Neurologischen Intensivmedizin, Neurophysiologie, Schlaganfallerkrankungen, Myasthenia gravis. Neben gutachterlichen Arbeiten lieferte er wichtige Beiträge im medizin-ökonomischen und im medizin-ethischen Diskurs, besonders zu Fragestellungen der Hirntoddiagnostik und zur Entscheidungsfindung am Lebensende. Neben Leitlinienarbeit (Status epilepticus) wirkte er in zahlreichen Lehrbüchern mit.

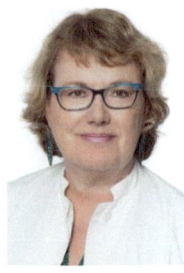

Eva Neuen-Jacob Privatdozentin Dr. med., Fachärztin für Neuropathologie

Leitende Oberärztin am Institut für Neuropathologie des Universitätsklinikums Düsseldorf. Mitglied der DIVI-Sektion Bewusstseinsstörungen und Koma und Schriftführerin der Deutschen Gesellschaft für Neuro-AIDS und Neuroinfektiologie (DGNANI). Schwerpunkte: Koma, Bewusstseinsstörungen, neuromuskuläre Erkrankungen und Kindesmisshandlungen, u.a. als forensische Gutachterin und Lehrbuchautorin.

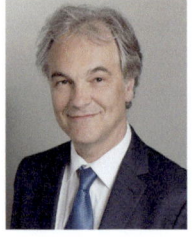

Daniel Wertheimer Neurologe, Nervenarzt, Notfall- und Intensivmediziner

Chefarzt im Zentrum für Neurologie und Neurorehabilitation, Schön Klinik Hamburg-Eilbek. Mitglied der DIVI-Sektion Bewusstseinsstörungen und Koma sowie der Arbeitsgemeinschaft Neurologische-neurochirurgische Frührehabilitation (AG NNFR). Schwerpunkte: neurologische Intensivmedizin, neurochirurgische Erkrankungen, Bewusstseinsstörungen und ethische Aspekte. Gutachter für Intensivmedizin und Neurologie.

Autorenverzeichnis

Prof. Dr. med. Christian Dohmen
Chefarzt der Klinik für Neurologie
LVR-Klinik Bonn
Bonn, Deutschland

Prof. Dr. med. Thomas Els
Chefarzt der Klinik für Neurologie & klinische
Neurophysiologie
GFO-Kliniken Rhein-Berg
Betriebsstätte Marien-Krankenhaus
Bergisch Gladbach, Deutschland

Prof. Dr. Dipl. Psych. Frank Erbguth
Chefarzt der Klinik für
Neurologie im Klinikum Nürnberg
Süd - Paracelsus Medizinische Privatuniversität
Nürnberg, Deutschland

Prof. Dr. med. Christian Hagel
Institut für Neuropathologie
Universitätsklinikum Hamburg-Eppendorf
Hamburg, Deutschland

Prof. Dr. med. Hans-Christian Hansen
Chefarzt der Klinik für Neurologie
Friedrich-Ebert-Krankenhaus GmbH
Neumünster/Universität Hamburg
Hamburg, Deutschland

Prof. Dr. med. Walter F. Haupt
Neuro Med Campus
Neurologische Gemeinschaftspraxis am
St Elisabeth Krankenhaus
Köln, Deutschland

Prof. Dr. med. Eva Neuen-Jacob
Institut für Neuropathologie
Universitätsklinikum Düsseldorf
Düsseldorf, Deutschland

Daniel Wertheimer
Chefarzt Intensiv- und Akutmedizin
Neurozentrum der Schön Klinik
Hamburg-Eilbek
Hamburg, Deutschland

Prof. Dr. med. Rudolf W. C. Janzen
Bad Homburg, Deutschland

Allgemeine Grundsätze

Inhaltsverzeichnis

Von der Erstversorgung zur Diagnosefindung und kausalen Therapie: Prinzipien

Hans-Christian Hansen

© Springer-Verlag GmbH Deutschland, ein Teil von Springer Nature 2019
H.-C. Hansen et al. (Hrsg.), *Notfälle mit Bewusstseinsstörungen und Koma*,
https://doi.org/10.1007/978-3-662-59129-1_1

1

1.1 Das klinische Vorgehen

Aus früh verfügbaren anamnestischen Informationen (Alter, Umstände des Auffindens), den Ergebnissen der klinischen Untersuchungen und der Screening-Labordiagnostik von Serum und Urin formuliert man eine erste diagnostische Auffassung. Im Folgenden wird diese „Arbeitshypothese" durch gezielte technische Untersuchungsverfahren (z. B. Computertomografie mit und ohne Gefäßdarstellung, Liquor, EEG) und therapeutische Maßnahmen (medizinisch/operativ) bestätigt bzw. verworfen und weiterentwickelt (z. B. Verdacht auf Schlaganfall, Meningitis).

Auf dieser Grundlage beginnt man so früh wie möglich die Therapie:

- zum einen mit Erstmaßnahmen gsegen vitale Gefährdungen (s. unten, ◘ Tab. 1.1),
- zum anderen mit kausal orientierten Behandlungen gegen das jeweilige Grundleiden (◘ Tab. 1.2).

◘ **Tab. 1.1** Erstmaßnahmen bei Bewusstseinsstörungen. (Adaptiert nach Hansen 2013)

Beseitigung	Ziel	Maßnahmen	Besonderheiten
Hypoxie	Sat O_2 ≥90 %	O_2-Insufflation 3–5 l/min Nasensonde/ggf. Intubation und kontrollierte Beatmung	**Cave:** O_2-Gabe bei chronischer Hyperkapnie, dann stets in Beatmungsbereitschaft!
Intrakranielle Druckerhöhung	Ziel Sat O_2 ≥90 % RR_{syst} ≥120 mmHg MAP ≥70 mmHg Temperatur 37,5 °C Hirndruckmessung: CPP Monitoring	OK-Hochlagerung, Optimierung von Kreislauf, Oxygenierung, Analgesie, Anxiolyse, Temperatur Mannitol i.v. 0,5–1,0 g/kg KG (ca. 100 ml über 15 min) Glyzerol 10 % i.v. (ca. 125 ml i.v. über 15 min)	**Lagerung:** erhöhter Oberkörper, Beine tief **Mannitol** nicht bei Niereninsuffizienz. Kontrolle Osmolarität: (Ziel: 300–320 mOsm oder nach osmolarer Lücke) **Blutdrucksenkung** außer bei Cushing Reflex
Persistenter oder Serie	Anfallsunterbrechung Vigilanzverbesserung	Lorazepam i.v. 2–4 mg, bis 8 mg Clonazepam i.v. 1–2 mg, bis 6 mg	Rasche Therapie-Eskalation bei ausbleibender Besserung unter EEG-Kontrolle
Schock	MAP ≥70 mmHg keine Arrhythmie	Volumen, Vasopressoren antiarrhythmische Therapie bei blutdruckwirksamen Arrhythmien nach EKG	**Lagerung:** abgesenkter Oberkörper, Beine hoch **Cave:** diffus intravaskuläre Gerinnung und hämorrhagischer Schock
Hypertensive Krise	Langsame MAP-Senkung maximal 25 % während 30–120 min, Ziel: nicht <160/100 mmHg	RR >220/120 mmHg bei zwei Messungen in 5 min: langsam wiederholen Urapidil 12,5 mg i.v., ggf. Clonidin, Dihydralazin	**Lagerung:** erhöhter Oberkörper, Beine tief
Hypoglykämie	Glukose ≥80 mg/dl	S-Glukose <60 mg/dl: 12,5–25 g Glukose, d. h. 30–60 ml 40 % Lösung i.v.	plus Thiamin 200 mg i.v.
Intoxikationen	Vigilanzverbesserung	Antidote wie Naloxon, Flumazenil, Physostigmin	Monitoring für nachlassenden Effekt
Hypothermie	>36 °C	Heizdecke	**Cave:** lokale Hauteffekte

Abkürzungen: CPP = zerebraler Perfusionsdruck; ICP = intrakranieller Druck; MAP = mittlerer arterieller Druck; OK = Oberkörper

◼ **Tab. 1.2** Ausgewählte Beispiele für Erkrankungsbilder mit Bewusstseinsstörungen

Fachgebiete	Häufige Erkrankungsbilder
Neurologische Ursachen	Schlaganfall, Meningoenzephalitis, epileptische Syndrome, Enzephalopathien, Hirntrauma, Tumorerkrankungen
Internistische Ursachen	Delirien und Koma bei Enzephalopathien und Intoxikationen, z. B. zerebrale Hypoxie, Drogen/Alkohol, Nieren-/Leberversagen/Diabetes mellitus
Psychiatrische Ursachen	Akute Belastungsreaktionen und dissoziative Störungen, Stupor bei Depression/Psychose, Delir bei Demenz
Neurochirurgische Ursachen	Subduralhämatom, Liquorzirkulationsstörung, Hirntrauma, eingebluteter Tumor

Nicht ungewöhnlich ist, dass breit angelegt gestartet wird und später z. B. in Kenntnis eines Erregers oder eines EEG-Befundes diese Maßnahmen ergänzt, eingeengt oder korrigiert werden. Denn in vielen Fällen klärt sich erst die Diagnose durch später eintreffende Befunde (z. B. Toxikologie, Immunologie), durch klinische Nachuntersuchungen oder später verfügbare anamnestische Informationen. In anderen Fällen sind es wiederholte technische Untersuchungen mit typischem Befundwandel, sei es aus zerebraler MRT, aus Liquor, aus spezifischer Immundiagnostik oder sogar aus der gezielten Hirnbiopsie.

Generell verzichtet man selten auf zerebralbildgebende Verfahren, weil zur Ausschlussdiagnostik Krankheitsbilder wie z. B. intrakranielle Blutungen sehr häufig abgegrenzt werden müssen. Ist ein Trauma möglich, liegen vaskuläre Risikofaktoren vor oder wurde der Patient mit gerinnungsaktiven Substanzen behandelt, ist die kraniospinale Bildgebung bei Patienten mit Bewusstseinsstörungen sogar obligatorisch. Allerdings birgt eine „klinisch blinde" Neuroradiologie ohne einen festen Bezug auf klinisch-anamnestische Angaben stets das Risiko, allfälligen CT-Zufallsbefunden (z. B. alte Hirnverletzung, alte Schlaganfallnarben) zu hohe Bedeutungen beizumessen, was auf falsche diagnostische und therapeutische Pfade leiten kann.

Alle Befundinterpretationen, z. B. radiologischer oder biochemischer Art, bauen stets auf der Kenntnis klinisch-neurologischer Informationen auf. Weitere wichtige Bausteine zur Diagnose liefern in manchen Fällen die neurophysiologischen (EEG, evozierte Potenziale, Neurographie) bzw. neurosonologischen Untersuchungsverfahren (Doppler- und Duplex-Sonographie, Sehnervenultraschall).

Nach wie vor sind die Fragestellungen „intrakranielle Blutung" oder „entzündlicher ZNS-Prozess" die häufigsten Indikationen zur Liquoranalyse mittels Lumbalpunktion (LP). Liegt eine akute Bewusstseinsstörung vor, verzichtet man vor einer LP nur im begründeten Ausnahmefall auf eine vorgeschaltete zerebrale Bildgebung, um keine transtentorielle Herniation zu riskieren. Des Gleichen prüft man im Vorfeld einer LP die Blutgerinnung und erkundigt sich nach Antikoagulanzien, wobei sich nicht alle Antikoagulanzien (DOAK-Gruppe) den Standardanalysen mitteilen.

1.2 Umfang und Organisation der initialen Versorgung

Patienten mit akuten Bewusstseinsstörungen sind mehrfach bedroht: einerseits durch fortgesetzte zerebrale Schädigung und andererseits durch extrazerebrale Komplikationen infolge zentral bedingter Organregulationsstörungen wie Asystolie/Apnoe/Aspiration. Um diese zwei Aufgabenstellungen zeitlich parallel abzuarbeiten, bedarf es einer klar organisierten und

1

berufsgruppenübergreifenden Teamarbeit mit gut ausgestattetem Personalschlüssel: Hand in Hand muss der Pflege- und der Transportdienst im Team mit den Ärzten verschiedener Fachrichtungen gemeinsam wirken. Verfahrensanweisungen und Handlungsempfehlungen („standard operating procedures", SOP) sollen vorhanden sein, erneuert und gelebt werden. Dies gilt für alle Patienten mit Einschränkungen des Bewusstseins, gleichgültig, ob es sich um eine qualitative oder quantitative Störung handelt.

- **Quantitativ Bewusstseinsgestörte (Vigilanzabnahme Somnolenz/Sopor/ Koma):** Stabilisation durch geeignete Kopf-/Körperlagerung, Schutz vor Erbrochenem, Freimachen/Sicherstellung der Atemwege, ggf. HWS-Stabilisierung (s. Lehrbücher der Intensivmedizin).
- **Qualitativ Bewusstseinsgestörte (ungeordnetes Denken/Aufmerksamkeitsstörungen):** Stabilisation durch geeignete Kontaktaufnahme – in den meisten Fällen durch wiederholte Zuwendung, Orientierung und Beruhigung (Personal!). Kontrolle auf Lagerung und Selbst-/ Fremdverletzungsgefahren.

Die Stabilisierung von Atmung, Kreislauf, Harnausscheidung wird mittels Monitoring von O_2/ CO_2/pH/Glukose/Elektrolyten/Diurese/Temperatur überwacht. Parallel dazu werden diagnostisch relevante Informationen aus der Eigen- und Fremdanamnese (s. unten) gesammelt und gewichtet. Unterstützt wird dieses Vorgehen durch eine breite initiale Screening-Diagnostik aus Serum- und ggf. Urinproben, die nach Bedarf fortlaufend kontrolliert und ergänzt wird. Parallel werden klinische Untersuchungsbefunde durch mehrere Fachgebiete erhoben.

Grundsätzlich erhalten alle Patienten einen **intravenösen Zugang,** angelegt möglichst nicht am paretischen oder geschwollenen Arm. Bei Hypotonie oder Exsikkose bietet sich primär die **isotone Flüssigkeitssubstitution** mit 0,9 %-iger Ringer-Lösung i.v. an, der Zugang

wird auch für Medikation und Substitution genutzt (z. B. Glukose bzw. Insulin).

Medikamentöse Interventionen bei Patienten mit Bewusstseinsstörungen intendieren die Beseitigung:

- potenziell extrem „neurotoxisch" wirkender metabolisch-toxischer Situationen wie Hypoxie, Hypoglykämie, Schock, Hypothermie, hypertensive Krise und gewisse Intoxikationen, um schwere diffuse Hirnschädigungen (Enzephalopathien) zu vermeiden;
- krisenhafter Anstiege des intrakraniellen Druckes, um zerebrale Herniationen und Minderperfusionen zu vermeiden.

Soweit kein schwerer Schockzustand vorliegt, verbringt man die Patienten in eine **Oberkörperhochlagerung** (15–30 Grad) und achtet auf eine **gerade Kopf-Körper-Achse** zur Unterstützung des venösen Blutabtransportes aus dem Schädel. Trinkversuche sind bei quantitativen Bewusstseinsstörungen wegen der Aspirationsgefahr zu unterlassen, dagegen sind sie bei rein qualitativer Bewusstseinsstörung oft gut möglich. Die Anlage eines Blasenverweilkatheters ist auch zur Kontrolle der Ausfuhr (Stundendiurese) sinnvoll.

Die **therapeutischen Erstmaßnahmen** zielen auf drei unterschiedliche physiologische Bereiche:

- Aufrechterhaltung/Normalisierung von
  - Gasaustausch (insbesondere pO_2),
  - Herz-Kreislauf-Funktion (insbesondere Blutdruck, Herzzeitvolumen),
  - Körpertemperatur,
- Korrektur/Verhinderung von
  - Glukose-/Elektrolytentgleisungen,
  - Azidose/Thiaminmangel,
  - epileptischen Anfällen,
  - Erregungszuständen,
  - Katabolismus (Protein/Fett),
- Verminderung intrakranieller Druckerhöhung:
  - Lagerung, Sedierung, Intubation und kontrollierte Beatmung, Normothermie,

- ggf. Osmotherapie, Hyperventilation in kurzen Phasen,
- Überprüfung chirurgischer Therapieoptionen (Ventrikeldrainage/Trepanation),
- Monitoring des ICP/CPP,
- tiefe Analgosedierung, evtl. Barbiturate, Propofol, TRIS-Puffer.

Alle genannten Erstmaßnahmen (◧ Tab. 1.2) kommen gezielt zur Anwendung. Sie werden keineswegs „blind" in jedem Fall eingesetzt, weil wichtige **Kontraindikationen und Randbedingungen** zu beachten sind. Beispielsweise kann eine unkritische Sauerstoffgabe durch Verlust des Atemantriebs zur Gefährdung beitragen (bei chronischer Hyperkapnie).

Analog kann eine pauschale Blutdrucksenkung den zerebralen Blutfluss kritisch mindern, wenn ein erhöhter intrakranieller Druck besteht. Hypertensive Blutdruckwerte sind unter diesen Bedingungen oft schon Teil einer autoregulativen Kompensation. Dabei führt der **Cushing-Reflex** bei intrakranieller Druckerhöhung zu einer Blutdruckerhöhung auf systolisch 200 mmHg oder höher und geht mit einer Bradykardie einher (sogenannter „Druckpuls"). Dieser hohe Blutdruck dient zur Überwindung des entgleisten intrakraniellen Druckes (ICP) und soll eine ausreichende Hirnperfusion sicherstellen (CPP = MAP–ICP). In solchen Fällen empfiehlt sich primär eine primäre Senkung des ICP anstelle einer Blutdrucksenkung.

Handlungsleitend sind klinische Hirndruckzeichen wie Pupillendilatation, Hirnstammzeichen, Erbrechen bei progressiver quantitativer Bewusstseinsstörung. Ganz anders liegen die Dinge bei einer hypertensiven Krise ohne zerebrale Blutung, die klinisch schwer von der Hirnblutung zu unterscheiden sein kann und stets die CCT-Ausschlussdiagnostik erforderlich macht. Ohne Parenchymblutung wird therapiert ab Werten von 220 mmHg systolisch und 120 mmHg diastolisch mit langsamer dosierter Blutdrucksenkung (◧ Tab. 1.2).

> ❯ Parallel zur Überwachung und Stabilisierung der Vitalparameter soll die Bewusstseinsstörung rasch diagnostisch eingeordnet werden, um die auslösenden Ursachen abzustellen!

1.3 Klinische Befunderhebung bei Bewusstseinsstörungen

Von hohem Belang sind klinische Befunde aus den Fachgebieten Allgemeinmedizin, Neurologie/Neurochirurgie und Psychiatrie, naturgemäß überschneiden sich die Befunderhebungen. Alle Befunde gehören in einen interdisziplinären konstruktiven Diskurs und werden angesprochen, partnerschaftlich aufgegriffen und diskutiert. Stets strebt man, aus der Synopsis eine widerspruchsfreie **diagnostische Auffassung** herzustellen, die alle Fachbereiche mittragen können. Das stimmige Gesamtbild soll plausibel und einleuchtend zu allen aktuellen Befunden passen, es soll auch der anschließenden kritischen Verlaufsbeurteilung standhalten und sich in der Therapiephase behaupten.

Wertvolle Beiträge zur Diagnosefindung ergeben sich manchmal aus „Kleinigkeiten", die bislang andere Fachgebiete übersehen haben: wenn beispielsweise „allein" dem Internisten Einstichstellen am Oberarm auffielen, der Neurologe Wahrnehmungsstörungen und Verhaltensweisen bemerkte, die dem Psychiater vorenthalten blieben, bzw. Bewegungsstörungen oder ein abnormer Atemgeruch erst unter der längeren psychiatrischen Exploration deutlich wurde. Kleine Details des gesamten Erscheinungsbilds können wegweisend sein, wie auch dermatologischen Befunde und Verletzungsspuren (s. die folgenden Übersichten).

- **allgemeinmedizinische Befundung**

Wichtige **allgemeinmedizinische Befunde** bei Bewusstseinsstörungen sind:
- Stattgehabte Verletzungen (Hämatome frisch/alt: insbesondere Brillenhämatom)
- Hauteinstiche/Medikamentenpflaster

1

- Liquoraustritt (Ohr/Nase)
- Temperaturstörungen (Unterkühlung/Hyperthermie)
- Kreislaufstörungen, Ödeme und Blutungszeichen (Sepsis/Anämie/Koagulopathien/Anurie)
- Atmungsstörungen (kardiopulmonale Dekompensation/zentrale Atemstörungen)
- Atemgerüche als Hinweise auf Intoxikationen und metabolische Krisen
- Inkontinenz (Harn-/Stuhl)
- Änderungen des Hautkolorits als Hinweise auf Allergien, Infektionen (Exantheme), auf kardiovaskuläre und metabolische Krisen (Ikterus, Ödeme, Pigmentstörungen)

Die **allgemeinmedizinische Untersuchung** klärt, ob Hinweise vorliegen auf
- körperliches Trauma,
- metabolische Krise oder ein dekompensierendes Organversagen außerhalb des Gehirns (kardiorespiratorisch/hämatologisch/hepatorenal/endokrin einschließlich Natrium und Glukose),
- akute Infektionskrankheit oder Temperaturdysregulation/Sepsis,
- Arzneimitteleffektes und Allergie.

■ Neurologische Befundung

Neurologische Befunde von herausragender Bedeutung sind:
- Reagibilität auf Außenreize (Ansprache verbal und ggf. passive Lidöffnung, Schmerzreizung),
- Prüfung der Orientierung zu Situation, Ort, Zeit, Person,
- Prüfung der Merkfähigkeit, Aufmerksamkeit, Handlungsfertigkeit (Finger merken/Anzahl zeigen),
- Prüfung Gesichtsfelder (optischer Schutzreflex) und generelle Raumwahrnehmung,
- Orbita und Augenmotorik:
  - Augenstellung und -motorik (Schielstellung/Blickdeviation und Blickparese/VOR [vestibulookuläre Reflexe]), Nystagmus

  - Pupillenstellung und -motorik (Größe, Reaktion auf alternierenden Lichtreiz),
  - Lidstellung und -motorik (Ptosis und Kornealreflexe),
- Extremitäten und Gesicht:
  - Stellung (Innervation und Asymmetrien von Mundwinkel-/Stirnmuskulatur),
  - Motorik (Bewegung auf Kommando und taktile Reizung, Tonusprüfung im Arm-Herabfalltest, Seitenvergleich der Reagibilität auf Schmerzreize), Beuge- und Strecksynergismen
- Pyramidenbahnzeichen (Babinski-Reflexe) und Muskeldehnungsreflexe im Seitenvergleich,
- Prüfung auf Nackensteife/Meningismus (Cave Traumaanamnese),
- Inspektion auf Myoklonien, Hyperkinesen, Tremor,
- Inspektion auf Kopfverletzungszeichen (z. B. Monokelhämatom),
- Inspektion auf Zungenbisswunden, Lippenverletzung,
- Bewertung von Atmungs-, Husten- und Schluckfunktionen.

Die **neurologische Untersuchung** klärt:
- die Art und die Tiefe der Bewusstseinsstörung,
- ob Hinweise vorliegen auf:
  - fokal neurologische Hirnerkrankung (sogenannte fokale neurologische Zeichen, s. unten),
  - stattgehabten Krampfanfall (Myoklonien/Zungenbissmarke/Enuresis/Enkopresis),
  - Nackenbefund: (Meningismus bei SAB und Meningitis, Nackensteife bei Trauma/Rigor).

■ Psychiatrische Befundung

Psychiatrische Befunde von großer Bedeutung sind: s
- Vermeidung/Herstellbarkeit eines Blickkontakts,
- Vermeidung/Herstellbarkeit eines verbalen Kontakts,

- Grad und Art der Tempostörung des Denkens,
- Grad der pathologischen Bindung an Denkinhalte, Art der Denkinhalte,
- Wahrnehmungsstörungen visuell/ akustisch/taktil und subjektive Bewertung,
- Grundstimmung und Fähigkeit zur emotionalen Schwingung,
- unangemessen-bizarres Auftreten,
- Tics und komplexe Bewegungsstörungen,
- Selbstverletzungen und Einstiche.

Die **psychiatrische Untersuchung** klärt, ob Hinweise vorliegen auf:
- ein psychisches Trauma mit psychogener Bewusstseinsstörung (Konversionssymptomatik),
- Wahrnehmungsstörungen, die u. a. für Drogeneinfluss typisch sind,
- Denk- und Verhaltensstörungen, die für psychiatrische Grunderkrankungen sprechen,
- vorbestehende psychiatrische Komorbidität,
- Selbst- oder Fremdgefährdung (in Einzelfällen).

Diagnose von Bewusstseinsstörungen

Die Diagnose von Bewusstseinsstörungen ergibt sich aus der kritischen Gesamtschau von
- medizinischer Anamnese:
  - Fremdanamnese,
  - Vorerkrankungen,
  - Medikationen,
- Umständen der Manifestation:
  - Zeugen,
  - Rettungsdienste,

- klinischen Befunden:
  - allgemeinmedizinisch,
  - neurologisch,
  - psychiatrisch,
- technischen Zusatzuntersuchungen:
  - Serum,
  - Urin,
  - Neuroradiologie,
  - ggf. EEG, Liquor.

■ **Anamnese**

Eigenanamnese

Die Eigenanamnese steht hier im Hintergrund, weil die betroffenen Patienten nicht suffizient berichten können: zum einen aufgrund mangelnder Basisfunktionen (Aufmerksamkeit/ Denkvermögen), zum andern auch wegen zerebraler Sprachstörungen, hirntraumatisch bedingter Amnesien oder gedanklicher Sperrung in einem psychiatrischen Kontext. Stets sind erhaltene Angaben (z. B. zur Toxikologie) kritisch im Gesamtkontext auf ihre Plausibilität zu prüfen.

Fremdanamnese

Die Fremdanamnese besitzt den höheren Stellenwert: Wichtig sind Informationen zur Vormedikation, zum Ort des Auffindens, zur Benachrichtigung, zu Vorerkrankungen, vorangehenden Freizeitaktivitäten und beruflichen Belastungen sowie stattgehabten medizinischen Behandlungen und paramedizinischen Maßnahmen. Auch fremdanamnestisch erhaltene Angaben sind im Gesamtkontext weiterer Befunde und Informationen auf Plausibilität zu prüfen. Fehlen aussagekräftige anamnestische Daten, bleibt nichts anderes übrig, als den Katalog möglicher Ursachen in sinnvoller Stufendiagnostik schematisch abzuarbeiten.

Ein geeignetes Stufenschema (Hansen 2018) fasst ◘ Abb. 1.1 zusammen.

1

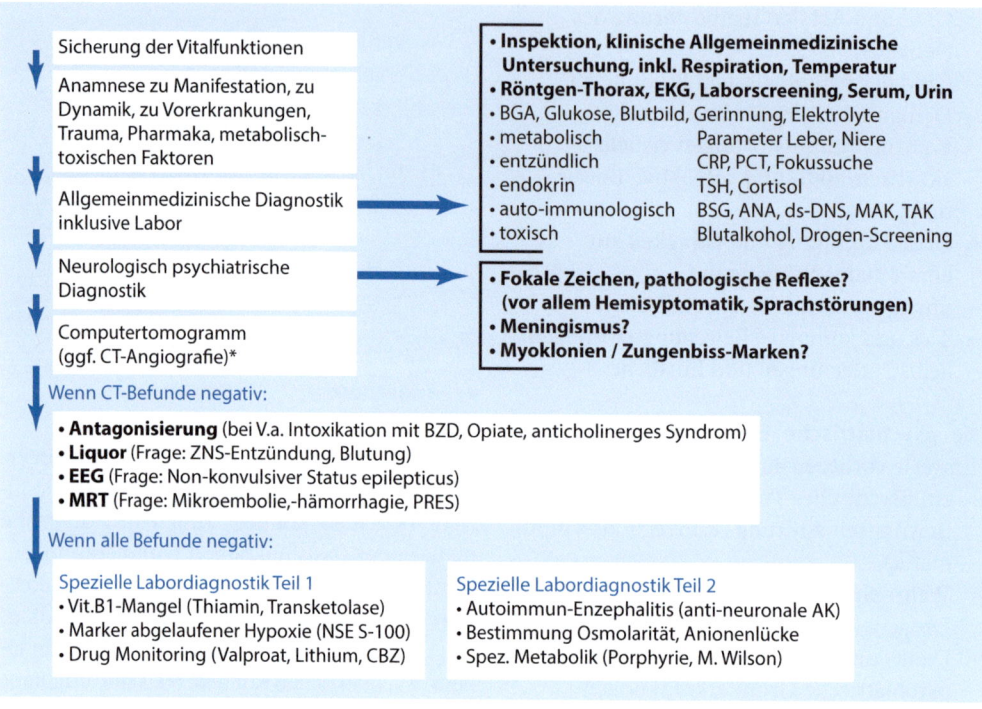

■ **Abb. 1.1**   Stufenschema zur Diagnostik

Bewusstseinsstörungen im Kindesalter und Jugendalter

Inhaltsverzeichnis

Bewusstloser unterkühlter Säugling

Eva Neuen-Jacob

Literatur – 16

© Springer-Verlag GmbH Deutschland, ein Teil von Springer Nature 2019
H.-C. Hansen et al. (Hrsg.), *Notfälle mit Bewusstseinsstörungen und Koma*,
https://doi.org/10.1007/978-3-662-59129-1_2

2

22 Tage alt gewordener Säugling mit Verdacht auf Schütteltrauma.

Notfallmäßige Aufnahme bei Zustand nach Reanimation durch den Vater, später durch den Notarzt.

■ **Klinische Befunde**

- Bei Aufnahme in der Kinderklinik reduzierter Allgemeinzustand mit Unterkühlung (Temperatur 35,9 °C), mit gespannter Fontanelle und lichtstarren Pupillen.
- 4 Stunden später: fehlende Reaktion auf Schmerzreize.
- 6 Stunden später: tiefes Koma – GCS 3.
  - cCT: Hirnödem und Subarachnoidalblutung.
  - Augenärztliches Konsil: Netzhautblutungen beiderseits.
  - Im weiteren Verlauf: malignes Hirnödem.

Erst 7 Tage nach der Aufnahme wird der Hirntod gemäß den Richtlinien der Bundesärztekammer festgestellt und die Beatmung beendet.

Der Vater gibt an, das Kind im Rahmen der Laienreanimation geschüttelt zu haben.

■ **Neuropathologische Sektionsbefunde**

- Nicht mehr ganz frische filmartige subdurale Blutung und Subarachnoidalblutung über beiden Großhirnhemisphären (Frühstadium II)
- Schweres Hirnödem mit Hirndruckzeichen, Blutverteilungsstörungen und multiplen Stauungsblutungen im Hirnstamm.
- Stark fortgeschrittene intravitale Autolyse bei dissoziiertem Hirntod.

■ **Histologische Untersuchungsbefunde**

Augäpfel beiderseits

- Flächenhafte Einblutungen in die Retina mit partieller Netzhautablösung, Einblutungen in den Glaskörper und die Sehnervenscheide (◘ Abb. 2.1).
- Nachweis von mehreren Siderophagen in der Berliner-Blau-Reaktion als Hinweis auf

eine nicht mehr ganz frische Blutung, Frühstadium II (◘ Abb. 2.1b).

Großhirnhemisphären

- Ausgedehnte frische Subarachnoidalblutung über der Konvexität.
- Herdförmige frische Nervenzelluntergänge.
- Deutliches Hirnödem mit Blutverteilungsstörungen (◘ Abb. 2.1c).
- Herdförmige Ablagerungen von Kalksalzinkrustationen in der Leptomeninx und in der Molekularschicht der Rinde (◘ Abb. 2.1d).
- Multiple anämische und hämorrhagische kuppenständige Rindennekrosen mit beginnender Resorption durch Einwandern von Makrophagen in die oberen Rindenschichten (◘ Abb. 2.1e).

Kleinhirn und Hirnstamm

- Ausgedehnte, nicht mehr frische anämische vollständige Nekrosen im Stadium der Resorption (Stadium II) mit Proliferation von Kapillaren und schaumzelligen Makrophagen (◘ Abb. 2.1f).

Fazit

Die Kombination der Befunde, insbesondere die Trias aus Einblutungen in die harten und weichen Hirnhäute, Hirnödem und Retinablutungen ist charakteristisch für ein Schütteltrauma (Bajanowski et al. 2008).

Typischerweise wird diese Form der Kindesmisshandlung bei jüngeren, wenige Wochen bis Monate alten Säuglingen beobachtet. Die beim Schütteln des Kindes entstehenden Rotationskräfte führen – unterstützt durch eine mangelnde Kopfkontrolle, einen im Verhältnis zum Hals relativ großen Kopf und die weitgehend fehlende Bemarkung des Gehirns – einerseits zu einer Überdehnung und Abrissen der noch sehr fragilen Brückenvenen und daraus resultierenden Einblutungen in die Hirnhäute sowie zu Blutungen in die Netzhaut und in die Sehnervenscheide. Andererseits kommt es durch eine Überdehnung des kraniozervikalen Übergangs zu einer Schädigung der Medulla oblongata und damit des Atemzentrums. Eine Apnoe, d. h. Atemstillstand, führt zu Sauer-

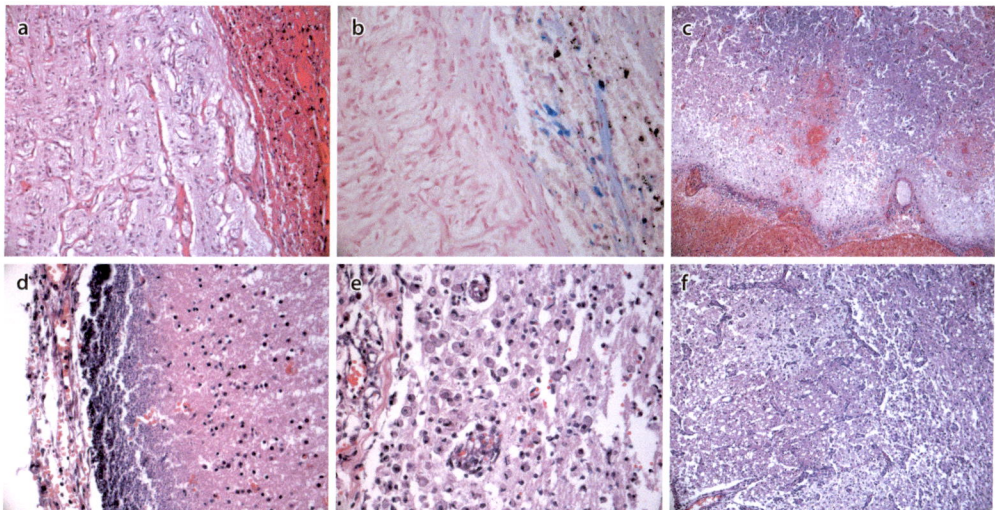

□ **Abb. 2.1   a–f** Histologische Sektionsbefunde: Sehnerv mit nicht mehr ganz frischer Blutung in die Sehnervenscheide **a, b. a** HE. In der Berliner-Blau-Reaktion erkennt man bereits mehrere Hämosiderin-makrophagen **b. c** Ausgedehnte Subarachnoidalblu-tung. Darunter liegende Großhirnrinde mit frischen Nervenzelluntergängen, Ödem und ausgedehnten Blutverteilungsstörungen. **d** Feinschollige Verkalkun-gen in der Molekularschicht der Großhirnrinde. **e** Einwandern von schaumzelligen Makrophagen in die oberen Rindenschichten. **f** Nicht mehr frische anämische Infarzierung der Brücke im Stadium der Resorption

stoffmangel im Gehirn und daraus resultieren-dem Hirnödem, was einen erhöhten intrakra-niellen Druck zur Folge hat. Hieraus resultiert ein Circulus vitiosus, der über eine weitere Min-derversorgung des Gehirns mit Sauerstoff zu einer schweren, irreparablen Schädigung der Nervenzellen, einem irreversiblen Zusammen-bruch der Blut-Hirn-Schranke und damit zum tödlichen Ausgang führen kann.

Die Netzhautblutungen können nicht bei den längeren Reanimationsmaßnahmen ent-standen sein. Mehrere größere ophthalmologi-sche Studien zeigen, dass Retinablutungen nach Reanimation meist nur bei zusätzlichen Risikofaktoren, z. B. Trauma, Sepsis, Gerinnungs-störungen, auftreten (Binenbaum und Forbes 2014; Matschke et al. 2009). Intraokuläre Blutun-gen kommen häufig beim Schütteltrauma vor, wobei insbesondere Einblutungen in den Glas-körper, in die Sehnervenscheide oder peripapil-läre Einblutungen in die Sklera als charakteristi-sche Folge eines Schüttelns gelten (Emerson et al. 2007; Matschke et al. 2009). Die Schwere der Augen- und Sehnervhüllenverletzungen spiegelt dabei die Schwere der Gewaltanwen-dung wider (Breazzano et al. 2014).

Die nekrotischen Läsionen im Gehirn sind **unterschiedlich alt**:

- In einem Teil der Großhirnrindennekrosen war eine beginnende Einwanderung von Makrophagen in die obersten Rindenschich-ten als Zeichen von gerade beginnenden Resorptionsvorgängen, die nach frühestens 48 Stunden einsetzen, zu erkennen.
- In Kleinhirn, Brücke und Medulla oblon-gata fanden sich ausgedehnte vollständige Gewebsnekrosen im Stadium der Resorp-tion mit Einwanderung von Kapillaren und schaumzelligen Makrophagen (ca. 4–5 Tage alt), ohne eindeutige Zuordnung zu einem arteriellen Versorgungsgebiet.

Dennoch sprechen die Befunde für ein *einzeiti-ges* Ereignis. In den Ultraschalluntersuchungen des Kindes ist dokumentiert, dass in den ers-ten Tagen noch ein Pendelfluss nachweisbar war. Das Ödem war im Großhirn besonders stark ausgeprägt. Es ist daher davon auszuge-

2

hen, dass im Kleinhirn und Hirnstamm zunächst noch eine restliche, wenngleich unzureichende Durchblutung stattgefunden hat, sodass vitale Organisationsprozesse noch 1–2 Tage länger ablaufen konnten als im Großhirn, das bereits nicht mehr durchblutet wurde. Zu diesen zeitlich versetzten Abläufen passt, dass in der Leptomeninx über Kleinhirn und Hirnstamm im Unterschied zu der Blutung über den Großhirnhemisphären bereits Hämosiderinmakrophagen nachweisbar waren.

> **Take Home Message**
> - Betroffene Säuglinge zeigen außerordentlich schwere, nicht mehr ganz frische Traumafolgen.
> - Als Folge der Verletzungen ist es zu einer schweren frischen generalisierten hypoxämischen Hirnschädigung und dem Zusammenbruch der Blut-Hirn-Schranke mit daraus resultierendem massivem Hirnödem mit starken Blutverteilungsstörungen bis hin zu vollständigen Gewebeuntergängen gekommen, die letztlich zum zentralen Regulationsversagen und zum Hirntod des Kindes geführt haben.
> - Die vital entstandenen Organisationsprozesse konnten im Kleinhirn und Hirnstamm ca. 1–2 Tage länger ablaufen (Pendelfluss in den ersten Tagen im Ultraschall supratentoriell dokumentiert, infratentoriell noch geringe Restdurchblutung) als in den supratentoriellen Abschnitten, wo die Nekrosen der Hirntod bereits früher eingesetzt hatte.

> - Die Kombination der Verletzungen ist sehr charakteristisch für ein Schütteltrauma, das sich auf ca. 4–5 Tage datieren lässt, und somit bereits mindestens 4 Tage vor der stationären Aufnahme des Säuglings entstanden sein muss.
> - Durch die neuropathologische Untersuchung konnten ein vorangehendes Schütteltrauma als Ursache des Komas gesichert und der Zeitpunkt bestimmt werden.
> - Bei unklaren komatösen Zuständen des Säuglings sollte ein Schütteltrauma abgeklärt werden.
> - Der Fall unterstreicht den besonderen Stellenwert der Sektion bei der Diagnostik.

Literatur

Bajanowski T, Neuen-Jacob E, Schubries M, Zweihoff R (2008) Non-accidental head injury and shaken baby syndrome. Practical approach from selected case examples. Rechtsmedizin 18(1):23–28

Binenbaum G, Forbes BJ (2014) The eye in child abuse: key points on retinal hemorrhages and abusive head trauma. Pediatr Radiol 44(Suppl 4):S571–S577. https://doi.org/10.1007/s00247-014-3107-9

Breazzano MP, Unkrich KH, Barker-Griffith AE (2014) Clinicopathological findings in abusive head trauma: analysis of 110 infant autopsy eyes. Am J Ophthalmol 158(6):1146–1154.e2. https://doi.org/10.1016/j.ajo.2014.08.011. [Epub 2014 Aug 12]

Emerson MV, Jakobs E, Green WR (2007) Ocular autopsy and histopathologic features of child abuse. Ophthalmology 114:1384–1394

Matschke J, Püschel K, Glatzel M (2009) Ocular pathology in shaken baby syndrome and other forms of infantile non-accidental head injury. Int J Legal Med 123:189–197

Komatöser Säugling mit Hirndrucksymptomen

Eva Neuen-Jacob

© Springer-Verlag GmbH Deutschland, ein Teil von Springer Nature 2019
H.-C. Hansen et al. (Hrsg.), *Notfälle mit Bewusstseinsstörungen und Koma*,
https://doi.org/10.1007/978-3-662-59129-1_3

3

Vorgestellt wird in der Notaufnahme ein 7 Monate alt gewordener Säugling nach einer protrahierten Reanimation. Das Kind wird tief komatös in die Klinik eingeliefert und verstirbt einen Tag später trotz aller intensivmedizinischen Maßnahmen.

■ **Angaben zur Anamnese**
━ Das Kind habe einen Tag vor dem Tod mehrfach erbrochen, sei anschließend zum Schlafen ins Bett gelegt worden.
━ Abends sei das Kind leblos im Bett, in einer späteren Aussage vor dem Bett auf dem Fußboden liegend aufgefunden worden.

■ **Untersuchungsbefunde**
━ Schädelfraktur rechts parietookzipital.
━ Epidurales Hämatom.
━ Augenärztliches Konsil: Einblutungen in die Netzhaut.
━ Post mortem durchgeführtes MRT: großes, raumforderndes epidurales Hämatom rechts parietal mit Mittellinienverlagerung.

■ **Neuropathologische Sektionsbefunde**
━ Frisches epidurales Hämatom über der rechten Großhirnhemisphäre.
━ Frisches filmartiges subdurales Hämatom im Bereich der Falx.
━ Schweres Hirnödem mit Massenverschiebung nach links und unterer Einklemmung. Histologisch schwere frische generalisierte hypoxämische Hirnschädigung, starke Blutstauung, mikroskopisch kleine frische Subarachnoidalblutungen, schweres Hirnödem mit ausgedehnten Blutverteilungsstörungen.
━ Augapfel rechts: frische flächenhafte Einblutungen in alle Schichten der Retina und frische Einblutungen in die Sehnervenscheide.
━ Augapfel links: kleine punktförmige frische Netzhautblutungen.

■ **Immunhistochemische Untersuchung**
Immunhistochemischer Nachweis einer traumatischen axonalen Schädigung mit folgenden Befunden:

━ β-APP (Amyloid-Precursor-Protein)-positive Axonschwellungen und Axonkugeln (◨ Abb. 3.1) und zahlreichen fragmentierten Axonen (◨ Abb. 3.1b) in der subkortikalen weißen Substanz,
━ bilateral symmetrische Schädigung der Pyramidenbahn mit Nachweis von APP in großen Axonbündeln mit Schwerpunkt in den Hirnschenkeln (◨ Abb. 3.1d) und im oberen Halsmark (◨ Abb. 3.1e),
━ zahlreiche APP-positiven Nervenzellen in der Großhirnrinde (◨ Abb. 3.1c) und in den Oliven der Medulla oblongata.

Fazit
Die flächenhaften Einblutungen in die Netzhaut und in die Sehnervenscheide sind nicht durch das epidurale Hämatom zu erklären, gelten aber als charakteristische Befunde beim Schütteltrauma, zu dem auch das subdurale Hämatom und die Subarachnoidalblutungen passen.

Nachweis einer traumatischen axonalen Schädigung („traumatic axonal injury", TAI) mit Nachweis von β-APP-positiven Axonschwellungen und fragmentierten Axonen in der Längsachse des Axons oder in Orientierung mit Faserbündeln in der subkortikalen weißen Substanz sowie in der Pyramidenbahn mit Schwerpunkt in Hirnschenkeln und oberem Halsmark.

Zahlreiche β-APP-positive Nervenzellen in Großhirnrinde und Medulla oblongata sind Ausdruck eines schweren Sauerstoffmangels im Gehirn mit vollständigem Erliegen des axonalen Transports und damit zur Akkumulation von APP im Perikaryon der Nervenzellen.

Mit immunhistochemischen Methoden kann APP bereits 2–3 Stunden nach der Axonschädigung nachgewiesen werden (Geddes et al. 2001; Gleckman et al. 1999; Matschke et al. 2015) und anschließend für Tage bis Wochen persistieren.

Der Nachweis einer lokalen traumatischen axonalen Schädigung im oberen Halsmark ist als Folge einer Überdehnung des kraniozervikalen Übergangs zu werten, wie sie typischerweise beim Schütteltrauma, nicht aber bei Kontrollfällen mit hypoxischer Schädigung oder bei SIDS-Fällen nachgewiesen werden

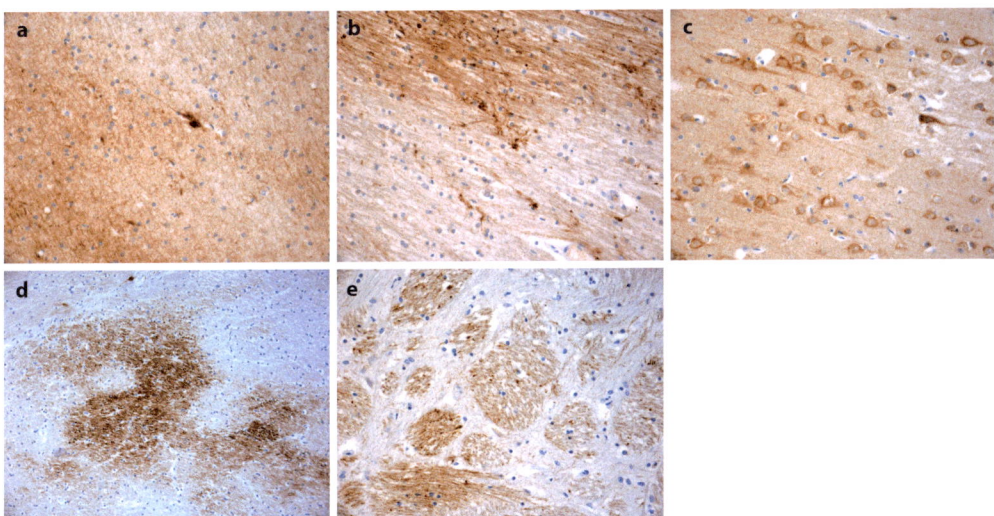

◘ Abb. 3.1 a–e Diffuse axonale Schädigung (immunhistochemische Untersuchungen): **a** Subkortikale weiße Substanz mit Akkumulation von β-APP in zahlreichen Axonen. Einzelne Axonkugeln (Pfeil). **b** Mehrere APP-positive fragmentierte Axone (Pfeil) und Axonschwellungen. **c** Großhirnrinde mit Akkumulation von β-APP im Perikaryon zahlreicher Nervenzellen. **d** Mehrere APP-positive Axonbündel in den Hirnschenkeln. **e** Oberes Halsmark mit mehreren großen Bündeln aus zarten, APP-positiven dünnen Axonen im Tractus corticospinalis

konnte (Geddes et al. 2001; Matschke et al. 2015; Reichard et al. 2003; Shannon und Becker 2001).

Die Befundkombination aus subduralem Hämatom, Subarachnoidalblutung, flächenhaften Einblutungen in alle Schichten der Retina und in die Sehnervenscheide (Del Bigio und Philips 2017) sowie der Nachweis einer lokalen traumatischen axonalen Schädigung im oberen Halsmark spricht aus neuropathologischer Sicht für ein stattgehabtes Schütteltrauma. Das epidurale Hämatom als Folge der Schädelfraktur ist als zusätzliches Anstoß-/Sturzgeschehen zu werten.

Somit konnten die anamnestischen Angaben der Mutter durch die neuropathologische Untersuchung falsifiziert werden.

Take Home Message
- Bei unklaren komatösen Zuständen oder unklaren Traumaabläufen beim Säugling sollte ein Schütteltrauma abgeklärt werden.

- Wegweisend ist eine neuropathologische Untersuchung, die die Augen und die Sehnervhüllen einschließt.
- Durch den immunhistochemischen Nachweis einer lokalen traumatischen axonalen Schädigung kann eine Überdehnung des kraniozervikalen Übergangs als Folge eines stattgehabten Schütteltraumas belegt werden.
- Der Fall unterstreicht den besonderen Stellenwert der diagnostischen Sektion.

Literatur

Del Bigio MR, Phillips SM (2017) Retroocular and subdural hemorrhage or hemosiderin deposits in pediatric autopsies. J Neuropathol Exp Neurol 76(4): 313–322. https://doi.org/10.1093/jnen/nlx010

Geddes JF, Hackshaw AK, Vowles GH, Nickols CD, Whitwell HL (2001) Neuropathology of inflicted head injury in children. Brain 124:1290–1306

3

Gleckman AM, Bell MD, Evans RJ, Smith TW (1999) Diffuse axonal injury in infants with nonaccidental cranioce-rebral trauma. Arch Pathol Lab Med 123:146–151

Matschke J, Büttner A, Bergmann M, Hagel C, Püschel K, Glatzel M (2015) Encephalopathy and death in infants with abusive head trauma is due to hypoxic-schemic injury following local brain trauma to vital brainstem centers. Int J Legal Med 129(1):105–114. https://doi.org/10.1007/s00414-014-1060-7. Epub 2014 Aug 9.

Reichard RR, White CL, Hladik CL, Dolinak D (2003) Beta-amyloid precursor protein staining of nonaccidental central nervous system injury in pediatric autopsies. J Neurotrauma 20:347–355

Shannon P, Becker L (2001) Mechanisms of brain injury in infantile child abuse. Lancet 358:686–687

Koma beim traumatisierten Säugling – der „Fall vom Wickeltisch"-Fall

Thomas Els und Hans-Christian Hansen

© Springer-Verlag GmbH Deutschland, ein Teil von Springer Nature 2019
H.-C. Hansen et al. (Hrsg.), *Notfälle mit Bewusstseinsstörungen und Koma*,
https://doi.org/10.1007/978-3-662-59129-1_4

4

In der Nacht gegen 2:00 Uhr stand ein Elternpaar mit einem in eine Kinderdecke gewickelten 7 Monate alten Kind an der Tür der neurologischen Intensivstation. Das Elternpaar war ordentlich gekleidet und zeigte ein gepflegtes äußeres Erscheinungsbild. Laut dem Elternpaar sei das Kind beim Windelwechsel vom Wickeltisch gerutscht und würde nun nicht mehr reagieren.

■ **Anamnese**
— Komplikationslose Spontangeburt, APGAR 10.
— Vorsorgeuntersuchungen U2 und U3 unauffällig.
— Vorsorgeuntersuchungen U4 und U5 wurden nicht durchgeführt.

■ **Klinische Befunde bei Aufnahme auf die neurologische Intensivstation**

Klinisch-neurologischer Befund
— Bewusstseinslage komatös, beim passiven Augenöffnen erweiterte linke Pupille, Lichtreaktion links verzögert, Kornealreflex beidseits erhältlich. Muskeltonus schlaff, Massenbewegungen beider Extremitäten rechts betont.
— Retinale Blutungen in mehreren Schichten.

Internistische Befunde
— Lunge seitengleich belüftet, kein pathologisches Herzgeräusch, Abdomen weich, keine Resistenzen.
— Die Vitalparameter ergeben eine Temperatur von 36,5 °C, verlangsamter Puls mit ca. 80/min, schwache, hochfrequente Atmung von ca. 45/min, Sat O_2 83 %.

Körperliche Untersuchung
— Offensichtlich: frisches Hämatom im Bereich der Stirn rechts.
— nach Entkleidung: Hämatome unterschiedlichen Alters am gesamten Körper.
— Unauffälliger Inspektionsbefund in der Anogenitalregion, somit kein Anhalt für sexuellen Missbrauch (Adams 2011; Boyle et al. 2008).

Laborwerte (Serum)
— BGA: pH 7,32, pCO_2 27 mmHg, pO_2 65 mmHg.
— Leukozyten 16,7/nl, CK 1250 U/l, Kreatinin 0,94 mg/dl.

Zerebrale Bildgebung
Multiple, bihemisphärale ältere und frische Einblutungen in das Hirngewebe, ohne Anhalt für Frakturen des Schädelknochens (◘ Abb. 4.1).

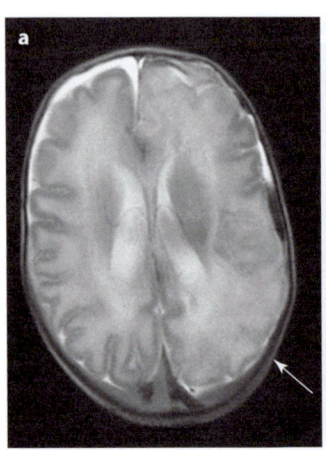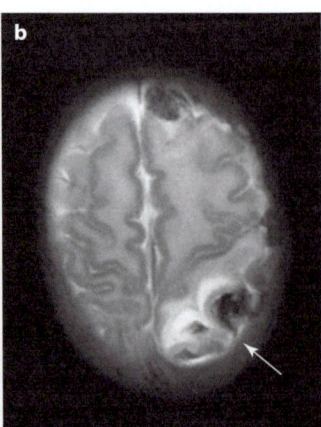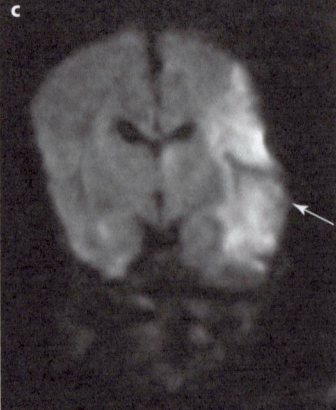

◘ **Abb. 4.1   a–c** MR-Tomographie in axialer T2-Wichtung. Deutlich sind die linksbetonten multiplen Verletzungen des Gehirns zu sehen (Pfeile), rechts (**a, b,**) ein frontales SDH

- **Diagnostische Auffassung**
- Multiple Kopf- und Hirnverletzungen ICD 10: S06.28 bei dringendem Verdacht auf körperlichen Kindesmissbrauch (Battered-Child-Syndrom) ICD 10: T74.1.

- **Therapie und Verlauf**

Nach Aufnahme auf die neurologische Intensivstation erfolgte bei einem Sat O$_2$-Wert von 83 % die notfallmäßige Intubation. Die diensthabenden Oberärzte der Kinderklinik und der Klinik für Neurochirurgie wurden hinzugezogen.

In der weiteren klinischen Untersuchung ergaben sich diffuse Hautveränderungen in unterschiedlichen Schattierungen am ganzen Körper, im Sinne von Hämatomen unterschiedlichen Alters. Zusammen mit der zerebralen Bildgebung mit deutlichen Hinweisen auf traumatische zerebrale Einblutungen, Einblutungen in die Retina und den frischen und älteren Hämatomen des Körpers wurde die Diagnose eines „Battered Child" gestellt.

Die Polizei wurde notfallmäßig hinzugezogen, im Verlauf stellte sich nach anfänglichem Leugnen eine vollkommene Überforderung der Eltern heraus mit rezidivierenden Gewaltanwendungen gegenüber dem Kind. Warnsymptome, wie häufiges Schreien des Kindes nach vorhergehenden lautstarken Auseinandersetzungen in der Wohnung der Eltern, das „Nicht-mehr-zeigen-Wollen" des Kindes gegenüber Nachbarn oder Verwandtschaft waren zwar registriert worden, aber niemand hatte sich getraut, daraus entsprechende Konsequenzen zu ziehen.

Das Kind überlebte mit deutlichen neurologischen Defiziten mit einer beidseitigen, links betonten Visusminderung, einer mittelgradigen motorisch betonten Hemisymptomatik links, deutlichen Verzögerungen in der Gangentwicklung, den feinmotorischen Handlungen, Störungen in der Sprachentwicklung und ausgeprägten psychischen Auffälligkeiten, die sich am deutlichsten in Störungen der Aufmerksamkeit, der Sprachentwicklung und des Sozialverhaltens gegenüber anderen Kindern und Erwachsenen

zeigte. Das Kind wurde den leiblichen Eltern entzogen, das Jugendamt übernahm die Vormundschaft, zunächst erfolgte die weitere Betreuung in einem Kinderpflegeheim, später in einer Pflegefamilie.

- **Differenzialdiagnose und notwendige Diagnostik**

Das Kind wurde in einem komatösen Zustand aufgenommen. Differenzialdiagnostisch war trotz Hämatom an der Stirn neben einer traumatischen Genese an weitere Differenzialdiagnosen zu denken wie z. B. Infektionen (38 %), evtl. in Kombination mit einem Fieberkrampf als typischem Gelegenheitsanfall im Kindesalter, meist ausgelöst durch Neisseria meningitides (47 %). Intoxikationen (10 %), zerebrale Anfälle, angeborene Vitien, Unfälle, Erkrankungen mit einer hypoxischen Hirnschädigung und Stoffwechselerkrankungen (Diabetes mellitus, angeborene Stoffwechselerkrankungen wie z. B. die Glutarazidurie Typ I). Weitere DD sind Hirnblutungen auf dem Boden von Gerinnungsstörungen oder Hirngefäßanomalien, Enzephalitis oder Meningitis (Wong et al. 2001; Merkenschlager und Nicolai 2004).

> **Die Notfalldiagnostik bei einem Kind mit akuter Bewusstseinsstörung muss solange vorangetrieben werden, bis die Ursache gefunden worden ist.**

Im vorgestellten Fall war die Diagnose bereits nach der ersten körperlichen Untersuchung klinisch naheliegend wegen
- der multiplen Hämatome verschiedenen Alters,
- der retinalen Blutungen, die sich bei 65–95 % der Kinder mit Schütteltrauma finden. Retinale Blutungen werden ansonsten selbst bei mittelgradigen Schädel-Hirn-Traumata nur selten gefunden.

Typische bildgebende Befunde bei Kindern mit „Shaken Baby Syndrome" sind subdurale und/oder epidurale Blutungen sowie intrazerebrale, häufig bihemisphärale Blutungen, Blu-

4

tungen entlang der Falx und im Interhemisphärenspalt (Rooks et al. 2008).

In Anlehnung an die Leitlinie „Akute Bewusstseinsstörungen jenseits der Neugeborenenperiode" ist folgender Untersuchungsablauf sinnvoll:
- Vitalzeichen, Untersuchung auf Traumahinweise.
- Glasgow Coma Scale.
- Neurologischer Befund in Bezug auf fokale Zeichen, Meningismus.
- Screening Labor:
  - Blutzucker, Blutgasanalyse, Elektrolyte, Blutbild, Transaminasen, Kreatinin,
  - CRP, Gerinnung, Ammoniak, Laktat;
  - Urinanalyse.
- Zerebrale Notfallbildgebung (meist Notfall-cCT): stets bei fokalen Zeichen, bei Nachweis eines Papillenödems/Netzhautblutungen.
- Verdacht auf ICP-Erhöhung (neurochirurgische Intervention notwendig?).
- Lumbalpunktion: Insbesondere bei Fieber und Meningismus, anhaltender Desorientierung/Bewusstseinsstörung:
  - Kontraindikationen prüfen.
  - Bildgebung zuvor notwendig?
- Erweitertes Labor: Carboxyhämoglobin, Drogenscreening, metabolische Untersuchungen.
- MRT des Neurokraniums mit Diffusionsgewichtung, falls die Ursache weiter unklar ist (◘ Abb. 4.1).
- Notfall-EEG: falls nichtkonvulsive Anfälle möglich.

Take Home Message
- Kinder werden als schwächste Mitglieder unserer Gesellschaft häufiger als erwartet die Opfer von körperlicher und/oder seelischer Gewalt.
- Etwa 2 % aller im Krankenhaus behandelten Kinder zeigen Zeichen körperlicher Gewalt, fast jedes 10. Kind ist in westlichen Ländern davon betroffen (Gilbert et al. 2009).

- Wegweisend sind neben Verletzungsspuren unterschiedlichen Datums oft Diskrepanzen und Implausibilitäten zwischen den vorliegenden Befunden und der vorgetragenen Anamnese.
- Typische Warnhinweise auf Seiten der Kinder sind:
  - unklare Verletzungen in verschiedenen Stadien der Entstehung/Heilung,
  - plötzliche Verhaltensänderungen,
  - Verzicht auf medizinische Behandlung bei Erkrankungen,
  - ungewöhnliche neu auftretende Lernprobleme,
  - Kind ist immer sehr aufmerksam, vorsichtig und schreckhaft,
  - Angst vor dem „Gang nach Hause".
- In diesen Fällen empfiehlt es sich zu achten auf die Möglichkeit von
  - körperlicher Misshandlung,
  - sexueller Misshandlung,
  - emotionaler/psychologischer Misshandlung,
  - Vernachlässigung,
  - psychosozialem Missbrauch,
  - körperlicher/seelischer Ausbeutung.

Weiteres unter ▶ www.unicef.org/eapro.de.

4.1 Was ist ärztlicherseits in solchen Fällen zu tun, was ist zu lassen?

Der Arzt steht hier im Spannungsfeld zwischen den Ansprüchen und Interessen von Erziehungsberechtigten, er dient dem Patienteninteresse („dem Kindeswohl") und muss die grundsätzlich gebotene ärztliche Schweigepflicht mit ihren Ausnahmeregelungen nach § 34 StGB („Rechtfertigender Notstand") berücksichtigen.

Natürlich dürfen keine voreilige und fahrlässige Beschuldigung und Informationsweitergabe erfolgen, wenn Vermutungen über eine Fremdeinwirkung nicht ausreichend zu belegen sind. Ein solches Vorgehen kann sich unter dem Aspekt des verlorenen Vertrauensverhältnisses und der Behandlungskontinuität für die Betroffenen eher nachteilig auswirken.

Bleibt umgekehrt der Arzt trotz offenkundiger strafbarer Handlungen untätig, kann er sich wegen Körperverletzung durch Unterlassen oder wegen Aussetzung strafbar machen. Das Gesetz zur Kooperation und Information im Kinderschutz (KKG) regelt in § 4, unter welchen Bedingungen die Träger der öffentlichen Jugendhilfe zu informieren sind (z. T. in pseudonymisierter Weise mit oder ohne Kenntnis der Betroffenen). Im Einzelnen wird der gesetzliche Rahmen vom Gesetz zur Kooperation und Information im Kinderschutz (KKG), der UN-Kinderrechtskonvention, der Ärztlichen Berufsordnung, dem Strafrecht (StGB) und dem Elternrecht (GG Art. 6) festgelegt.

Gemäß UN-Kinderrechtskonvention stellen der Schutz des Kindes und die Wahrung seiner Rechte auf eine gesunde Entwicklung sowie auf körperliche und seelische Unversehrtheit ein höheres Rechtsgut dar als die ärztliche Schweigepflicht. Für Kindesmisshandlungen und deren Verdachtsfälle sieht das Gesetz zur Kooperation und Information im Kinderschutz (KKG) in § 4 durchaus eine spezielle Meldevorschrift für Ärzte vor. Allerdings ist strittig, ob das KKG mit seinen Regelungen den § 34 StGB (s. unten) als allgemeine Vorschrift verdrängt.

In praxi kommt es immer auf den Einzelfall an. Zunächst ist zu klären, ob „gewichtige Anhaltspunkte für die Gefährdung des Wohls eines Kindes oder eines Jugendlichen" vorliegen und ob Gefahr im Verzuge ist.

— Liegt somit beim Verdacht auf eine Kindesmisshandlung keine akute Gefährdung vor, sollte sich der behandelnde Arzt an eine spezialisierte Beratungsstelle, ein rechtsmedizinisches Institut oder die Ärztekammer wenden.

— Ist jedoch Gefahr im Verzug oder besteht die Notwendigkeit der Spurensicherung und -dokumentation, wendet man sich sofort an die öffentliche Jugendhilfe und/oder an die Polizei.

Über das entsprechende Vorgehen sollte man im Regelfall die Eltern informieren.

Danksagung   Mit Dank an Herrn Prof. Dr. jur. P. Gaidzik, Universität Witten Herdecke, für die seine medizinrechtliche Unterstützung.

Literatur

Adams JA (2011) Medical evaluation of suspected child sexual abuse: 2011 update. J Child Sex Abus 20:588–605

Boyle C, McCann J, Miyamoto S, Rogers K (2008) Comparison of examination methods used in the evaluation of prepubertal and pubertal female genitalia: a descriptive study. Child Abuse Negl 32:229–243

Gilbert R, Widom CS, Browne K, Fergusson D, Webb E, Janson S (2009) Burden and consequences of child maltreatment in high-income countries. Lancet 373:68–81

Merkenschlager A, Nicolai T (2004) Koma als Notfall im Kindesalter. Notfall Rettungsmedizin 7:168–173

Rooks VJ, Eaton JP, Ruess L, Petermann GW, Keck-Wherley J, Pedersen RC (2008) Prevalence and evolution of intracranial hemorrhage in asymptomatic term infants. Am J Neuroradiol 29(6):1082–1089

Wong CP, Forsyth RJ, Kelly TP, Eyre JA (2001) Incidence, aetiology, and outcome of non-traumatic coma: *a* population based study (eng). Arch Dis Child 84(3):193–199

Akutes Koma bei einem Jugendlichen mit Nackensteife

Thomas Els

© Springer-Verlag GmbH Deutschland, ein Teil von Springer Nature 2019
H.-C. Hansen et al. (Hrsg.), *Notfälle mit Bewusstseinsstörungen und Koma*,
https://doi.org/10.1007/978-3-662-59129-1_5

Der 16-jährige Patient wurde komatös akut in der Klinik für Neurologie aufgenommen. Morgens hatte er noch Tennis gespielt, sei aber unkonzentriert und müde gewesen, habe sich körperlich schlapp gefühlt. An den Tagen zuvor gab es keine Auffälligkeiten, insbesondere kein Fieber oder anderweitigen Infektionshinweis. Am Mittag zu Hause habe er über vermehrtes Schwitzen und Müdigkeit geklagt, nach dem Mittagessen habe er sich auf das Sofa gelegt und geschlafen.

Als der Vater nach ca. 1½ Stunden den Jungen wecken wollte, reagierte er nur verzögert mit inkompletter Augenöffnung, mit ungezielten Bewegungen und ohne verbale Reaktion.

■ **Anamnese**
— Endokarditis lenta mit 10 Jahren.
— Kombiniertes Mitralklappenvitium ohne Dekompensation.

■ **Befunde bei Klinikaufnahme (Tag 1)**
Klinische Befunde
— Klinisch neurologische Befunde: soporös bis komatös mit deutlicher Nackensteife.
— GCS 6, keine verbale Reaktion.
— Öffnet auf Schmerzreize im Bereich der Trigeminuspunkte die Augen, aber keine eindeutige Blickfixation oder Blickfolge.
— Pupillen seitengleich mittelweit mit direkter und indirekter Lichtreaktion, Cornealreflex beidseits erhalten.
— Auf Schmerzreiz: Beuge-/Streckbewegungen der Extremitäten.
— Babinski-Zeichen: rechts positiv, links stumme Sohle.

Internistische Befunde und Vitalparameter
Lunge seitengleich belüftet, vesikuläres Atemgeräusch, in die Axilla fortgeleitetes leises Pansystolikum mit einem kurzen diastolischen Mitralgeräusch, angedeuteter III. Herzton, kein Mitralöffnungston. Keine Petechien.

Temperatur 36,8 °C, Blutdruck 120/80 mmHg, Puls 74/min, S_aO_2 96 %.

Initiale Laborwerte
— Leukozytose 12.400/ml (normal <10.000/ml),
— CRP 4,6 mg/dl (normal <0,5 mg/dl).
— Serum: Elektrolyte, Glukose, Kreatinin, Leber- und Pankreaswerte unauffällig.
— Blutgerinnung (INR, PTT, Thrombozyten) unauffällig.
— D-Dimere erhöht 1,6 mg/l (normal <0,5 mg/l) (6 h nach Aufnahme).
— Drogenscreening in Urin und Serum unauffällig

Weitere Laborergebnisse
— Blutkulturen: Streptococcus viridans (Befund 2 Tage nach Aufnahme).
— Gerinnungsdiagnostik (u. a. Protein C, Protein S, APC-Resistenz etc.) unauffällig (Ergebnis 1 Tag nach Aufnahme).

Initiale zerebrale Bildgebung
MR-Tomographie
— Venöse Stauungsblutung links okzipital bei Verschluss des proximalen Sinus transversus rechts (◘ Abb. 5.1).
— Kein Anhalt für eine Sinusitis oder Mastoiditis (ohne Abb.).

MR-Venographie
— Thrombus in der linken V. Labbé mit deutlicher Verzögerung des Kontrastmittelabstroms (◘ Abb. 5.2).

Kardiologische Diagnostik
Eine notfallmäßig durchgeführte transthorakale Echokardiographie hatte eine Mitralklappeninsuffizienz Grad I mit leichter Verdickung der Mitralklappe ohne Hinweise auf eine akute Endokarditis gezeigt.

■ **Therapie und Verlauf (Tag 1)**
Es wurde noch in der radiologischen Abteilung eine initiale Bolusinjektion von 5000 IE Heparin intravenös mit einer anschließenden effektiven Heparinisierung mit einem PTT-Ziel von 60–70 Sekunden eingeleitet, zusätzlich Oberkörperhochlagerung von 30°, Intubation mit milder Hyperventilation, pCO_2-Zielwert 36–38 mm Hg. Es erfolgte eine antiödematöse

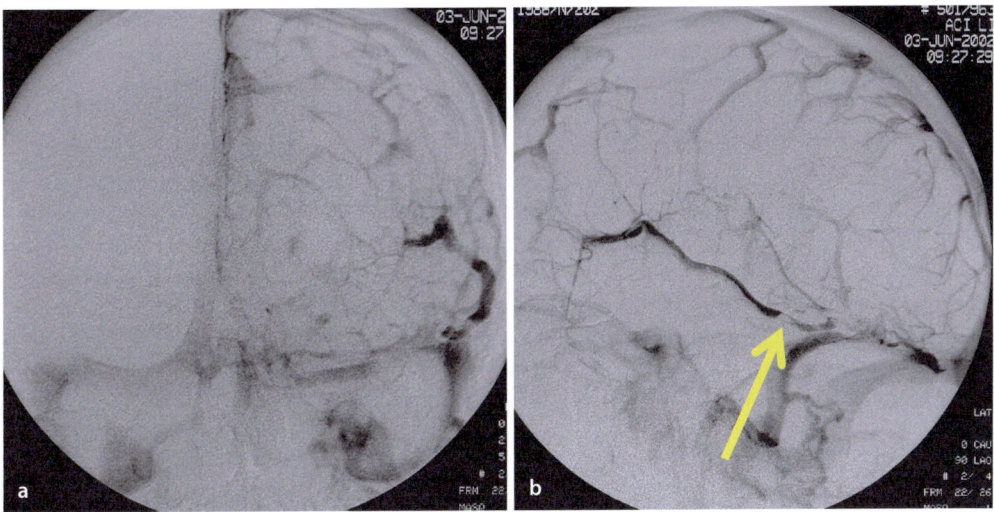

🔲 **Abb. 5.1**   Zerebrale Angiografie: Tag 1, 9:27 Uhr. Thrombus in der V. Labbé (Pfeil in **b**) und verzögerter Abstrom des Kontrastmittels

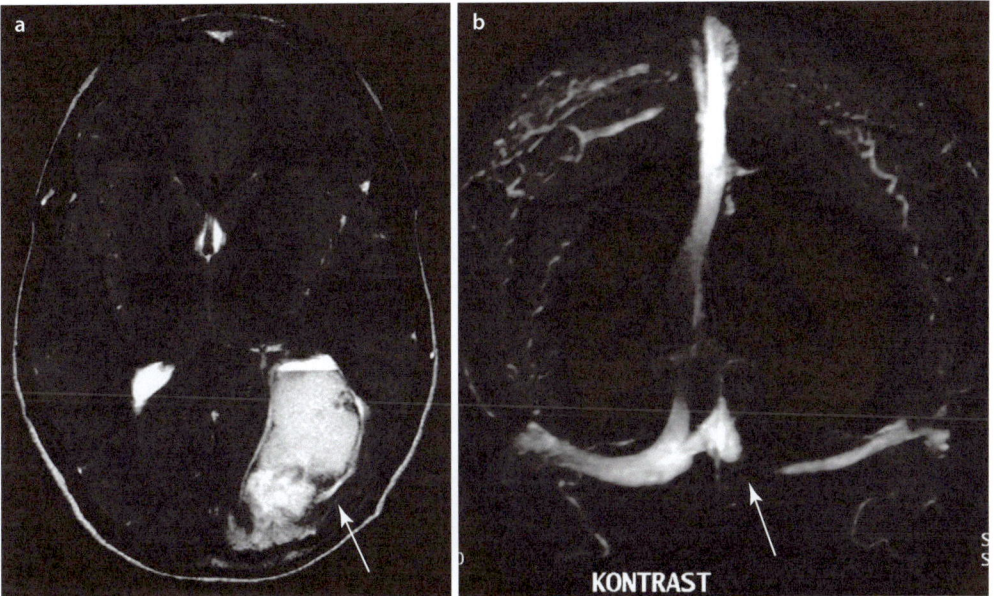

🔲 **Abb. 5.2**   MRT Tag 1, 9:30 Uhr. **a** Ausgedehnte Stauungsblutung links parietookzipital, **b** Verschluss des Sinus transversus links (Pfeile)

hyperosmolare Therapie mit Sorbit (Tutofusin S40 125 ml/10 min alle 4 Stunden).

Aufgrund der Vorgeschichte einer infektiösen Endokarditis wurde eine kalkulierte antibiotische Therapie begonnen.

Innerhalb 7 Stunden nach Akutaufnahme des Patienten zeigten die stündlichen neurologischen Kontrolluntersuchungen eine klinische Verschlechterung mit Erweiterung der linken Pupille und Verlust der Lichtreaktion und ipsilateraler Abschwächung des Korneal-reflexes bei beidseitig positivem Babinski-Zeichen.

■ **Zerebrale Bildgebung im Verlauf**

CT-Tomographie: generalisierte Schwellung des Gehirns mit Aufbrauch aller Reserveräume (◘ Abb. 5.3).

Als individueller Heilversuch wurde eine Katheterintervention zur Rekanalisation der thrombosierten Sinus durchgeführt: Dabei zeigte sich bereits ein cerebraler Kreislaufstillstand und somit indirekt die Zeichen des irreversiblen Hirnfunktionsausfalls (◘ Abb. 5.4).

Fazit

Die progrediente Vigilanzminderung mit einer linkshirnig fokal neurologischen Symptomatik (Babinski-Zeichen rechts positiv), einer deutlichen Nackensteife und Nachweis von Entzün-dungszeichen im Serum wiesen zunächst auf eine mögliche Meningoenzephalitis hin, zumal der Patient schwere Infektionen zuvor erlitten hatte.

Weitere **Differenzialdiagnosen** waren eine Subarachnoidalblutung, ein ausgedehnter supra- oder infratentorieller Schlaganfall, ein nonkonvulsiver Anfallsstatus, eine Stoffwechselstörung wie z. B. ein Addison-Syndrom, eine Urämie oder auch eine Porphyrie und eine Intoxikation gewesen.

Aufgrund der fokalen neurologischen Symptomatik sowie der Vigilanzminderung wurde vor der intendierten Lumbalpunktion die zerebrale Bildgebung durchgeführt, die dann eine venöse Stauungsblutung aufgrund multipler Thrombosen zeigte.

Entgegen der Literatur entwickelte sich bei unserem Patienten die klinische Symptomatik fulminant innerhalb weniger Stunden mit letalem Ausgang.

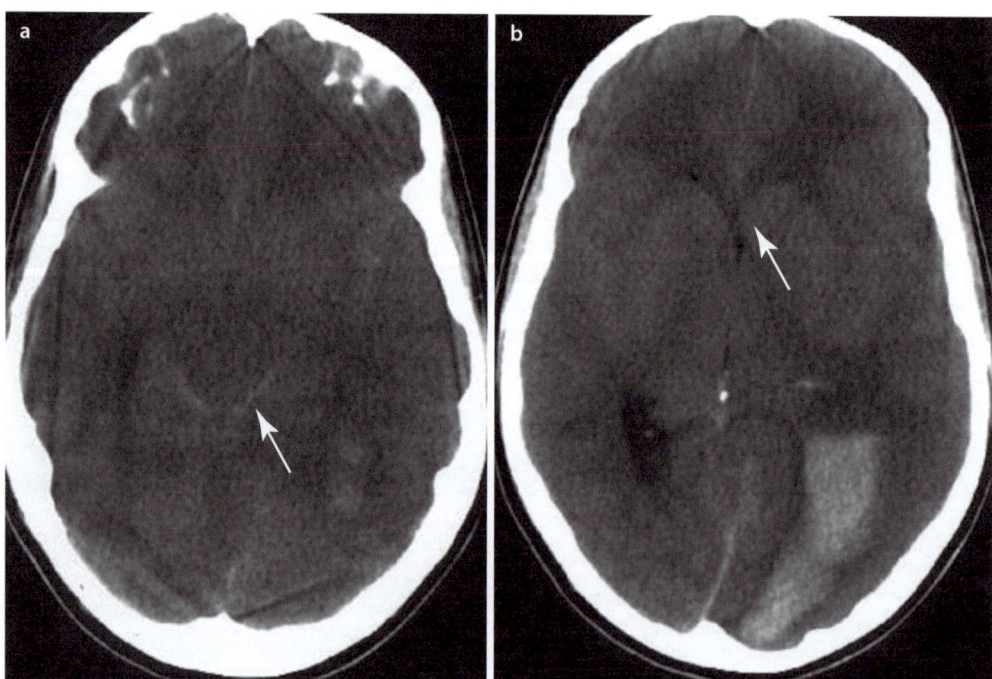

◘ **Abb. 5.3** cCT Tag 1, 17:50 Uhr. Generalisierte Hirnschwellung mit Aufbrauch der Liquorreserveräume betreffend Ventrikel (Pfeil **b**), basale Zisternen (Pfeil **a**), corticale Sulci. Pathologische Verlagerung der Mittel-Linie von links nach rechts als weiteres Kriterium der Hirndrucksteigerung.

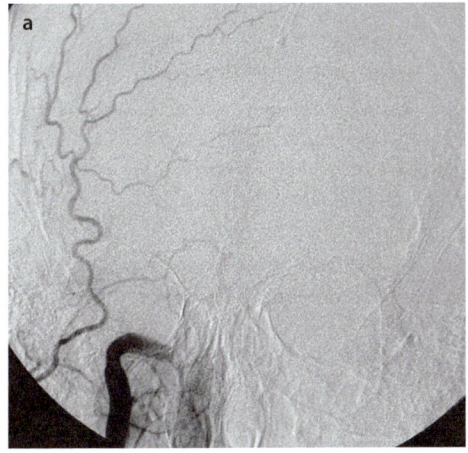 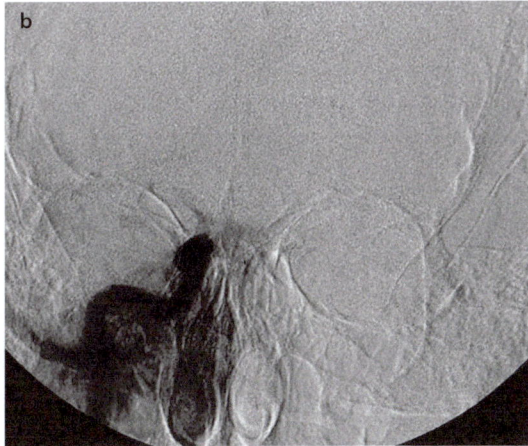

■ **Abb. 5.4**   Tag 1, 19:00 Uhr. Angiographisch nachgewiesener zerebraler Zirkulationsstillstand. ACI rechts in Früh- (38 s) **a** und Spätaufnahmen (47 s)

b mit i.v. Kontrastmittel ergeben keine Kontrastmittelfüllung intrazerebraler Gefäße

Exkurs

Typischer Krankheitsverlauf bei Hirnvenenthrombose
Die klinische Symptomatik einer Sinusvenenthrombose wurde erstmals 1825 von Ribes beschrieben und autoptisch gesichert (Ribes 1825). Die klinische Symptomatik beginnt bei 20–30 % der Patienten subakut (Zeitraum <2 Tage), in 50 % subakute (2 Tage bis 1 Monat) und bei 20 % chronisch. Die klinische Symptomatik manifestiert sich meist mit Kopfschmerzen (91 %), einem epileptischen Anfall, meist fokal eingeleitet (50 %), häufig gefolgt von einer Todd'schen Parese (41 %), Vigilanzstörung (56 %), einer Fokalneurologie (66 %) oder auch einer Nackensteife (13 %) (Bousser und Russell 1997; Ferro et al. 2009; Stam 2005).

In der ätiologischen Abklärung der Sinusvenenthrombose ist, bei fehlendem Hinweis auf eine Gerinnungsstörung, eine erst später bekannt gewordene Zahnwurzelbehandlung 6 Tage vor der akuten neurologischen Symptomatik ohne weitere Antibiotikaprophylaxe zu diskutieren (Oliver et al. 2013; Wilson et al. 2007). Weitere Möglichkeiten sind Infektionen im HNO-Bereich mit Durchwanderung in die Hirnvenen.

Die Prognose der Sinusvenenthrombose ist üblicherweise selbst bei ausgeprägtem Hirnödem und venöser Stauungsblutung gut, die Gesamtsterblichkeit liegt bei ca. 8,4 % (Ferro et al. 2004). Fast 80 % der Patienten überleben mit keinen oder nur geringen neurologischen Symptomen (MRS 1), 10,4 % mit leichten bis mittelgradigen Symptomen (MRS 2–3) und nur 2,2 % mit schwereren Residuen (MRS 4–5) (Ferro et al. 2004).

Für die vorliegende fulminante, katastrophale klinische Entwicklung blieb die Genese leider ungeklärt. Zu diskutieren ist eine fulminante septische Sinusvenenthrombose auf dem Boden der kardialen Vorschädigung bei Zahnwurzelbehandlung ohne antibiotische Prophylaxe.

Bei beginnender lateraler oder posteriorer Einklemmungssymptomatik, bedingt durch das Hirnödem und/oder die venöse Stauungsblutung, muss therapeutisch an die Option einer dekompressiven Hemikraniektomie (Einhäupl et al. 2010) gedacht werden, wobei die Eltern des Patienten diesen Therapieversuch nicht wünschten.

Take Home Message

- Differenzialdiagnose akuter Vigilanzstörungen plus Nackensteife:
- entzündliche ZNS-Erkrankungen,
  - Infarkte im posterioren Stromgebiet,
  - Tumoren in der Fossa posterior,
  - akute Sinusvenenthrombose.
- Die sofortige zerebrale Computertomographie oder MR-Tomographie sollte bei dieser Differenzialdiagnose immer nativ und mit Kontrastmittel erfolgen, um fokale Läsionen und die Gefäße darstellen zu können.
- Jede fokale neurologische Symptomatik wie das hier positive Babinski-Zeichen begründet die dringliche Indikation für eine zerebrale Bildgebung mit Darstellung des Gefäßsystems zur differenzialdiagnostischen Abklärung einer Sinus- oder Hirnvenenthrombose oder eines akuten arteriellen Gefäßverschlusses.
- Mit der MRT können auch weitere differenzialdiagnostische Ätiologien wie z. B. ein Marchiafava-Bignami-Syndrom, eine reversible posteriore Leukenzephalopathie oder auch ein reversibles zerebrales Vasokonstriktionssyndrom abgeklärt werden.
- Für die vaskulär-thrombotische Pathologie sprach hier die 3-fache Erhöhung der D-Dimere (Assoziation zur Hirnvenenthrombose im Akutstadium in 97 % der Fälle mit D-Dimeren >500 ng/ml (Kosinski et al. 2004). Umgekehrt schließen negative D-Dimere (<500 ng/ml) eine zerebrale Sinusvenenthrombose nicht sicher aus, insbesondere bei Patienten mit isolierter Kopfschmerzsymptomatik.
- Akute oder chronische Infektionen können das Auftreten einer Sinus- und/oder Hirnvenenthrombose auch ohne zusätzliche Gerinnungsstörung begünstigen. Daher ist nach Infektionsherden zu suchen bzw. anamnestisch zu fahnden (s. oben).
- Von entscheidender Bedeutung ist es, an die mögliche Diagnose einer Sinus- oder Hirnvenenthrombose zu denken und die entsprechende bildgebende Diagnostik nicht zu verzögern. Ausschluss bzw. Diagnose einer Sinusvenenthrombose müssen erzwungen werden!
- Die CT- oder MR-Venographie gestatten in der Regel den sicheren Ausschluss einer Thrombose der großen ableitenden Venen (Sinus), wobei Thrombosen kleiner Brückenvenen übersehen werden können. In seltenen Fällen kann eine digitale Subtraktionsangiographie indiziert sein (Brückenvenenthrombosen, streng kortikal lokalisierte venöse Thrombosen).
- Therapeutisch ist die sofortige PTT-wirksame Heparinisierung von entscheidender Bedeutung und entspricht der aktuellen Leitlinienempfehlung der DGN, selbst wenn schon eine zerebrale Stauungsblutung vorliegt (▶ https://www.dgn.org/leitlinien/2320-II-29–2012-zerebrale-sinus-und-venenthrombose#wichtigsteempfehlungen).
- Als Ultima Ratio kann ein Therapieversuch mit lokal applizierter Urokinase bzw. rt-PA alleine oder in Kombination mit einer Thrombektomie versucht werden. Verbesserte Rekanalisationsraten waren mit deutlich höheren Blutungskomplikationen assoziiert (Einhäupl et al. 2010). Insbesondere Patienten mit raumfordernden venösen Stauungsblutungen oder hämorrhagischen Infarkten scheinen nicht von einer thrombolytischen Therapie zu profitieren, da durch eine Größenzunahme der Blutung die drohende Einklemmung begünstigt wurde (Stam et al. 2008).

Diese Therapie kommt daher nur als individueller Heilversuch bei ausgedehnten Befunden mit progredienten Symptomen nach Versagen der konventionellen antithrombotischen Therapie in Betracht. Die kürzlich beendete erste prospektiv-randomisierte Studie zur intravaskulären Behandlung der Sinusvenenthrombose (To-Act Studie) zeigte keinen Vorteil einer intravaskulären Behandlung gegenüber der Antikoagulation allein. Die Daten wurden bei der European Stroke Organization Conference 2017 präsentiert und waren bei Druckle-gung noch nicht publiziert (Coutinho et al. 2017).

- Bei konservativ nicht zu beherrschendem raumforderndem Effekt, bedingt durch das Hirnödem und/oder die venöse Stauungsblutung, kann als Ultima Ratio eine dekomprimierende Hemikraniektomie erwogen werden (Einhäupl et al. 2010). Jedoch ist ein gutes klinisches Outcome eher dann zu erwarten, wenn diese Operation vor einer Einklemmungssymptomatik durchgeführt wird (Coutinho und Majoie 2009; Aaron et al. 2013; Raza et al. 2014).

Danksagung Ein besonderer Dank an Prof. Dr. Ansgar Berlis, Klinik für diagnostische und interventionelle Radiologie und Neuroradiologie, Klinikum Augsburg, für die Mitarbeit an der Falldarstellung.

Literatur

Aaron A, Alexander M, Moorthy RM et al (2013) Decompressive craniectomy in cerebral venous thrombosis: *a* single centre experience. J Neurol Neurosurg and Psychiatry 84(9):995–1000

Bousser M, Russell R (1997) Cerebral venous thrombosis. W. B. Saunders Co, London

Coutinho JM, Majoie CB, Coert BA, Stam J (2009) Decompressive hemicraniectomy in cerebral sinus thrombosis: consecutive case series and review of the literature. Stroke 40:2233–2235

Coutinho J, Ferro J, Zuurbier S et al (2017) Thrombolysis oranticoagulation for cerebral venous thrombosis (TO-ACT: *a* randomised controlled trial. ESOC 2(1S):477–495

Einhäupl K, Stam J, Bousser MG et al (2010) EFNS guideline on the treatment of cerebral venous and sinus thrombosis in adult patients. Eur J Neurol 17: 1229–1235

Ferro JM, Canhão P, Stam J, Bousser MG, Barinagarrementeria F, ISCVT Investigators (2004) Prognosis of cerebral vein and dural sinus thrombosis: results of the International Study on Cerebral Vein and Dural Sinus Thrombosis (ISCVT). Stroke 35:664–670

Ferro JM, Canhão P, Stam J, Bousser MG, Barinagarrementeria F, Massaro A, Ducrocq X, Kasner SE, Investigators ISCVT (2009) Delay in the diagnosis of cerebral vein and dural sinus thrombosis: influence on outcome. Stroke 40:3133–3138

Kosinski CM, Mull M, Schwarz M et al (2004) Do normal D-dimer levels reliably exclude cerebral sinus thrombosis? Stroke 35:2820–2825

Oliver R, Roberts GJ, Hooper L (2013) Penicillins for the prophylaxis of bacterial endocarditis in dentistry. Cochrane Database Syst Rev C004:CD003813

Raza E, Shamim MS, Wadiwala MF et al (2014) Decompressive surgery for malignant cerebral venous sinus thrombosis: *a* retrospective case series from Pakistan and comparative literature review. J Stroke Cerebrovasc Dis. 23(1):13–22

Ribes F (1825) Exposé succint des recherches faites sur la phlébite. Rev Med Franc 1825.Etrang Paris 3:5–41

Stam J (2005) Thrombosis of the cerebral veins and sinuses. N Engl J Med 352:1791–1798

Stam J, Majoie CB, van Delden OM et al (2008) Endovascular thrombectomy and thrombolysis for severe cerebral sinusthrombosis: *a* prospective study. Stroke 39:1487–1490

Wilson W, Taubert KA, Gewitz M et al (2007) Prevention of infective endocarditis. Guidelines from the American Heart Association. A guideline from the American Heart Association Rheumatic Fever, Endocarditis, and Kawasaki Disease Committee, Council on Cardiovascular Disease in the Young, and the Council on Clinical Cardiology, Council on Cardiovascular Surgery and Anesthesia, and the Quality of Care and Outcomes Research Interdisciplinary Working Group. Circulation 116:1736–1754

Koma nach selbstverschuldetem Autounfall

Frank Erbguth

Literatur – 39

© Springer-Verlag GmbH Deutschland, ein Teil von Springer Nature 2019
H.-C. Hansen et al. (Hrsg.), *Notfälle mit Bewusstseinsstörungen und Koma*,
https://doi.org/10.1007/978-3-662-59129-1_6

Ein 18-jähriger Patient aus der Provinz wurde 2 Tage nach einem Autounfall vom erstversorgenden Krankenhaus beatmet in die neurochirurgische Intensivstation verlegt wegen „Verdacht auf Hirndruck bzw. Hirnödem nach Hirnkontusion".

■ Anamnese
– Bis zum Unfalltag unauffällige Eigen- und Fremdanamnese.
– Frontalzusammenstoß mit entgegenkommendem PKW auf gerader Strecke ohne ersichtlichen Grund.
– Vom Notarzt als „wach – aber unkonzentriert" beschrieben.
– Diagnosen im erstversorgenden Krankenhaus: Femurschaft-/Tibiakopffraktur links, Thoraxprellung mit Lungenkontusion, Pneumothorax links.
– Bei Aufnahme im Krankenhaus: als „wach, zur Person orientiert, zeitlich desorientiert" beschrieben. Fieber 39,1 °C, leichte Leukozytose.
– Alkoholspiegel negativ.
– Anlage einer Throraxdrainage und eines Fixateur externe in Narkose.

Verlegungsgrund in die Neurochirurgische Klinik war ein anhaltendes Koma nach Absetzen der Analgosedierung am Morgen nach der OP. Im cCT der verlegenden Klinik war ein „fragliches Hirnödem" beschrieben worden

(■ Abb. 6.1). Allerdings blieb das Folge-CT an Tag 2 im Vergleich zum Aufnahme-CT unverändert. Fieberkontinua mit 38 °C.

■ Aufnahmebefund in der neurochirurgischen Klinik
Klinik
(unter Sufentanyl 20 μg/h und CPAP/ASB-Beatmung): GCS 4
– Augenöffnen ohne Fixierung auf Schmerzreize (SR).
– Kein Meningismus.
– Pupillen isokor mittelweit, LR +/+, CR +/+, VOR bzw. OCR +
– Keine faziale Asymmetrie, keine Spontanbewegungen, keine Abwehr auf Schmerzreize.
– Generelle Muskeltonuserhöhung; beißt auf Tubus.
– MER seitengleich lebhaft, keine Pyramidenbahnzeichen.

Laborbefunde
CRP 13–15 mg/dl, milde Leukozytose, Hb 9,0 g/dl, sonst unauffällige Routineparameter.

■ Erste Maßnahmen
– Anlage einer Drucksonde zur Hirndruckmessung. Es zeigten sich durchgängig keine erhöhten ICP-werte (5–15 mmHg) (■ Abb. 6.2).

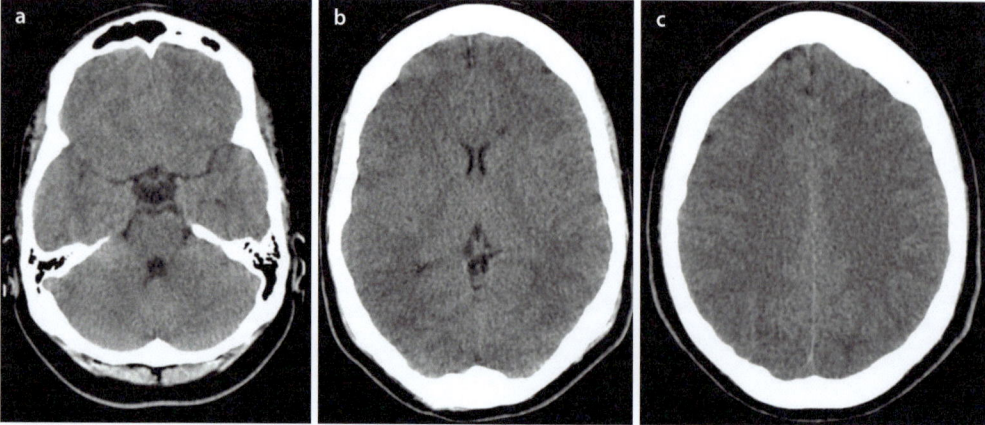

■ **Abb. 6.1**   a–c Unauffälliges cCT unmittelbar nach dem Trauma. Angesichts des jungen Alters des Patienten ist trotz der relativ engen inneren und äußeren Liquorräume ein Hirnödem nicht bewiesen

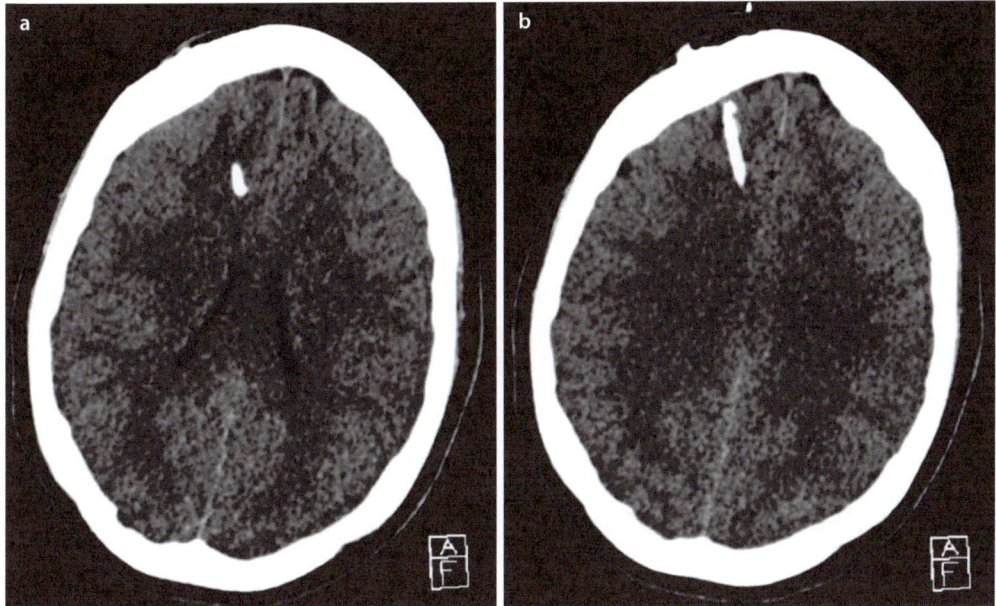

☐ Abb. 6.2　a, b Unverändertes cCT bei persistierendem Koma in der Phase der intrakraniellen Druckmessung (sonde rechts frontal)

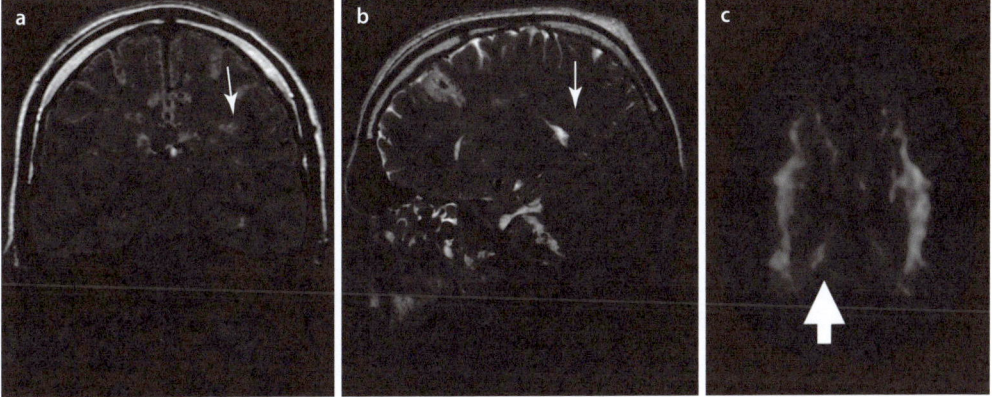

☐ Abb. 6.3　MRT: Fleckförmige hyperintense Läsionen (**a** Flair, **b** T2) und Diffusionsrestriktionen (**c** DWI) im parietalen Marklager und im Splenium (Pfeil)

— Anforderung eines neurologischen Konsils zur Klärung des unklaren Komas, welches nicht hinreichend durch ein Schädel-Hirn-Trauma erklärt sei.

Der klinisch neurologische Befund ist nach 3 Tagen unverändert zum Aufnahmebefund, der Patient ist unverändert komatös.

■ **Liquoranalyse**
— Lumbalpunktion: komplett unauffälliger Liquor.

■ **MRT**
— MRT am Tag 7 nach Unfall, Tag 4 nach Verlegung (s.☐ Abb. 6.3).

6

■ **Differenzialdiagnostische Überlegungen**

Nachdem der Befund direkt nach dem Trauma eine initiale kausale Bewusstseinsstörung möglich erscheinen ließ und beim unklaren Unfallgrund eine primäre Bewusstseinsstörung in Frage kam, bestanden folgende Differenzialdiagnosen:

– Enzephalopathie infolge Unfalltrauma:
  – Schädel-Hirn-Trauma mit Kontusion.
  – Sekundäre Hirnschädigung nach Trauma (z. B. septische Enzephalopathie, Fettembolie, metabolisch-toxische Enzephalopathie nach Narkose und Intensivtherapie, PRES, RCVS).
– Unfall durch (sub-)akute Enzephalopathie mit postoperativer Exazerbation:
  – Toxisch-metabolische Enzephalopathie.
  – Inflammatorische Enzephalopathie z. B. autoimmuner Genese.

■ **Erweiterte Diagnostik**

Labor
– Sämtlich unauffällig.
– Vaskulitis-/Kollagenosediagnostik, Infektionsserologie in Serum und Liquor, Gangliosid-Antikörper, paraneoplastische und autoimmunenzephalitische Antikörper, Toxikologie.

TTE/TEE

Unauffälliger Befund, insbesondere kein PFO.

■ **Therapie**

Notwendige operative Sanierung der Frakturen durch einen Verriegelungsmarknagel, offene Reposition und winkelstabile Verplattung (NCB-PT, 5-Loch).

■ **Differenzialdiagnostische Eingrenzung**

Das MRT-Muster ähnelte dem bei Fettembolien („Starfield Pattern"); dennoch erschien eine Autoimmunenzephalopathie nicht gänzlich ausgeschlossen, sodass mit Methylprednisolon i.v. für 5 Tage (1 g/Tag) und einer Immunadsorption begonnen wurde. Da sich der klinische Befund verschlechterte (kein Augenöffnen mehr, Beugesynergismen), wurde eine Hirnbiopsie durchgeführt.

■■ **Hirnbiopsie**

Bild einer diffusen hämorrhagischen Enzephalopathie, die im Zusammenhang mit einzelnen Fetttröpfchen in den Venolen eine zerebrale Fettembolie mit Stauungsblutungen bestätigte (◘ Abb. 6.4).

■ **Weiterer Verlauf**

In den nächsten Wochen zeigte sich eine zunehmend gezieltere Reaktivität. Nach einem Jahr erlangte der Patient eine nahezu komplette Remission mit nur geringen kognitiven Defiziten, die sich testpsychologisch verifizieren ließen.

Zerebrale Fettembolien sind seltene Komplikationen von Frakturen vor allem langer Röhrenknochen. Es existieren zwei Mechanis-

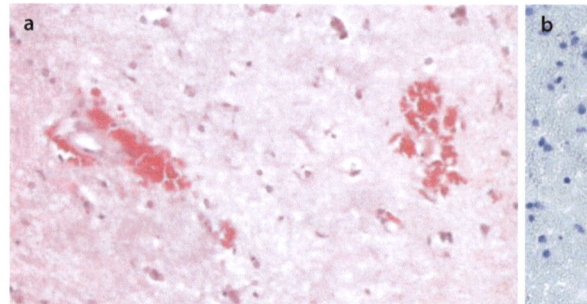 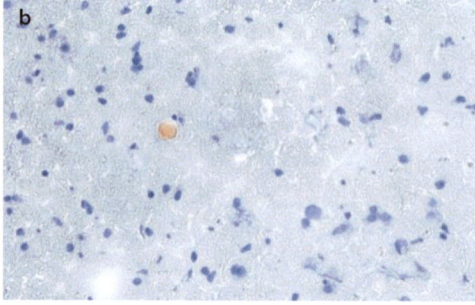

◘ **Abb. 6.4   a, b** Histologische Befunde der Hirnbiopsie: **a** hämorrhagische Enzephalopathie (HE-Färbung) und **b** Fetttröpfchen in einer Venole (orange-farben, Ölrot-Färbung)

men, durch die Fettembolien in die arterielle zerebrale Zirkulation gelangen:

- durch direkten Shunt, z. B. als paradoxe Embolie bei offenem Foramen ovale (PFO),
- durch Passage von Mikroembolien durch die Lungenkapillaren.

Beim zweiten Mechanismus muss es nicht zwangsläufig zu pulmonalen Schädigungen kommen. (Aman et al. 2015)

Der Schädigungsmechanismus im Gehirn besteht nicht nur aus zirkulatorischer Insuffizienz durch die Mikroembolien als solche, sondern auch durch toxische Interaktionen der freien Fettsäuren und inflammatorische Mechanismen im umgebenden Hirnparenchym.

Fazit

Nach Frakturen oder unfallchirurgischen Eingriffen mit unspezifischem klinischen Bild ist das gesprenkelte MRT-Läsionsmuster eines „Starfield-Pattern" kombiniert mit flächigeren z. T. hämorrhagischen Läsionen im Splenium, den Basalganglien, im Kleinhirn und der weißen Substanz für zerebrale Fettembolien charakteristisch (Goenka et al. 2012, Liu et al. 2011, Kuo et al. 2014.)

Je nach Schwere der neurologischen Symptomatik variiert die Sterblichkeit zwischen 5 und 15 % (Dunkel et al. 2017, Zoubi et al. 2013).

Aus den Serien in der Literatur und dem berichteten Fall lässt sich ableiten, dass die Prognose selbst bei schwerst betroffenen Patienten im Langzeitverlauf günstig sein kann (Butteriss et al. 2006, Dunkel et al. 2017, Rughani et al. 2011). Der Einsatz von Kortikosteroiden ist zwar nicht durch randomisierte Studien gestützt, zielt aber auf die sekundär inflammatorische Schädigung des Hirnparenchyms, die hier durch Fieber, CRP-Anstieg und Leukozytose suggeriert wurde (DeFroda et al. 2016).

Möglicherweise treten zerebrale Fettembolien häufiger als angenommen auf und sind in leichter Form ursächlich für manche passagerdeliranten Syndrome nach größeren orthopädischen Eingriffen und nach Polytraumen (Eriksson et al. 2011. Herway et al. 2016).

Take Home Message

- Zerebrale Fettembolien sollten bei unklaren Bewusstseinsstörungen nach Polytrauma, Frakturen bzw. Operationen langer Röhrenknochen oder des Beckens differenzialdiagnostisch erwogen werden, insbesondere bei entzündlicher Laborkonstellation.
- Zerebrale Fettembolien können auch ohne darstellbares PFO oder andere pulmonale Auffälligkeiten auftreten.
- Die MRT-Bildgebung kann das charakteristische Muster eines „Starfield-Pattern" zeigen, wichtig sind multiple Hämorrhagien (T2∗-Wichtung!).
- Mangels empirisch besser gesicherter Behandlungsalternativen kann eine Hochdosis-Steroid-Pulstherapie gerechtfertigt sein.

Literatur

Aman J, van Koppenhagen L, Snoek AM, van der Hoeven JG, van der Lely AJ (2015) Cerebral fat embolism after bone fractures. Lancet 386:e16

Butteriss DJ, Mahad D, Soh C et al (2006) Reversible-cytotoxic cerebral edema in cerebral fat embolism. AJNR Am J Neuroradiol 27(3):620–623

DeFroda SF, Klinge SA (2016) Fat embolism syndrome with cerebral fat embolism associated with long-bone fracture. Am J Orthop (Belle Mead NJ) 45:E515–Ee21

Dunkel J, Roth C, Erbguth F, Dietrich W, Hügens-Penzel M, Ferbert A (2017) Cerebral fat embolism: clinical presentation, diagnostic steps and long-term follow-up. Eur Neurol 78:181–187

Eriksson EA, Pellegrini DC, Vanderkolk WE, Minshall CT, Fakhry SM, Cohle SD (2011) Incidence of pulmonary fat embolism at autopsy: an undiagnosed epidemic. J Trauma 71:312–315

Goenka N, Ropper AH (2012) Images in clinical medicine. Cerebral fat embolism. N Engl J Med 367:1045

Herway ST, Slotto J, Harlan E, Newhouse B (2016) Cerebral fat embolism syndrome. Anesthesiology 124:1167

Kuo KH, Pan YJ, Lai YJ, Cheung WK, Chang FC, Jarosz J (2014) Dynamic MR imaging patterns of cerebral fat embolism: *a* systematic review with illustrative cases. AJNR Am J Neuroradiol 35:1052–1057

Liu HK, Chen WC (2011) Images in clinical medicine. Fat embolism syndrome. N Engl J Med 364:1761

Rughani AI, Florman JE, Seder DB (2011) Clinical and radiographic improvement following cerebral fat emboli. Neurocrit Care 15:190–193

Zoubi T, Heindel W, Niederstadt T (2013) Die zerebrale Fettembolie. RöFo 185:1–3

6

Junge Patientin im Koma nach akuter psychiatrischer Symptomatik

Walter F. Haupt und Christian Dohmen

© Springer-Verlag GmbH Deutschland, ein Teil von Springer Nature 2019
H.-C. Hansen et al. (Hrsg.), *Notfälle mit Bewusstseinsstörungen und Koma*,
https://doi.org/10.1007/978-3-662-59129-1_7

7

■ **Anamnese**

Die 21-jährige Patientin wurde zunächst in einem auswärtigen Krankenhaus wegen Geschmacks- und Geruchsstörungen, Sehstörungen und Doppelbildern vorgestellt. Dort waren Verhaltensstörungen aufgefallen. In der dortigen Liquoruntersuchung war eine lymphozytäre Pleozytose mit autochthoner Immunglobulinsynthese sowie positiven NMDA-Rezeptoren-Antikörpern (NMDA-R-AK) im Serum nachweisbar.

Das erste MRT des Kopfes ergab dort am Tag 2 einen regelrechten Befund.

Es verdeutlichte sich eine psychotische Symptomatik, bestehend aus Wahrnehmungsstörungen mit situativer Verkennung und Affektstörungen.

■ **Tag 8 Aufnahmebefunde neurologische Klinik**

Neurologischer Befund
− Keine fokal-neurologischen Zeichen.
− Pupillen isokor und lichtreagibel, keine Paresen der Extremitätenmuskeln.
− Kornealreflexe seitengleich erhältlich, Blinzelreflexe normal.
− Augenbewegungsstörungen bei mangelnder Mitarbeit nicht nachweisbar.
− Muskeldehnungsreflexe seitengleich lebhaft, keine Pyramidenbahnzeichen.

Psychopathologischer Befund
  Verdacht auf dissoziativen Stupor.
− Überwiegend keine Reaktionen auf Schmerzreize, dann wechselnd plötzliche Sprachäußerungen und spontane Bewegungen.
− Patientin wach, Augen teils geöffnet, teils geschlossen.
− Meist keine Spontansprache, keine Reaktion auf Ansprache oder Aufforderungen, keine Kooperationsfähigkeit.

Technische Befunde
− **Liquor:** minimale Pleozytose mit 8 Zellen/ μl (normal bis 4).
− **Liquor:** Positive NMDA-Rezeptor-Antikörper, ebenso im Serum.

− **EEG:** Verlangsamung, Herdbefunde, epilepsietypische Abläufe fehlen.
− **Medianus-SEP** und **FAEP** regelrecht.

Erste diagnostische Auffassung und Differenzialdiagnosen
− Limbische Enzephalitis, z. B. viral/ autoimmun.
− Dissoziativer Zustand psychogener Genese.
− Delirantes Syndrom zu klärender Genese.

■ **Tag 9–15: Therapie und Verlauf**

Es kam im Verlauf zu einer fortschreitenden Bewusstseinsstörung zum Koma, weswegen am Tag 10 die **endotracheale Intubation** erfolgte.
− **MRT** Schädel: T2-Signalalteration im mesialen Temporallappen links (◻ Abb. 7.1).
− **Immunadsorptions-Behandlung** (Tryptophan Säule, 5 Tage).
− **CT-Untersuchung von Thorax und Abdomen:** Verdacht auf Raumforderung im linken Ovar,
− Ovarektomie links Tag 13.
− Histologisch reifes zystisches **Teratom** ohne Zeichen der Malignität.

Unter Immuntherapie erfuhr die Patientin eine kontinuierliche Besserung der Vigilanz und der übrigen neuropsychiatrischen Symptome. Komplikationen wie Krampfanfälle ereigneten sich nicht.

■■ **Diagnose**

NMDA-Rezeptor-Antikörper-positive Enzephalitis mit Delir bei zystischem nichtmalignem Teratom des linken Ovars

■ **Weiterer Krankheitsverlauf**
Tag 28
  Die Patientin wird nach Tracheostomie und erfolgreichem Weaning von der Beatmung auf die Normalstation verlegt. Zu diesem Zeitpunkt war sie wach, orientiert und kommunikationsfähig. Allerdings traten Phasen mit psychotischem Erleben und Halluzinationen auf,

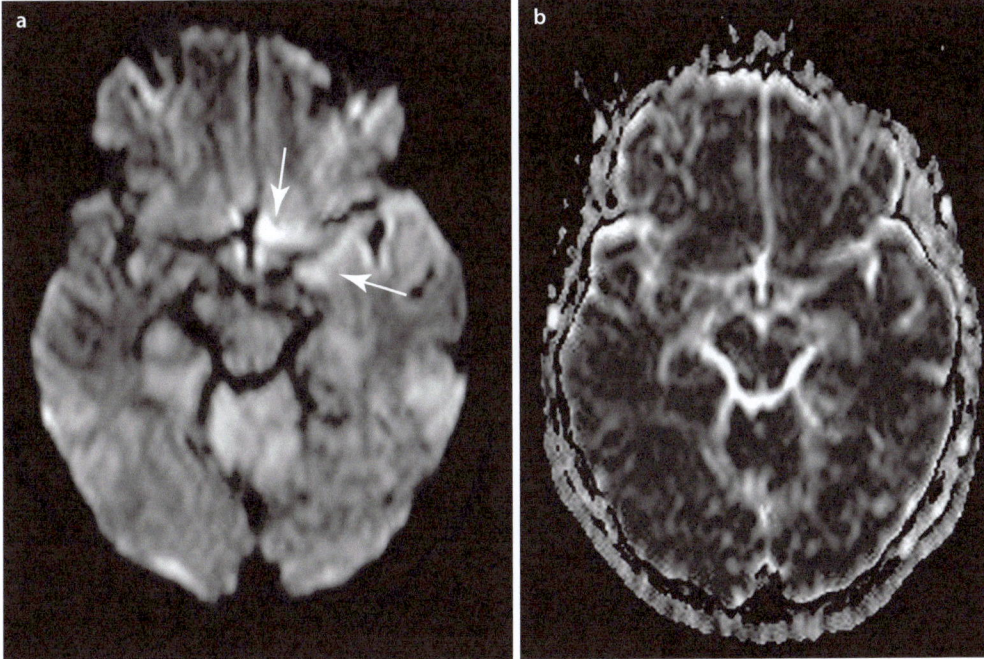

○ Abb. 7.1   a, b MRT des Kopfes (DWI, verschiedene Sequenzen) mit Signalalteration im mesialen Temporallappen links (Pfeile)

weswegen eine antipsychotische Therapie erfolgte. Im Verlauf zeigte sich ein Rückgang der Pleozytose im Liquor.

Tag 38

Die Patientin wurde ohne fokal-neurologisches Defizit in eine Rehabilitationsklinik verlegt. Leider verlor man dann den Kontakt zu ihr.

Fazit

Die 21 Jahre alte junge Frau beklagte Sehstörungen und Doppelbilder, was in diesem Lebensalter oft auf die Differenzialdiagnose multiple Sklerose (MS) hinweist. Die Geruchs- und Geschmackssinnstörungen sowie die unten genannten Verhaltensauffälligkeiten im dissoziativen Zustand werden dagegen bei MS eher nicht erwartet.

Die Patientin hielt die Augen überwiegend geschlossen, reagierte nicht auf Ansprache, befolgte keine Aufforderungen und sprach nicht. Diese **mutistischen Verhaltens- und Wahrnehmungsstörungen** könnten als eine psychotische Episode gedeutet werden; sie waren aber mangels diesbe-

züglicher psychiatrischer Vorgeschichte und begleitender neurologischer Symptome (s. oben) dringend gegen ein akutes organisches Psychosyndrom (ICD-10 F06.5) im Rahmen einer zerebralstrukturellen Erkrankung abzugrenzen.

Der pathologische Serum- und Liquorbefund mit Nachweis von NMDA-Rezeptor Antikörpern bestätigte die somatische Ursache des komplexen Psychosyndroms.

Zwar lieferte die erste MRT-Untersuchung des Kopfes einen regelrechten Befund, aber im Verlauf gestattete eine Signalalteration im linken mesialen Temporallappen die diagnostische Einordnung als limbische Enzephalitis.

Bei der NMDA-R-AK-Enzephalitis handelt es sich oft um eine paraneoplastische Erkrankung, die auf einer Autoimmunreaktion gegen Antigene auf Tumorzellen beruht, die auch mit neuronalen Oberflächenantigenen interagieren (Dalmau et al. 2008). Aus der zellulär vermittelten Autoimmunreaktion resultieren synaptische Funktionsstörungen vor allem im limbischen System (Dalmau et al. 2011). Die Erkrankung kann durch verschiedene Antikörper gegen Ionenkanäle und Rezeptoren ausgelöst werden. Typische infiltrative Entzündungsprozesse wie bei Enzephalitiden können je nach Antikörper und Verlauf im Hintergrund verbleiben, sodass – eher im Sinne der Enzephalopathie – unter Therapie wie in diesem Fall eine weitgehende Reversibilität der Erkrankung öfter gelingt.

Typisch sind psychotische Symptome, extrapyramidale Bewegungsstörungen, epileptische Anfälle und Gedächtnisstörungen, die von einem katatonen Syndrom und von autonomen Störungen begleitet sein können (Graus et al. 2016). Bei erwachsenen Frauen können Teratome in den Genitalorganen in 50 % der Fälle nachgewiesen werden.

Die Therapiemaßnahmen setzen sich zusammen aus einer immunmodulatorischen Therapie mit Steroid-Pulstherapie und einer Immunadsorptions- oder Plasmaaustauschbehandlung. Zur Eskalation können Rituximab oder Cyclophosphamid eingesetzt werden. Bei Nachweis eines Tumors sollte dieser vor dem Hintergrund der paraneoplastischen Antikörperproduktion operativ entfernt werden.

Die Mortalität der NMDA-R-AK-Enzephalitis liegt über 5 %. Prädiktoren für ein gutes Behandlungsergebnis sind:

- früher Therapiebeginn und
- keine Notwendigkeit zur Intensivstationsbehandlung (Titulaer et al. 2013).

Take Home Message

- Bei erstmals auftretender psychotischer Symptomatik sollte, speziell bei jüngeren Frauen, neben einer primär psychiatrischen Diagnose auch die Möglichkeit einer paraneoplastischen limbischen Enzephalitis in Betracht gezogen werden. Serum- und Liquoruntersuchungen sollten die Suche nach paraneoplastischen Autoantikörpern gegen Ionenkanäle einschließen (sog. anti-neuronale Antikörper).
- Gerade das Auftreten von psychotischen Symptomen in Kombination

mit Bewusstseinsstörungen und epileptischen Anfällen muss bei jüngeren Frauen an eine NMDA-R-AK-Enzephalitis denken lassen.
- Mit dem Nachweis von NMDA-Rezeptor-Antikörpern ist die zutreffende Diagnose bei passender klinischer Situation einfach und sicher zu stellen.
- Allerdings können die AK-Titer in Liquor und Serum trotz klinischer Vollremission persistieren (Hansen et al. 2013).

Literatur

Dalmau J, Gleichman AJ, Hughes EG, Rossi JE, Peng X, Lai M, Dessain SK, Rosenfeld MR, Balice-Gordon R, Lynch DR (2008) Anti-NMDA-receptor encephalitis: case series and analysis of the effects of antibodies. Lancet Neurol 7:1091–1098

Dalmau J, Lancaster E, Martinez-Hernandez E, Rosenfeld MR (2011) Balice-GordonR: clinical experience and laboratory investigations in patients with anti-NMDAR encephalitis. Lancet Neurol 10:63–74

Graus F, Titulaer MJ, Balu R, Benseler S, Bien CG, Cellucci T, Cortese I, Dale RC, Gelfand JM, Geschwind M, Glaser CA, Honnorat J, Höftberger R, Iizuka T, Irani SR, Lancaster E, Leypoldt F, Prüss H, Rae-Grant A, Reindl M, Rosenfeld MR, Rostásy K, Saiz A, Venkatesan A, Vincent A, Wandinger KP, Waters P, Dalmau J (2016) A clinical approach to diagnosis of autoimmune encephalitis. Lancet Neurol 15(4):391–404. https://doi.org/10.1016/S1474–4422(15)00401–9. [Epub 2016 Feb 20. Review]

Hansen HC, Klingbeil C, Dalmau J, Li W, Weissbrich B, Wandinger KP (2013) Persistent intrathecal antibody synthesis 15 years after recovering from anti-N-methyl-D-aspartate receptor encephalitis. JAMA Neurol 70(1):117–119. https://doi.org/10.1001/jamaneurol.2013.585

Titulaer MJ, McCracken L, Gabilondo I, Armangué T, Glaser C, Iizuka T, Honig LS, Benseler SM, Kawachi I, Martinez-Hernandez E, Aguilar E, Gresa-Arribas N, Ryan-Florance N, Torrents A, Saiz A, Rosenfeld MR, Balice-Gordon R, Graus F, Dalmau J (2013) Treatment and prognostic factors for long-term outcome in patients with anti-NMDA receptor encephalitis: an observational cohort study. Lancet Neurol 12(2):157–165. https://doi.org/10.1016/S1474–4422(12)70310–1. [Epub 2013 Jan 3]

Pseudotumor cerebri oder doch ein Tumorleiden?

Christian Hagel

© Springer-Verlag GmbH Deutschland, ein Teil von Springer Nature 2019
H.-C. Hansen et al. (Hrsg.), *Notfälle mit Bewusstseinsstörungen und Koma*,
https://doi.org/10.1007/978-3-662-59129-1_8

Zur Aufnahme des 20 Jahre alten männlichen Patienten führen exazerbierte vorbekannte starke Kopfschmerzen.

- **Anamnese**
- Im Alter von 17 Jahren traten erstmals episodisch für 10–30 Minuten Kopfschmerzen sowie Sehstörungen in Form von Doppeltsehen auf, gepaart mit einer allmählichen, teils auch sprunghaft zunehmenden beiderseitigen Visusminderung mit linksseitiger Betonung.
- In Anbetracht von Normalbefunden in der Liquorzytologie und der kranialen Computertomographie (cCT) wird eine idiopathische intrakranielle Hypertension (Pseudotumor cerebri) diagnostiziert.
- Mit 19 Jahren erhielt er einen ventrikuloperitonealen Shunt und blieb zunächst beschwerdefrei. Sein Visus stabilisierte sich bei linksseitiger Parese des N. abducens.
- Beginnende Abblassung der linken Papille.

- **Technische Befunde**
cCT: Nachweis eines geringen Hydrozephalus.

- **Verlauf**
- Wegen einer vermuteten Funktionsstörung des VP-Shuntsystems wird eine externe Ventrikeldrainage angelegt. Danach bessert sich sein klinischer Zustand umgehend.
- Mittels cCT und Angiographie wird während des gleichen Krankenhausaufenthaltes eine Stenose im Bereich der Sinus rechts als wahrscheinliche Ursache von Liquorzirkulationsstörung und Hydrozephalus identifiziert und chirurgisch revidiert.
- Ein postoperatives cCT zeigt die erfolgreiche Beseitigung der Stenose.
- Beide Shuntsysteme werden daraufhin entfernt.
- Schon nach wenigen Wochen treten wieder Kopfschmerzen und Visusstörun-

gen auf. Der Patient wird erneut mit einem ventrikuloperitonealen Shunt versorgt und ist danach für etwa 5 Monate weitgehend beschwerdefrei. Im Anschluss setzen jedoch die Kopfschmerzen erneut ein.
- Während des gesamten Krankheitsverlaufs treten keine epileptischen Anfälle auf.

- **Aktuelle Symptomatik**
- Zur Notfallaufnahme kommt ein bewusstseinsklarer 21-jähriger Patient mit drückenden Kopfschmerzen, die sich wellenförmig vom Nacken ausbreiten.
- Der Patient klagt über Übelkeit und gibt ein einmaliges schwallartiges Erbrechen an.

- **Klinische Befunde bei Aufnahme**
Abgesehen von der bekannten Visusminderung bestehen keine neurologischen Ausfälle.
    Die Pupillenreflexe sind beidseits prompt auslösbar, keine Anisokorie.

- ■ **Bildgebung**
In der erneuten cCT und einer erstmals durchgeführten Magnetresonanztomographie stellt sich nun ein mehrere Hirnlappen betreffender, diffus wachsender Hirntumor in der linken Hemisphäre dar, mit zusätzlichem Schwerpunkt im vorderen linken Hirnstamm.

- ■ **Therapie und klinischer Verlauf**
Am Tag nach der Aufnahme verliert der Patient plötzlich das Bewusstsein, und es tritt ein Atemstillstand im tiefen Koma mit noch reagiblen, aber erweiterten Pupillen ein. Er wird reanimiert, und es wird eine externe Ventrikeldrainage angelegt. Sie zeigt einen stark erhöhten Liquordruck. Nach Liquor-Drainage kommt der Patient wieder zu Bewusstsein, wird extubiert und klagt über eine allgemeine Schwäche. In der Folge kommt es überraschend erneut zur Bewusstlosigkeit mit Schnappatmung. Der Patient wird re-intubiert

und beatmet; er verstirbt jedoch am darauffolgenden Tag unter den Zeichen einer unteren Hirnstammeinklemmung.

■ Obduktionsbefunde

Allgemeinpathologische Befunde

Die Obduktion zeigt die operativ bedingten Veränderungen nach Shuntanlage sowie die Folgen der ärztlichen Intensivmaßnahmen. Darüber hinaus werden keine pathologischen Befunde beschrieben.

Neuropathologische Befunde

Bei Sektion des Gehirns findet sich eine massive Hirnschwellung mit linksseitiger Betonung und massiver unterer Kleinhirnherniation als Todesursache.

Die linke Großhirnhemisphäre erscheint diffus aufgetrieben ohne erkennbare fokale Demarkierungen (■ Abb. 8.1a); im rechten Gyrus frontalis superior erkennt man den gering hämorrhagisch demarkierten Stichkanal der Ventrikeldrainage (■ Abb. 8.1, Pfeil). In der histologischen Untersuchung zeigt sich ein diffus gewachsener Hirntumor aus teils kleinen, oligodendroglial differenzierten Zellen mit rundlichen Kernen (■ Abb. 8.1b), teils mit kommaförmigen Kernen (■ Abb. 8.1c).

Anaplastische Differenzierungen finden sich nicht. Der Prozess betrifft insbesondere die rostrale Hälfte der linken Hemisphäre, er ist aber auch im unteren Hirnstamm und Kleinhirn nachweisbar und geringgradig in der rechten Hemisphäre. Die Tractus optici sind nahezu vollständig degeneriert. Des Weiteren finden sich alte und frischere ischämische neuronale Nekrosen in Ammonshorn und der Kleinhirnrinde.

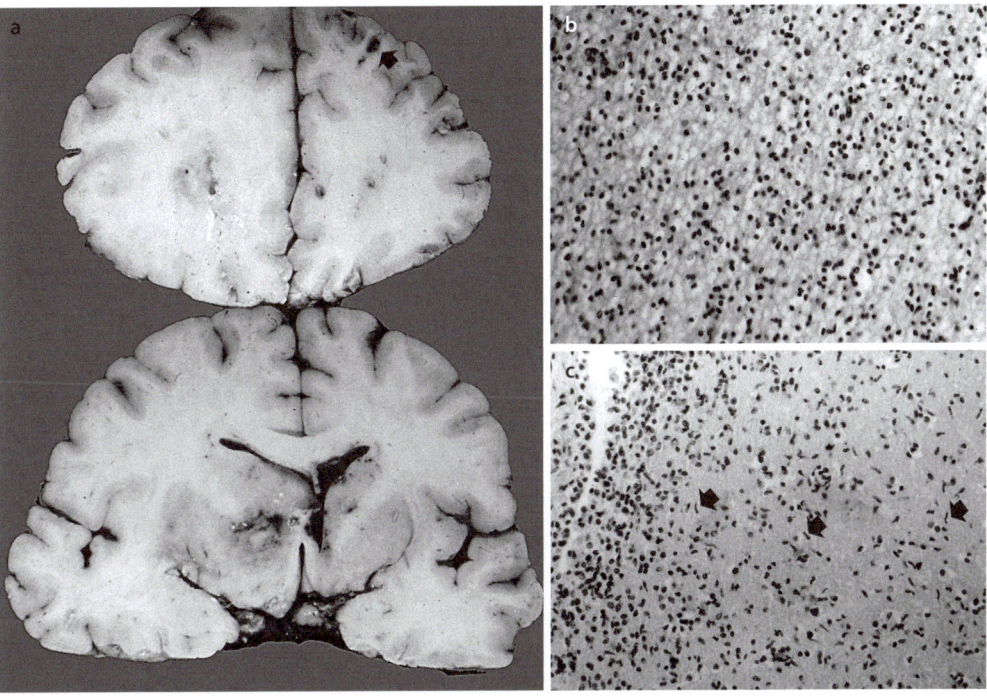

■ **Abb. 8.1**   **a–c** Gliomatosis cerebri. **a** Diffus aufgetriebene linke Großhirnhemisphäre mit Mittellinienverlagerung zur Gegenseite und gering hämorrhagisch demarkiertem Stichkanal der Ventrikeldrainage (Pfeil). **b** Frontales Marklager mit diffuser Infiltration durch einen Tumor mit oligodendroglialer Morphologie aus kleinen Zellen mit überwiegend kleinen rundlichen Zellkernen. **c** Subpiale Tumorzellverdichtungen und Zellen mit länglichen Kernen wie sie typischerweise bei einer Gliomatosis cerebri vorkommen (Pfeile)

Fazit

Sowohl die idiopathische intrakranielle Hypertension als auch diffuse Gliome mit dem Wachstumsmuster einer Gliomatosis cerebri sind seltene, oft schwer diagnostizierbare neurologische Erkrankungen mit überlappender Symptomatik. Im vorliegenden Fall ließen sich die Kopfschmerzen, die Visusstörungen, die Parese des N. abducens und der erhöhte Hirndruck, aber auch die temporäre Symptombesserung nach Anlage einer Ventrikeldrainage und nach Revision einer Stenose im Bereich der Sinus zusammen mit der geringen Progredienz der Symptomausprägung am ehesten mit einer idiopathischen intrakraniellen Hypertension erklären. Auf das Hirnparenchym weisende Symptome und Zeichen fehlten (Epilepsie) oder wurden im Alter des Patienten an-

deres bewertet, wie z. B. eine pubertär aufgefasste Wesensveränderung.

Nach ungewöhnlich langem Verlauf wurde schließlich bildgebend in der kraniellen CT und dann auch in der (Anfang der 1990-er Jahre noch selten durchgeführten) MRT kurz vor dem Tode des Patienten ein sehr diffus gewachsenes Gliom als Ursache der Erkrankung diagnostiziert, das histologisch eine oligodendrogliale Differenzierung ohne Zeichen der Anaplasie aufwies. Sicherlich ist die diagnostische Verzögerung auch auf die damals viel geringere Verfügbarkeit der MRT und deren noch eingeschränkte technische Möglichkeiten zu beziehen.

Analogien des vorliegenden Falles sind jedoch auch heutzutage bei Patienten zu bedenken, die man nicht mittels MRT untersuchen kann (Schrittmacherpatienten, Prothesenträger etc.).

Take Home Message

- Die idiopathische intrakranielle Hypertension (früher Pseudotumor cerebri) ist eine seltene (Inzidenz 1/100.000 Kinder/Jahr, Mosquera Gorostidi et al. 2017), überwiegend bei übergewichtigen Frauen im gebärfähigen Alter auftretende Störung ungeklärter Ätiologie mit sehr variabler Symptomatik, aufgrund derer es häufig zu einer verzögerten Diagnosestellung kommt. Häufige Beschwerden sind Kopfschmerzen, temporäres Schleiersehen und/oder ein pulsatiler Tinnitus. Epileptische Anfälle zählen nicht zu den typischen Symptomen (Bäuerle et al. 2017; Mosquera Gorostidi et al. 2017). Als Ursachen werden eine überschießende Liquorproduktion und/oder verminderte Liquorresorption sowie ein erhöhter zerebraler venöser Druck diskutiert (Bäuerle et al. 2017).
- Eine primär diffuse kontinuierliche Ausbreitung eines Glioms über mindestens drei benachbarte

Hirnlappen wird als Gliom mit Wachstumsmuster einer Gliomatosis cerebri bezeichnet (von Deimling et al. 2016). Diese sehr seltenen, im Kindes- und Erwachsenenalter mit leichtem Überwiegen des männlichen Geschlechts auftretenden, bis vor wenigen Jahren als eigene Entität angesehenen Gliome können sowohl eine benigne als auch maligne, astrozytäre oder oligodendrogliale Differenzierung aufweisen (Herrlinger 2012). Aufgrund einer vor allem in der Anfangsphase vielfach unspezifischen Befundkonstellation – mit epileptischen Anfällen, Kopfschmerzen, Gedächtnisstörungen und Wesensänderung als häufigsten Erstsymptomen (Greenfield 2015; Chen et al. 2013) – kommt es immer wieder zu Fehldiagnosen, wie z. B. einer idiopathischen intrakraniellen Hypertension (Weston und Lear 1995), einer Enzephalitis, einer Vaskulitis, einer demyelinisierenden Erkrankung oder einer Leukodystro-

phie (George et al. 2016). Die oben genannten Differenzialdiagnosen sind zu einem guten Teil mit der MRT abzugrenzen. Zur zweifelsfreien Diagnosestellung ist eine Biopsie, nach Möglichkeit aus zwei unterschiedlichen Lokalisationen, erforderlich (Greenfield et al. 2015).
— Die Prognose bleibt in Bezug auf eine Heilung infaust; die mediane Gesamt-

überlebenszeit liegt bei 14,5 Monaten (Taillibert et al. 2006), wobei die Spannweiten bei Erwachsenen mit 9,5 bis 23,7 Monaten und bei Kindern mit 3 bis 52 Monaten angegeben werden (Greenfield et al. 2015). Nach aktuellen Leitlinien der DGN wird die Chemotherapie als lebenszeitverlängernde Behandlung oft mit Erfolg primär eingesetzt.

Danksagung Mit Dank an Dr. M. Hamann, Neurochirurgische Klinik FEK, Neumünster, und Frau Prof. Dr. Tiemann, MVZ Hanse Histologikum GmbH, Hamburg.

Literatur

Bäuerle J, Egger K, Harloff A (2017) Idiopathische intrakranielle Hypertension. Nervenarzt 88:191–200

Chen S, Tanaka S, Giannini C, Morris J, Yan ES, Buckner J, Lachance DH, Parney IF (2013) Gliomatosis cerebri clinical characteristics, management, and outcomes. J Neuro-Oncol 112:267–275

George E, Settler A, Connors S, Greenfield JP (2016) Pediatric gliomatosis cerebri: a review of 15 years. J Child Neurol 31:378–387

Greenfield JP, Castañeda Heredia A, George E et al (2015) Gliomatosis cerebri: a consensus summary report from the first Internationalgliomatosiscerebrigroup meeting, March 26–27, 2015, Paris, France. Pediatr Blood Cancer 63:2072–2077

Herrlinger U (2012) Gliomatosiscerebri. Handb Clin Neurol 105:507–515

Mosquera Gorostidi A, IridoyZulet M, AzconaGanuza G, GemberoEsarte E, Yoldi Petri ME, Aguilera Albesa S (2017) Pseudotumour cerebri in children: aetiology, clinical features, and progression. Neurologia. https://doi.org/10.1016/j.nrl.2016.1.003. [Epub ahead of print]

Taillibert S, Chodkiewicz C, Laigle-Donadey F et al (2006) Gliomatosis cerebri: a review of 296 cases from the ANOCEF database and the literature. J Neuro-Oncol 76:201–205

Von Deimling A, Huse JT, Yan H et al (2016) Anaplastic astrocytoma, IDH-wildtype. In: Louis DN, Ohgaki H, Wiestler OD et al (Hrsg) WHO classification of tumours of the central nervous system. International Agency for research on cancer, IARC, Lyon, S 27

Weston P, Lear J (1995) Gliomatosis cerebri or benign intracranial hypertension? Postgrad Med J71: 380–381

Bewusstseinsstörungen im Alter von 21 bis 39 Jahren

Inhaltsverzeichnis

Patientin mit sekundärer Somnolenz bei Meningitisverdacht

Eva Neuen-Jacob

© Springer-Verlag GmbH Deutschland, ein Teil von Springer Nature 2019
H.-C. Hansen et al. (Hrsg.), *Notfälle mit Bewusstseinsstörungen und Koma*,
https://doi.org/10.1007/978-3-662-59129-1_9

27 Jahre alte wache Patientin mit Kopfschmerzen, Übelkeit und Erbrechen seit 2 Wochen. Keine Fieberschübe, keine fokalen Symptome erfragbar. Allgemeine Schwäche wird geklagt.

■ **Klinische Befunde bei Klinikaufnahme**
– Keine fokalen neurologischen Ausfälle,
– Temperatur 37,5 °C.

■ **Apparative Befunde bei Klinikaufnahme**
– Liquor: 58 Zellen/µl (62 % Lymphozyten).
– Eiweiß 172 mg/dl.
– Kein Nachweis von neurotropen Viren.

■ **Erste diagnostische Auffassung**
– Sarkoidose.
– Neurotuberkulose.

■ **Zytologische Untersuchung des Liquors**
– Zellreiches Liquorsediment (■ Abb. 9.1) mit zahlreichen pleomorphen epitheloiden Tumorzellen und zahlreichen Mitosen.

■ **Zerebrale Bildgebung**
– MRT: Signalanreicherung in der T2-Wichtung in der Medulla oblongata mit nodulärer homogener Kontrastmittelaufnahme, Raumforderung in der vorderen Kommissur sowie nodulär imponierender pialer Schrankenstörung.
– PET-CT: Diagnose einer isolierten Anreicherung in der Medulla oblongata.

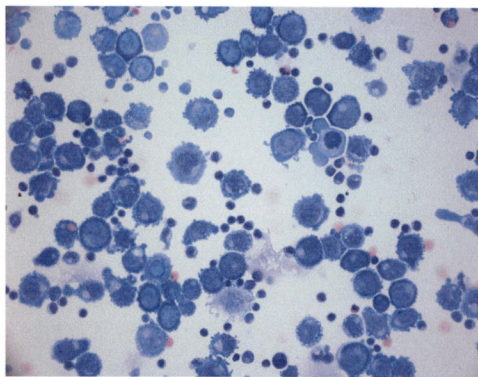

■ **Abb. 9.1** Zellreiches Liquorsediment mit zahlreichen pleomorphen epitheloiden Tumorzellen und einzelnen Mitosen (Pfeil)

■ **Weiterer Verlauf**
Die Patientin entwickelte ein zunehmendes Hirnödem und eine Somnolenz.

Neurochirurgisches Konsil: Dringende Indikation zur stereotaktischen Hirnbiopsie bei Verdacht auf Meningeosis carcinomatosa.

Stereotaktische Hirnbiopsie von Dura, Pia und Cortex links sylvisch/temporal.

Die stereotaktische Hirnbiopsie (■ Abb. 9.2) zeigte Anschnitte von Leptomeninx und Cortex mit Infiltraten eines pleomorphen, malignen Tumors mit hoher Proliferationsaktivität von über 80 %.

Keine Reaktion der Tumorzellen mit Antikörpern gegen verschiedene Cytokeratine, CD20, CD3, Makrophagen (CD68) oder Melan A, sodass eine meningeale Aussaat eines Karzinoms, B-Zell-Lymphoms, Melanoms oder eine granulomatöse Entzündung im Sinne einer Sarkoidose oder Tuberkulose ausgeschlossen werden konnte.

Aufgrund des immunhistochemischen Expressionsmusters mit Expression der Tumorzellen von Vimentin, LCA, CD30, EMA und ALK (Anaplastic Lymphoma Kinase) konnte die Diagnose gestellt werden.

■ **Abschlussdiagnose**
– Malignes CD30-positives Non-Hodgkin-Lymphom entsprechend einem ALK-positiven anaplastischen großzelligen Lymphom nach WHO.

■ **Therapie und Verlauf**
– Nach 3 Zyklen Hochdosis-Methotrexat komplette Remission.
– Im Kontroll-MRT nach 1 Jahr kein Nachweis eines Rezidivs.

Fazit
Ausgehend vom klinischen Verdacht auf eine Meningitis zeigte sich bildgebend eine Raumforderung in der vorderen Kommissur und in der Medulla oblongata mit pialer nodulärer Schrankenstörung.

Die sekundäre Bewusstseinsstörung erklärte sich durch das perifokale Ödem im Bereich der vorderen Kommissur.

9

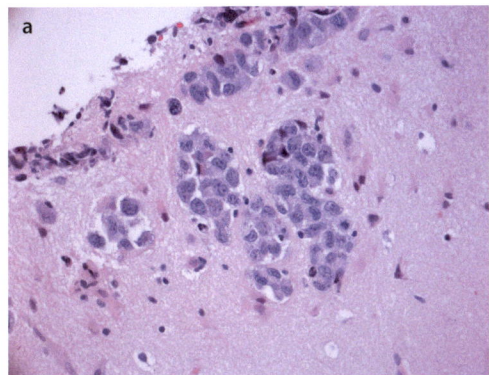

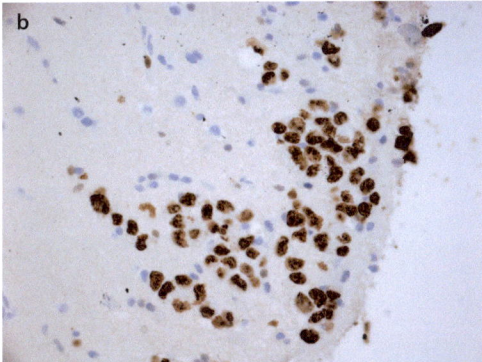

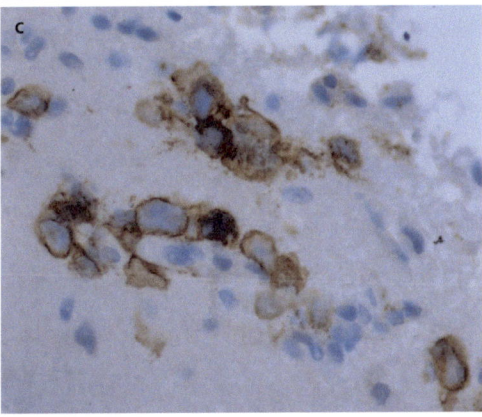

□ **Abb. 9.2** **a–c** Stereotaktische Hirnbiopsie. **a** HE: Kortex mit relativ großen epitheloiden Tumorzellen, die z. T. in Gruppen nebeneinander liegen. **b, c** Immunhistochemie: **b** mit dem Antikörper gegen Ki67 (MiB-1) erkennt man eine hohe Proliferationsaktivität von über 80 %. **c** Die Tumorzellen exprimieren das CD30-Antigen

Durch die zytologische Untersuchung des Liquors konnten Tumorzellen nachgewiesen und das Vorliegen einer infektiösen Meningitis oder einer Neurosarkoidose differenzialdiagnostisch ausgeschlossen werden.

Aufgrund der neuropathologischen Befunde des Liquors und der stereotaktischen Hirnbiopsie konnte die Diagnose eines malignen CD30-positiven Non-Hodgkin-Lymphoms entsprechend einem ALK-positiven anaplastischen großzelligen Lymphoms nach WHO gestellt werden.

Beim Fehlen weiterer Organmanifestationen und unauffälliger Knochenmarkzytologie und Beckenkammbiopsie ist von einem primären ZNS-Lymphom auszugehen.

Unter Chemotherapie mit 3 Zyklen Hochdosis-Methotrexat konnte eine anhaltende komplette Remission erreicht werden.

Take Home Message
- Bei unklaren Prozessen in der Leptomeninx und klinischem Verdacht auf Meningitis sollte bei fehlendem Erregernachweis eine zytologische Untersuchung des Liquors zum Ausschluss eines Tumors durchgeführt werden.
- Erste Hinweise können auch durchflusszytometrische Untersuchungen, sogenannte FACS-Analysen, liefern. Sie basieren auf der Detektion von Lichtstreuung oder emittiertem Fluoreszenzlicht bei Bindung markierter Antikörper.
- Mittels immunhistochemischer Spezialuntersuchungen können die Tumorzellen typisiert werden, sodass eine Meningeosis carcinomatosa von einer Meningeosis lymphomatosa, einer granulomatösen Entzündung oder einem hirneigenen Tumor abgegrenzt und eine spezifische Therapie eingeleitet werden können.

Hypothermes Koma im Wald und ein nur scheinbarer Hirntod („brain death mimic")?

Rudolf Wilhelm Christian Janzen

© Springer-Verlag GmbH Deutschland, ein Teil von Springer Nature 2019
H.-C. Hansen et al. (Hrsg.), *Notfälle mit Bewusstseinsstörungen und Koma*,
https://doi.org/10.1007/978-3-662-59129-1_10

■ **Anamnese**

Der 33-jährige Patient wurde im Wald unterkühlt (33 °C), respiratorisch insuffizient, zyanotisch und komatös aufgefunden. Zunächst war keine Fremdanamnese verfügbar.

Nach Primärversorgung in einem externen Krankenhaus erfolgte die Verlegung in die Eppendorfer Intensivneurologie unter der Diagnose „Hirntod". Wir erhielten die Angaben: Patient auch unter Normothermie areaktiv, reflexlos und intermittierend apnoeisch. Keine auffälligen Laborparameter, u. a. Creatinkinase bei dortiger Aufnahme regelrecht. cCT ohne strukturelle Veränderungen, leichtgradiges Hirnödem.

■ **Klinische Befunde**

– Koma, areaktiv auf jegliche noxische Reize an Nasenschleimhaut, Achsel, Sternum, Fingernägeln, Fußsohle.
– **Leitbefund Hippus pupillae**: wiederkehrende spontane symmetrische, arrhythmische abrupte Verengung der Pupillen bei mittelweiter Pupille ohne erkennbare Reaktion auf Lichtreize.
– Kein Muskeltonus, keine Faszikulationen oder Myoklonien.
– Keine Myoklonien oder Spasmen spontan oder durch taktile Reize induzierbar.
– Kein Meningismus.

– Keine Cornealreflexe, kein Puppenkopfphänomen auslösbar.
– Kein Husten-, kein Würgereflex.
– Keine Spontanatmung (Verzicht auf Apnoetest).
– Kein Muskeldehnungsreflex auslösbar.
– Kein Bauchhautreflexe auslösbar.
– Kein Babinski-Zeichen oder Plantarreflex auslösbar.
– Keine Augenbewegungen: kein Opsoklonus, kein Nystagmus.
– Zunächst keine Spinalisationszeichen wie der Nacken-Abdominal-Reflex.

■ **Verlauf**

Wegen dieser stark fluktuierenden Pupillenweite (Hippus pupillae), die an ähnliche Phänomene im Status epilepticus oder bei posthypoxischen Myoklonien erinnerten, erfolgte umgehend eine EEG-Ableitung. Sie zeigte eine kontinuierliche Spike-Aktivität mit weitgehend isoelektrischen Zwischenperioden wie bei einem Burst-Suppression-Muster (◻ Abb. 10.1).

❯ **Entscheidend war die Fremdanamnese: Der Chemiestudent hatte in suizidaler Absicht Strychnin eingenommen. Er litt seit vielen Jahren an einer schizophrenen Psychose. Im Urin toxikologischer Giftnachweis durch Chromatographie bestätigt (Rechtsmedizin UKE).**

10

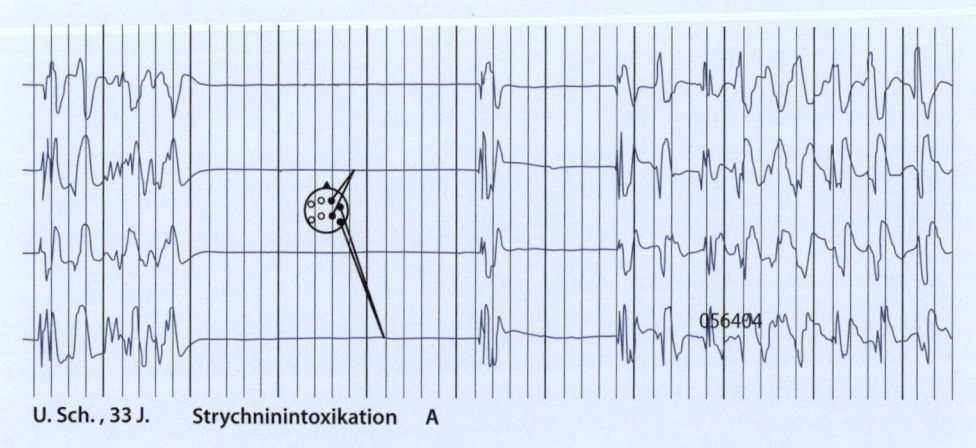

U. Sch., 33 J.   Strychninintoxikation   A

◻ **Abb. 10.1** Bettseitige Ableitung eines 4-Kanal-EEG am Aufnahmetag: Spike-Aktivität, areaktiv auf noxische Reize. Klinisch keine Myoklonien. Hippus pupillae klinisch synchron zur Spike-Aktivität. Von oben nach unten bipolare Längsreihe fronto-zentral und temporo-okzipital, erst linksseitig, dann rechtsseitig abgeleitet

---

Exkurs

Strychnin

Strychnin ist ein farbloses, gut in Alkohol lösliches und sehr bitter schmeckendes Alkaloid aus dem Samen der Brechnuss. Es führt in geringer Menge zu schmerzhaften Kontraktionen mit Muskelstarre der gesamten Skelettmuskeln und wurde früher als Rattengift verwendet. Mit nanomolarer Affinität blockiert Strychnin die überwiegend spinal lokalisierten inhibitorischen Glycin-Rezeptoren (Otter und D'Orazio 2017). Klinisch kann es zum Opisthotonus und sogenannten Wachanfällen kommen,

d. h. zu Anfallsereignissen ohne Koma und ohne Umdämmerung nach heftigen Kontraktionen (Burn et al. 1989).

Hyperthermie, Azidose, Tachykardie, Rhabdomyolyse, Nierenversagen, zerebrale Hypoxie und epileptische Anfälle sind wichtige Komplikationen und bestimmen die Prognose. Milde Verläufe ohne neuromuskuläre Ausfälle oder andere Restschäden sind je nach Dosis und Behandlung möglich.

Bereits eine oral aufgenommene Menge von 30–120 mg ist

für den Menschen tödlich. In sehr geringen Dosen wirkt Strychnin analeptisch und wurde daher früher zum Doping eingesetzt (Dosis 1 mg).

Es findet sich heute in gestreckten Drogen; daher ist ein Opisthotonus nach Konsum von Kokain oder Heroin suspekt auf eine Strychnin-Intoxikation!

Der chromatographische Labornachweis gelingt besser aus Urin und Magensaft als aus dem Blut (Prat et al. 2015).

Hochdosierte Gaben von Benzodiazepinen (Clonazepam, Flunitrazepam) beeinflussten die zerebrale Spike-Aktivität nicht merklich. Im Weiteren entwickelten sich generalisierte Myoklonien der Extremitäten und des Rumpfes in zeitlicher Kopplung zu den EEG-Spikes. Das Koma bestand ohne pathologische Augenbewegungen unverändert fort (kein Opsoklonus).

Schließlich vervollständigten sich die neurologischen Ausfälle mit anhaltend reglosen Pupillen und einem positivem Apnoetest zum kompletten Hirnstammfunktionsverlust innerhalb von 72 Stunden.

Der anschließende Irreversibilitätsnachweis des vollständigen Hirnfunktionsausfalls erfolgte durch ein weiteres EEG, das unter speziellen Ableitungsbedingungen nach den Vorgaben der Fachgesellschaft (DGKN) registriert wurde. Auch während der über 30 Minuten laufenden Ableitung des isoelektrischen EEG-Befundes änderten sich die klinischen Zeichen des Hirnstammfunktionsverlusts nicht.

Bemerkenswert waren jetzt ungewöhnlich lebhafte Spinalisationszeichen im weiteren Verlauf (◘ Abb. 10.2), die teilweise auf die toxische Enthemmung der Glycin-Rezeptoren zurückgeführt wurden.

In enger Abstimmung mit den Angehörigen wurde die Intensivtherapie nach dem Nachweis des irreversiblen Hirnfunktionsausfalls beendet, das Beatmungsgerät dekonnektiert. Zu der ursprünglich intendierten Organentnahme kam es nicht. Auf eine Bestimmung von Serumspiegeln der eingesetzten Pharmaka wurde verzichtet (Clonazepam, Flunitrazepam).

Fazit

Diesem irreversiblen Koma, dem schließlich der irreversible komplette Hirnfunktionsausfall folgte (nachgewiesenes Hirntodsyndrom), lag eine globale Hirnschädigung zugrunde. Sie resultierte als eine sekundäre globale zerebrale Hypoxie aus der primär spinal angreifenden Strychnin-Intoxikation mit der Folge der schweren respiratorischen Insuffizienz. Das anfangs registrierte EEG-Muster konnte zwanglos einem solchen postanoxischen Koma zugeordnet werden („continuous spiking" und „burst-suppression").

Im weiterem Krankheitsverlauf folgte nach ausreichender Beobachtungszeit die erneute EEG-Diagnostik. Diese zeigte mit einer areaktiven Isoelektrizität die progressive hypoxische Hirnschädigung an und belegte somit die Irreversibilität des Geschehens.

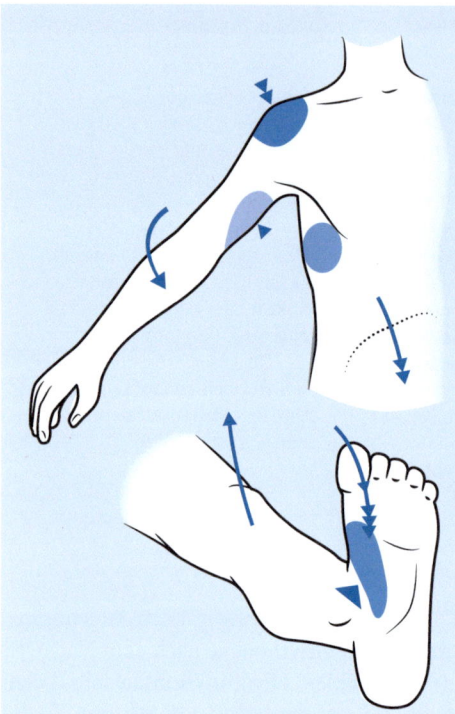

10

■ **Abb. 10.2   a, b** Spinalisationszeichen im Stadium des irreversiblen Hirnfunktionsverlusts nach Strychnin-Vergiftung. **a** Arm: Punktierte oder gerasterte Flächen zeigen die Triggerzonen für die Pronationsbewegung des rechten Armes monophasisch (einfacher Pfeil) oder repetitiv (Pfeil mit Doppelspitze). Nach axillärer Berührung treten repetitive Zwerchfellmyoklonien auf. **b** Bein: Dunkel markierte Region als Triggerzone für hochfrequente Plantarflexionen der Großzehe bei gleichzeitiger Beugereaktion in der Hüfte (Flexor-Response)

Der Hippus pupillae kann einerseits ein unspezifischer Marker für einen ungünstigen Krankheitsverlauf sein (Denny et al. 2008). Er kommt andererseits auch isoliert als Phänomen einer vegetativ-autonomen Störung vor (Centeno et al. 2011). Im Rahmen von Intoxikationen mit Primidon wurde diese Pupillenstörung auch beschrieben (Müller-Jensen und Hagenah 1978). Ob er hier als direkte Folge der Strychnin-Intoxikation einzuordnen ist, bleibt spekulativ. Eher scheint ein sekundäres Enthemmungsphänomen nach schwerster Anoxie des Gehirns vorzuliegen, was sich später

in generalisierten und gut auf Benzodiazepine reagierenden posthypoxischen Myoklonien manifestierte. Vermutlich lag außerdem zunächst unter der Einwirkung von Strychnin ein Depolarisationsblock spinaler Neurone vor, der im Zeitverlauf und unter Benzodiazepinen nachließ.

> **Take Home Message**
> — Das initiale klinische Bild der generalisierten Hypotonie aller Muskeln mit Verlust jeglicher Reflexe, der fehlenden Reaktion auf noxische Reize und der fehlenden Spontanatmung ist bei der Strychnin-Intoxikation nicht häufig anzutreffen. Eher erwartet man in solchen Fällen eine Hyperreflexie und eine Tonuserhöhung u. a. mit Gesichts- und Kieferverkrampfung (Risus sardonicus), was jedoch hier durch die sekundäre Hypoxie des ZNS maskiert war.
> — Zustände eines vollständigen, aber vorübergehenden Reflexverlustes wurden in der Literatur etwas unscharf und plakativ als „brain death mimics" referiert, worunter u. a. eine Baclofen-Intoxikation (Ostermann et al. 2000) und ein Guillain-Barré-Syndrom (Vargas et al. 2000) fielen. Nicht auslösbare Muskeldehnungsreflexe können jedoch, wie dieser Fall zeigt, auch auf einen Depolarisationsblock von spinalen Motoneuronen hinweisen. So sollte Strychnin als extrem seltene Intoxikationsursache auch bei vollständigem Reflexverlust nicht vergessen werden (Heiser et al. 1992). Dies umso mehr, wenn in der Manifestationsphase des Hirntodes ungewöhnlich heftige Spinalisationsphänomene, hier repetitive Myoklonieserien, auf eine Intoxikation hinweisen.

- Der Leitbefund „Hippus pupillae" gab als einziges kritisches Detail – bei ansonsten erfüllten Reflexverlusten – den Anlass zu einer vertiefenden neurophysiologischen Diagnostik.
- In der Tat belegte das EEG zu diesem Zeitpunkt eine schwer gestörte, aber unübersehbare zerebrale Restfunktion mit kontinuierlichen Spikes. Dies schloss zunächst den Zustand „Hirntod" noch aus.
- Der Fall unterstreicht die Notwendigkeit, die Pupillenfunktionen mit ausreichend langer Beobachtungszeit in Ruhe und mit Lichtreizung zu beurteilen. Dies sollte insbesondere bei möglichst weiter Pupille in dunkler Umgebung untersucht werden, am besten mit einer **Lupe**.
- Bei Verdacht auf eine Strychnin-Intoxikation wird eine aggressive Intensivtherapie einschließlich Benzodiazepine/Barbiturate empfohlen, da günstige Verläufe beschrieben sind (Scheffold et al. 2004; Smith 1990). Ein frühzeitiger Einsatz von Aktivkohle kommt dann in Frage, wenn damit die Resorption eventuell noch enteral vorhandener Gifte unterbunden werden kann.

Literatur

Burn DJ, Tomson CR, Seviour J, Dale G (1989) Strychnine poisoning as an unusual cause of convulsions. Postgrad Med J 65(766):563–564

Centeno M, Feldmann M, Harrison NA, Rugg-Gunn FJ, Chaudhary U, Falcon C, Lemieux L, Thom M, Smith SJ, Sisodiya SM (2011) Epilepsy causing pupillary hippus: an unusual semiology. Epilepsia 52(8):e93–e96. https://doi.org/10.1111/j.1528–1167.2011.03137.x. [Epub 2011 Jun 21]

Denny JC, Arndt FV, Dupont WD, Neilson EG (2008) Increased hospital mortality in patients with bedside hippus. Am J Med 121(3):239–245. https://doi.org/10.1016/j.amjmed.2007.09.014

Heiser JM, Daya MR, Magnussen AR, Norton RL, Spyker DA, Allen DW, Krasselt W (1992) Massive strychnineintoxication: serialbloodlevels in a fatal case. J Toxicol Clin Toxicol 30(2):269–283

Müller-Jensen A, Hagenah R (1978) Simultaneous recording of pupillary hippus and EEG. Report of a case. J Neurol 217(3):213–218

Ostermann ME et al (2000) Coma mimicking brain death following baclofen overdose. Intensive Care Med 26:1144–1146

Otter J, D'Orazio JL (2017). Toxicology, Strychnine. In: StatPearls. https://www.ncbi.nlm.nih.gov/books/NBK459306/Last. Zugegriffen am 11.10.2017

Prat S, Holzey G, Lefrance T, Saint-Martin P (2015) An unusual case of strychnine poisoning. J Forensic Sci 60:816–817

Scheffold N, Heinz B, Albrecht H, Pickert A, Cyran J (2004) Strychninvergiftung. Dtsch Med Wochenschr 129(42):2236–2238

Smith BA (1990) Strychnine poisoning. J Emerg Med 8(3):321–325. Erratum in: J Emerg Med 9(6):555

Vargas F et al (2000) Fulminant Guillain-Barré syndrome mimicking cerebral death: case report and literature review. Intensive Care Med 26:623–627

Delir bei einem ängstlich gestimmten jungen Mann

Walter F. Haupt und Christian Dohmen

Literatur – 68

© Springer-Verlag GmbH Deutschland, ein Teil von Springer Nature 2019
H.-C. Hansen et al. (Hrsg.), *Notfälle mit Bewusstseinsstörungen und Koma*,
https://doi.org/10.1007/978-3-662-59129-1_11

■ **Anamnese**

Der 35-jährige allein lebende Patient wurde am wegen einer seit Tagen zunehmenden affektiven Labilität und Desorientiertheit im Sinne eines Delirs zunächst auf der Allgemeinstation der Neurologischen Uniklinik aufgenommen. Ein anamnestischer Hinweis auf die Ursache der psychopathologischen Auffälligkeiten war nicht zu eruieren, keine Angabe über einen erhöhten Alkoholkonsum oder Drogengebrauch.

■ **Tag 1**

Aufnahmebefunde

— Intermittierende Somnolenz, Orientierung wechselnd eingeschränkt.
— Gangunsicherheit und spontaner Fixationsnystagmus, keine Myoklonien.
— Neurologische Befunde ansonsten unauffällig, Affektregulation intakt.
— Besonderheiten: Lumbosakrale geweihartige Tätowierung. Verhalten eher ängstlich-regressiv mit Signalisieren von besonderer Hilfebedürftigkeit (Bitte um Teddybär als Kuscheltier).

Laborbefunde

— Serum: Komplett regelrechte Laborparameter.
— Liquor: Pleozytose von 12 Zellen/µl (normal bis 4).
— PCR im Liquor auf Viren negativ.
— HIV-Test im Serum negativ.

Differenzialdiagnose

— Meningitis,
— Enzephalitis,
— Enzephalopathie.

Bildgebende Diagnostik

— **cCT**: unauffällig.
— **EEG**: fortlaufende epilepsietypische Erregungssteigerung im Sinne eines **nonkonvulsiven Status epilepticus** mit rhythmischer steiler Delta-Aktivität (◨ Abb. 11.1).

■ **Tag 2**

— **MRT**: multiple punktförmige kortikale und subkortikale Diffusionsstörungen (◨ Abb. 11.2).

11

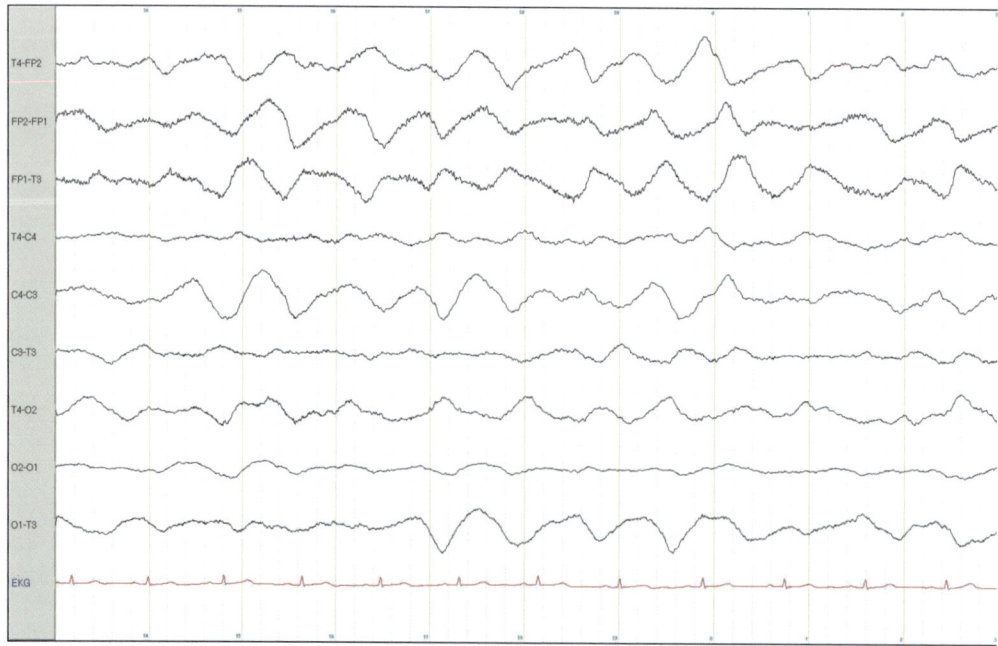

◨ **Abb. 11.1** EEG am Aufnahmetag frontal betonte steile monomorphe 1-2 / Sekunde - Aktivität beidseits in gleichartig wiederkehrenden Paroxysmen

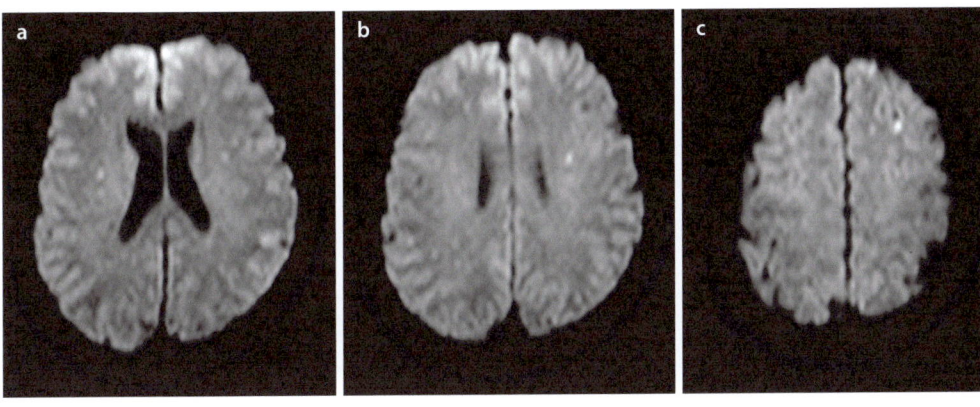

Abb. 11.2 Axiale DWI- MRT an Tag 2 (1 Tag nach Aufnahme) zeigt Hinweise auf bilaterale Ischämien (multiple kortikale / subkortikale Diffusionsstörungen)

- **CT des Thorax:** keine Aortendissektion als Emboliequelle nachweisbar.
- **TEE:** keine kardiale Emboliequelle nachweisbar.
- **Laboruntersuchungen** zeigten im Verlauf keine verwertbaren Befunde.

■■ Diagnostische Auffassung

DD metastatische Herdenzephalitis bei systemischen Embolien unklarer Ursache.

■■ Therapie und Verlauf

Therapiebeginn mit Aciclovir, Ampicillin und Ceftriaxon i.v. Antiepileptische Therapie mit Levetiracetam 2 × 1500 mg i.v.

Wegen zunehmender Vigilanzminderung mit Sopor wurde der Patient auf die Intensivstation verlegt.

■ Tag 3

2. EEG: fortlaufende Spike-wave-Komplexe, deswegen Eskalation der Therapie mit zusätzlich Lacosamid und später Phenytoin i.v.

■ Tag 4

Das 3. EEG zeigt deutliche Allgemeinveränderung, keine epilepsietypischen Aktivitäten.

■ Tag 5
- Komatöse Bewusstseinslage, erkennbar am intermittierenden Verlust der gezielten Abwehr.

- 4. EEG: rhythmische Delta-Aktivität im Sinne eines non-konvulsiven Status epilepticus.
- cCT: erneut ohne pathologische Veränderungen.
- Serum: Laboruntersuchungen und Serologie auf Adenoviren, Enteroviren, M. Whipple, Lues und Borrelien unauffällig. HIV-Serologie negativ.

■ Tag 6

Bei der neurologischen Kontrolluntersuchung wurde beidseits ein positives Babinski-Zeichen festgestellt, außerdem wurde eine leichte Minderbewegung der rechten Körperhälfte gefunden. Im Verlauf kam es zu einer Zunahme der Bewusstseinsstörung mit Strecksynergismen, Grimassieren und inadäquatem Verhalten.

- MRT: multiple Diffusionsstörungen beidseits kortikal, subkortikal, im Hirnstamm und im Kleinhirn (■ Abb. 11.3).

■■ Diagnostische Auffassung
- DD multiple Ischämien bei Vaskulitis.
- DD japanische Enzephalitis.

■■ Therapie

Beginn einer Steroid-Pulstherapie unter der Auffassung einer möglichen Vaskulitis (1250 mg Prednisolon/die).

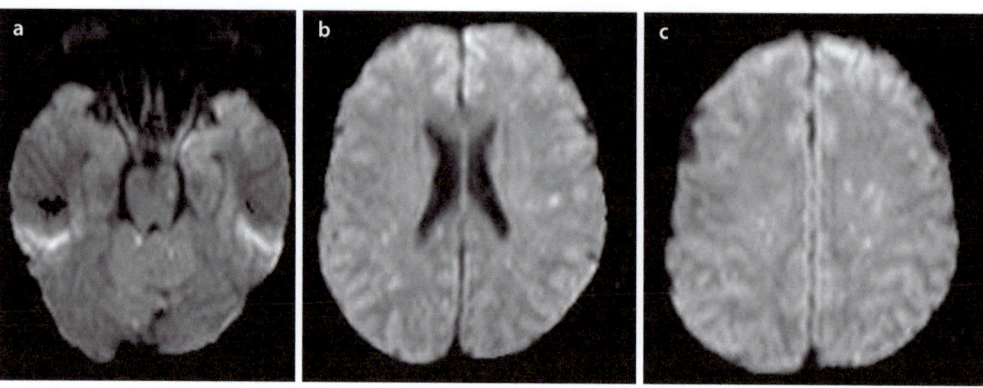

Abb. 11.3   Axiale DWI- MRT 2 an Tag 5 erbringt weitere bilaterale Ischämien (u.a. zerebelläre Diffusionsstörungen)

■ **Tag 6**

Deutliche Besserung des psychischen Befundes: Patient deutlich wacher und im Affekt adäquater, Orientierung noch gestört.

■ **Tag 7**

Verlegung von der Intensivstation auf eine Normalstation.

■ **Tag 13**

Die neuropsychologische Testung ergibt eine deutliche mnestische und kognitive Beeinträchtigung sowie Hinweise auf eine ängstlich-depressive Symptomatik.

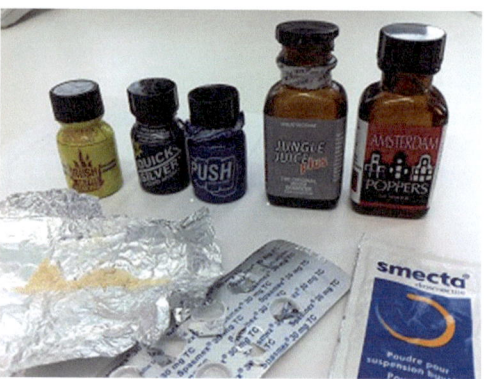

Abb. 11.4   In der Wohnung gefundene Substanzen

■ **Ergänzende Fremdanamnese**

Über Freunde und Angerhörige sich heraus, dass der Patient etwa seit einem Monat vor der Aufnahme psychisch auffällig und sehr ängstlich gestimmt gewesen war. Er war in Sorge, sich vor etwa einem Monat während eines Urlaubs mit Pool-Party und sexuellen Kontakten mit einer sexuell übertragbaren Erkrankung infiziert zu haben. Kurz vor Aufnahme testete der Hausarzt auf Lues und HIV mit negativem Ergebnis.

Befragungen der Familie und des Bekannten ergaben keinen Hinweis auf einen Drogenkonsum. Die Schwester des Patienten nahm die Wohnung des Patienten in Augenschein und fand multiple Drogenbehälter mit „Poppers" (Alkylnitrit) und ein weißes Pulver. Im Institut für Rechtsmedizin wurde dieses als eine Mi-schung aus Kokain, Amphetaminen und MDMA (Ecstasy) identifiziert (■ Abb. 11.4).

In der Folge besserte sich der Patient langsam, er wirkte deutlich wacher und im Affekt adäquater, war noch leicht somnolent und desorientiert.

Nach Reduktion der Steroiddosis verschlechterte sich das Psychosyndrom erneut, und die Therapie wurde um Cyclophosphamid erweitert.

Im Anschluss trat eine klinische Besserung ein. Schließlich erfolgte die Entlassung in stabilem Zustand und voll orientiert in eine Rehabilitationsklinik.

■ **Poststationärer Verlauf**

Zwei Monate später stellte sich bei einer erneuten stationären Behandlung wegen einer Zunahme der Gangunsicherheit in der MRT eine

Vermehrung der herdförmigen ischämischen Veränderungen heraus. Sodann erfolgte eine erneute Immuntherapie mit Steroiden und Cyclophosphamid.

Sechs Monate später wurde der Patient wieder wegen einer Verschlechterung, jetzt mit psychomotorischer Verlangsamung, Desorientiertheit und Verwirrtheit stationär aufgenommen. Im MRT des Kopfes ließen sich weitere neue herdförmige Diffusionsstörungen nachweisen. Er wurde erneut mit Cyclophosphamid behandelt.

■ Diagnose

Rezidivierende multiple ischämische Infarkte, vermutlich im Rahmen einer zerebrovaskulären Erkrankung, DD Vaskulitis durch Drogenkonsum (Amphetamine/Kokain).

Fazit

Die Initialsymptomatik eines Delirs mit zusätzlichen zerebellären Zeichen (Fixationsnystagmus und Gangunsicherheit) erweckte zunächst den Verdacht auf eine zugrunde liegende Intoxikation oder metabolische Störung. Zwar fehlten Hinweise auf einen Alkohol- oder Drogenkonsum, jedoch war die Anamnese aufgrund der fluktuierenden Bewusstseinsstörung nicht zuverlässig zu erheben.

Nach unauffälligem cCT waren die weitere neurologische Klärung indiziert.

Die umgehend durchgeführte Liquordiagnostik lenkte den Verdacht auf eine entzündliche Genese des deliranten Syndroms, und trotz fehlendem Nachweis einer Infektion wurde pragmatisch eine kalkulierte Therapie mit Antibiotika und Virustatika eingeleitet.

Nach EEG-Ableitung und Feststellung eines non-konvulsiven Status epilepticus wurden die antikonvulsive Therapie begonnen und der Therapieerfolg fortlaufend in Kontrollen überprüft und eskaliert.

Die MRT zur weiteren ätiologischen Klärung des Delirs mit epileptischen Funktionsstörungen zeigte multiple vaskulär/DD entzündlich abszedierende Signalstörungen. Die anschließende Suche nach einem Ausgangspunkt septischer Embolien erbrachte keinen pathologischen Befund. Auch die erweiterte Untersuchung auf andere infektiöse Ursachen der Erkrankung brachten keine neuen Erkenntnisse.

Die erneute MRT-Untersuchung des Kopfes zeigte eine Befundprogression. Hier fanden sich dann multiple Diffusionsstörungen kortikal, subkortikal, im Hirnstamm und im Kleinhirn. Diese Veränderungen lenkten den Verdacht auf eine Vaskulitis.

Die Steroid-Pulstherapie führte erstmals zu einer deutlichen Besserung des Zustands. Damit war zwar die Diagnose einer Vaskulitis wahrscheinlich, weiterhin fehlte aber die Ursache. Diese ergab sich aus der Umgebungsanamnese eines verheimlichten Drogenkonsums, die erst durch den Hausbesuch aufgedeckt wurde. Alternativ wäre das Drogenscreening aufschlussreich gewesen.

Die Diagnose einer drogeninduzierten Vaskulitis wäre gut mit der Steroidempfindlichkeit in Bezug auf Remissionen und Rezidivneigung kompatibel, ebenso das Ansprechen auf die Therapieeskalation mit Cyclophosphamid.

Der Pathomechanismus der drogeninduzierten Schlaganfallerkrankungen ist nicht vollständig geklärt. Beiträge zu den Methamphetamin-assoziierten Schlaganfällen werden durch hypertensive Effekte, durch Vaskulitis, durch direkte Gefäßtoxizität und Vasospasmen diskutiert (Lappin et al. 2017). Tierexperimentell genügte eine 2-wöchige Exposition mit MDMA zur Ausbildung von Mikroaneurysmen und Vasospasmen (Rumbaugh et al. 1971).

Die vielfältigen klinische Zustandsbilder reichen von selbstlimitierten Erkrankungen über progressive Krankheitsbilder bis hin zu tödlichen Verläufen mit nekrotisierender Vaskulopathie (Citron et al. 1970).

Take Home Message

— Bei erstmaligem Auftreten eines Delirs mit zerebellären Zeichen sollte man besonders beim jüngeren Patienten zuerst an naheliegende Ursachen wie eine Intoxikation durch Alkohol- und Drogenkonsum denken.

Körperliche Befunde (Einstichstellen/ Foetor) und die ohnehin weit verbreiterte Bestimmung der Blutalkoholkonzentration und ein erweitertes Drogenscreening sind in derartigen Fällen oft aufschlussreich.

- In praxi erweist sich die Erstanamnese in Bezug auf Suchtmittel immer wieder als unzuverlässig.
- Fremdanamnesen sind zu primären und sekundären Zeitpunkten ein überaus wertvolles diagnostisches Hilfsmittel.
- Ist die Delirursache nicht einer metabolisch-toxischen Störung zuzuweisen, sind an erster Stelle das cCT, ggf. Liquoruntersuchungen und EEG-Ableitungen sowie weitere bildgebende Verfahren indiziert.
- Erbringt wie im berichteten Fall das cCT keine ätiologische Klärung und

besteht ein kurativer Ansatz, ist eine MRT mit der Frage nach diffusen kleinen Läsionen ischämischer/entzündlicher/traumatischer/hämorrhagischer Art indiziert, um keine behandelbaren Ursachen zu übersehen.

Literatur

Citron BP, Halpern M, McCarron M et al (1970) Necrotizing angiitis associated with drug abuse. N Engl J Med 283:1003–1011

Lappin JM, Darke S, Farrell M (2017) Stroke and methamphetamine use in young adults: *a* review. J Neurol Neurosurg Psychiatry 88(12):1079–1091. https://doi.org/10.1136/jnnp-2017-316071. [Epub 2017 Aug 23]

Rumbaugh CL, Bergeron RT, Scanlan RL, et al (1971) Cerebral vascular changes secondary to amphetamine abuse in the experimental animal. Radiology 101:345–351

Koma mit Todesfolge nach Behandlung eines Zervikalsyndroms

Christian Hagel

Literatur – 75

© Springer-Verlag GmbH Deutschland, ein Teil von Springer Nature 2019
H.-C. Hansen et al. (Hrsg.), *Notfälle mit Bewusstseinsstörungen und Koma*,
https://doi.org/10.1007/978-3-662-59129-1_12

■ **Anamnese und aktuelle Symptomatik**

— Eine 37-jährige Frau mit bekannten Beschwerden im Bereich der Halswirbelsäule sucht ihren Orthopäden wegen seit etwa drei Wochen bestehender Kopfschmerzen und etwa einer Woche bestehender Sehstörungen auf. Der Orthopäde fertigt Röntgenaufnahmen an und injiziert intramuskulär Diclofenac 75 mg sowie ein homöopathisches Kombinationspräparat (Traumeel S).

— Am nächsten Tag wird die Frau von ihrer Mutter leblos in der Wohnung aufgefunden. Der sofort hinzugerufene Notarzt kann die Frau reanimieren und verbringt sie in das nächstgelegene Krankenhaus.

■ ■ **Vorgeschichte**

— Die Patientin befindet sich seit mehr als 14 Jahren in Behandlung wegen eines chronischen Schmerzsyndroms mit Beschwerden in der linken Schulter und im rechten Knie sowie im Bereich der lumbalen, später auch der thorakalen und zervikalen Wirbelsäule.

■ **Klinische Befunde**

Symptome bei Aufnahme

— Beatmete Patientin, Bewusstseinslage tief komatös (GCS 3).

— Kornealreflexe und Pupillenreaktionen bleiben nach Abklingen der Analgosedierung erloschen.

Neuroradiologische Bildgebung

— cCT: massive globale Hirnschwellung.

■ **Tag 1–4**

Klinischer Verlauf

— Aufgrund des konformen klinischen Bildes und der Bildgebung nach zerebraler Hypoxie wird die Hirntoddiagnostik eingeleitet. Sie wird gemäß den gültigen Richtlinien in Bezug auf die erlittene globale zerebrale Schädigung durchgeführt.

— Nach Feststellung des irreversiblen Hirnfunktionsausfalls am Tag 4 werden beide Nieren explantiert und der Leichnam der Patientin zur Klärung der Todesursache auf Veranlassung der Staatsanwaltschaft obduziert.

— Basierend auf den Angaben der Mutter über eine stattgehabte chiropraktische Behandlung wird zur Todesursache der Verdacht auf eine iatrogene Vertebralisdissektion mit Basilarisarterienembolie geäußert.

■ **Obduktionsbefunde**

Rechtsmedizinische Befunde

— Bei der Obduktion findet sich der Zustand nach Organexplantation.

— Der Liquor erscheint leicht rötlich verfärbt. Darüber hinaus zeigen sich keine pathologischen Veränderungen. Insbesondere finden sich ein regelrechter Verlauf, eine Unversehrtheit und eine freie Durchgängigkeit beider Aa. vertebrales in einer postmortalen Angiographie (■ Abb. 12.1)

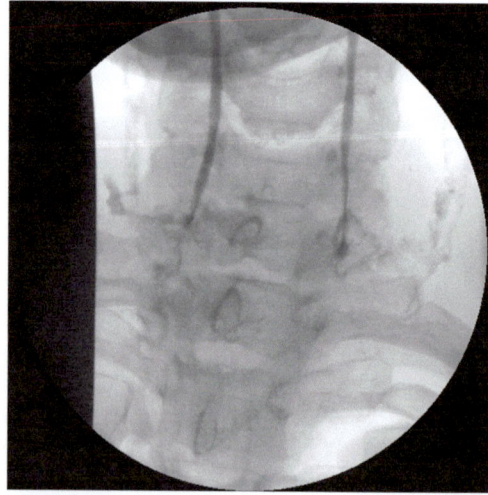

■ **Abb. 12.1** Postmortale Angiographie der Aa. vertebrales. Integrität und freie Durchgängigkeit beider Aa. vertebrales nach postmortaler Applikation von Kontrastmittel

und histologisch ein intakter Wandaufbau in den präparierten Gefäßen (■ Abb. 12.2).
— Auch die Aorta zeigt makroskopisch und histologisch regelrechte anatomische Verhältnisse.

Neuropathologische Befunde

— Bei der **makroskopischen Untersuchung** findet sich eine ausgeprägte Hirnschwellung mit deutlich verstrichenem Hirnwindungsrelief und eingeengten Seitenventrikeln. Im Pons zeigen sich ventral eine ältere Einblutung und einzelne, bis 8 × 2 mm große in Abräumung befindliche Gewebedefekte (■ Abb. 12.3). In der Medulla oblongata erkennt man eine 8 mm durchmessende Parenchymerweichung. Im oberen Halsmark, Höhe C2/C3, zeigt sich subdural rechts eine 30 × 5 mm messende, nicht ganz frische Einblutung. Beiderseits der A. spinalis anterior sieht man kleine punktförmige Subarachnoidalblutungen. Auf Anschnitt finden sich diffuse Blutungen im Myelon (■ Abb. 12.4).

— Histologisch zeigen sich im Bereich des Circulus arteriosus Willisii in den proximalen Abschnitten der Hirnbasisarterien, insbesondere an den Verzweigungsstellen der Gefäße, zum Teil sich auch über längere Gefäßabschnitte erstreckende subintimale Infiltrate aus vielkernigen Riesenzellen und Lymphozyten sowie Fibroblasten (■ Abb. 12.5).

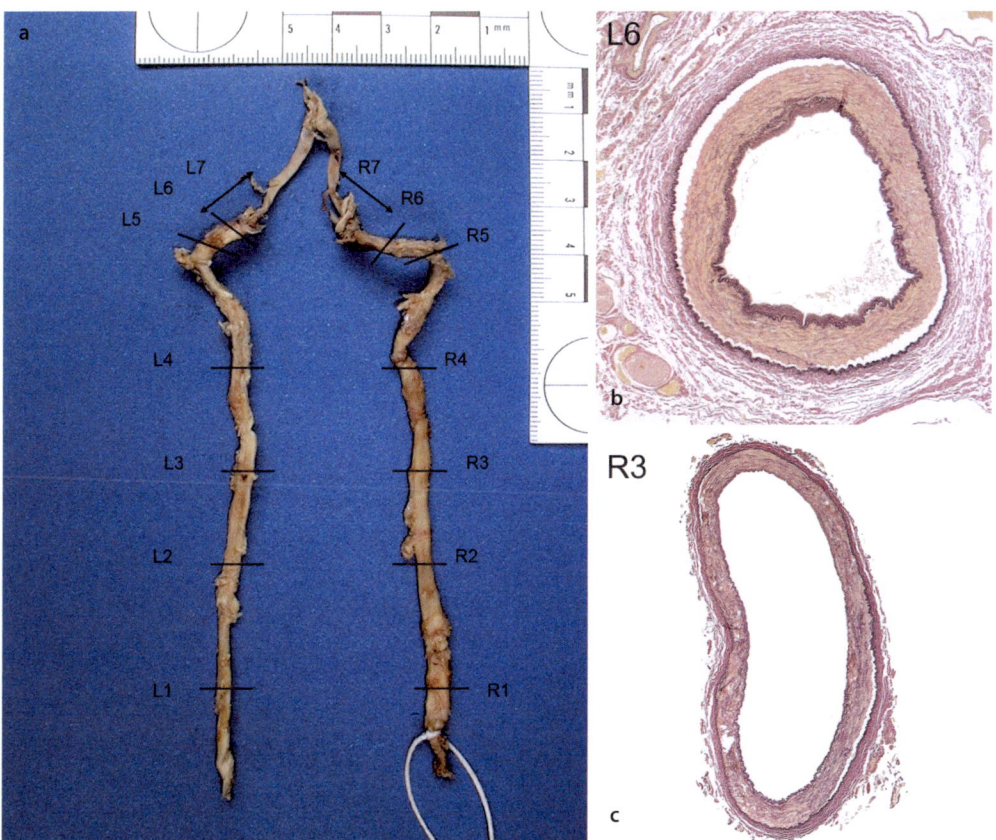

■ **Abb. 12.2   a–c** Makroskopischer und histologischer Aspekt der Aa. vertebrales. **a** Makroskopische Präparation der Aa. vertebrales bis zur Fusion zur A. basilaris ohne Anhalt für Einrisse/Verletzungen bzw. Hämorrhagien im Bereich der Gefäße. **b, c** Die histologische Untersuchung der Aa. vertebrales zeigt keine pathologischen Veränderungen (Färbung Elastica van Gieson)

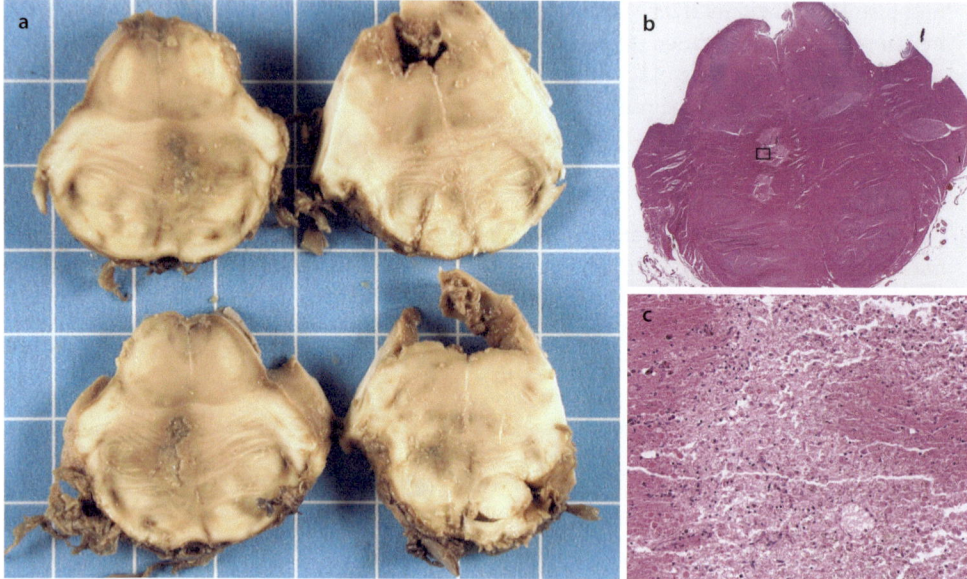

☐ Abb. 12.3   a–c Ponsinfarkte in Resorption. **a** Makroskopisch unregelmäßig begrenzte, zentral paramedian lokalisierte Läsionen mit beginnender Defektbildung. **b** Histologische Übersicht der Infarkte (Färbung Häma- toxylin und Eosin). **c** In fortgeschrittener Abräumung befindlicher, ischämischer Infarkt mit Massen von Makrophagen (Bildausschnitt in **a** mit einem schwarzen Rechteck gekennzeichnet)

12

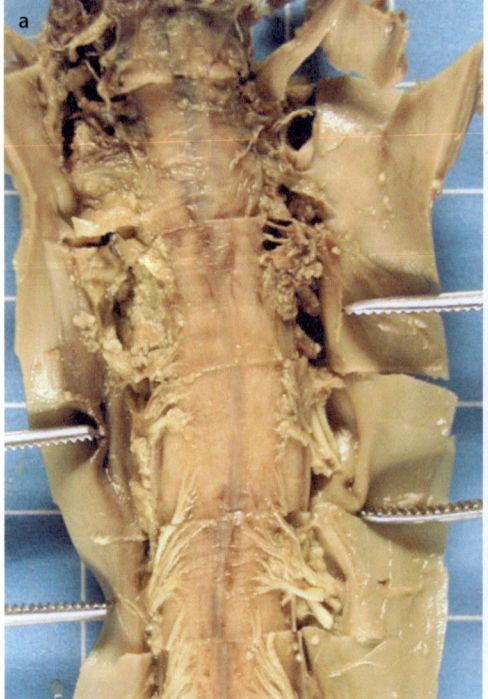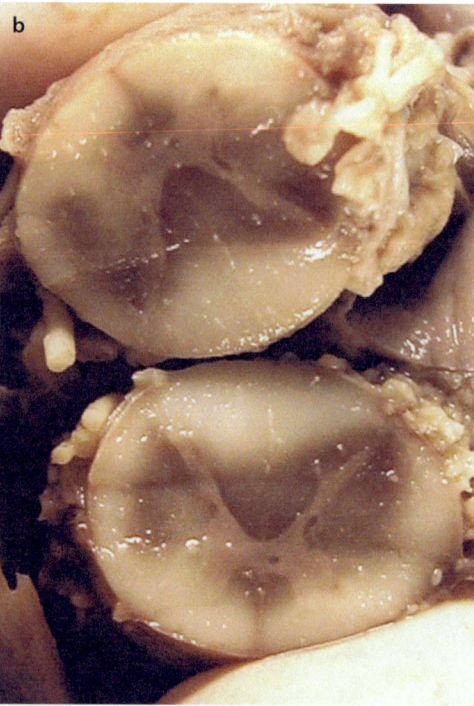

☐ Abb. 12.4   a, b Subarachnoidale und intramedulläre zervikale Blutungen. **a** Zervikalmark mit geringen Subarachnoidalblutungen beiderseits der A. spinalis anterior. **b** Auf dem Anschnitt erkennt man intramedulläre diffuse Blutungen (histologisch als frische Kugelblutungen imponierend)

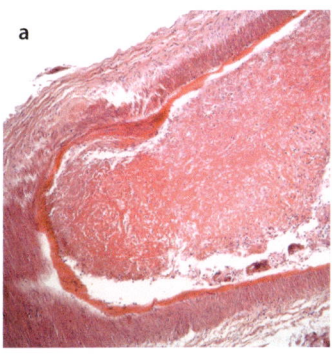 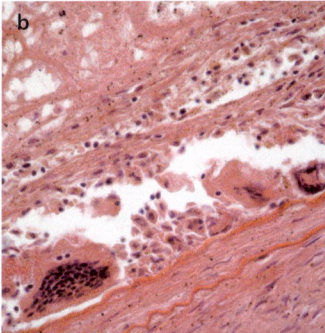 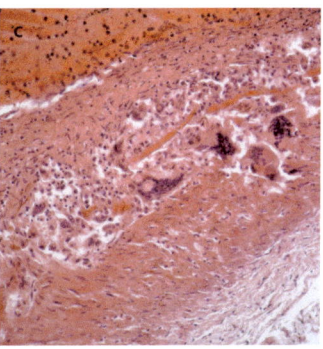

◩ Abb. 12.5 a–c Riesenzellarteriitis im Bereich A. basilaris/Aa. cerebri posteriores. **a** Schräg angeschnittene, weitgehend thrombosierte Hirnbasisarterie mit einigen Riesenzellen im unteren Teil des Bildes. **b** Entzündliches Infiltrat mit mehreren Riesenzellen im Bereich der Intima bis an die Lamina elastica interna heranreichend. **c** Zerstörung und Aufsplitterung der Lamina elastica interna im Bereich eines entzündlichen Infiltrates mit mehreren Riesenzellen (Hämatoxylin und Eosin)

- An vielen Stellen ist eine Aufsplitterung und Fragmentierung der Lamina elastica interna zu sehen. Die Entzündung reicht teils bis in die Lamina muscularis. Die Gefäße zeigen fokal viele wandständige, das Lumen teils subtotal verlegende Thromben. Perivaskulär ist Eisen als Zeichen älterer Mikroblutungen um eine kleine Arterie nachweisbar.
- Entsprechende Sonderfärbungen ergeben keinen Anhalt für Pilze oder säurefeste Stäbchen. Die vaskulitischen Veränderungen lassen sich nur im Bereich der Hirnbasisarterien nachweisen, die leptomeningealen Arterien ebenso wie die intraparenchymalen Gefäße erscheinen von den Veränderungen ausgespart.
- An den Prädilektionsorten im Ammonshorn sowie auch im okzipitalen Kortex finden sich frische hypoxisch-ischämische Veränderungen.

geht mit einem deutlich reduzierten Allgemeinbefinden einher (s. unten). Eine differenzialdiagnostisch zu erwägende Takayasu-Arteriitis kann aufgrund des histologischen Bildes und der regelrechten Befunde in der Aorta ausgeschlossen werden (s. unten).
- Als Todesursache ist hier ein Hirnstammfunktionsverlust aufgrund thrombotischer Verschlüsse von vaskulitisch veränderten Hirnstammgefäßen im Rahmen einer Riesenzellarteriitis anzusehen.
- Ein kausaler Zusammenhang zu orthopädischen Maßnahmen lässt sich nicht überzeugend darstellen: Hinweiszeichen für Verletzungen der Arterien z. B. durch äußere Manipulation, wie sie im Rahmen chiropraktischer Maßnahmen vorkommen können, fanden sich nicht. Da die Gewebsuntergänge deutlich älter als eine Woche waren, lassen sie sich zeitlich nicht den Arztbesuchen zuordnen (Nesher et al. 2009).

Fazit
- Alle Symptome wie Kopfschmerzen, Sehstörungen und Versagen der Vitalfunktionen lassen sich auf die postmortal diagnostizierte Riesenzellarteriitis beziehen. Der klinische Verlauf ist ungewöhnlich, denn zumeist betrifft die Erkrankung ältere Patienten ab dem 50. Lebensjahr, zeigt einen längeren Verlauf und

Take Home Message
- Riesenzellen werden typischerweise bei der **Takayasu-Arteriitis** und der **Riesenzellarteriitis** beobachtet. Die Ätiologie beider Entitäten mit klinisch überlappenden Krankheitsbildern ist bisher nicht geklärt. Beglei-

tende Schmerzsyndrome wie in diesem Fall kommen bei beiden Vaskulitiden vor.

- Bei der Takayasu-Arteriitis, die meist Frauen unter 40 Jahren in Ostasien und Mexiko betrifft, finden sich histopathologisch granulomatöse Veränderungen, die meist alle Schichten der Gefäßwände betreffen können und zur Einengung des Gefäßlumens führen. Vom Aortenbogen und der Aorta ascendens ausgehend kann sich der Prozess kontinuierlich in periphere Gefäße ausbreiten, z. B. in die Aa. renales oder die linke A. subclavia und die linke A. carotis communis.
- Klinisch manifestiert sich die Takayasu-Arteriitis mit allgemeinem Krankheitsgefühl, geringem Fieber, Muskelschmerzen und Gewichtsverlust, aber auch Kopfschmerzen und Schmerzen beim Kauen können auftreten. Des Weiteren können transiente ischämische Attacken, eine Amaurosis fugax oder eine ischämische Neuropathie des N. opticus sowie eine progrediente okuläre Ischämie auftreten. Die häufigste Todesursache stellt der Hirninfarkt dar (Adams 2014).
- Die **Riesenzellarteriitis** betrifft hingegen meist Personen in einem Alter über 50 Jahre. Die Veränderungen zeigen ein segmentales Verteilungsmuster und manifestieren sich überwiegend in Arterien mittleren Kalibers – meist in der A. temporalis – in Form entzündlicher Veränderungen entlang der Lamina elastica interna, welche in ihrer Kontinuität unterbrochen erscheint.
- Typische klinische Symptome zusätzlich zu einem allgemeinen Krankheitsgefühl sind wie bei der Takayasu-Arteriitis:
  - Verspannungen im Nacken-/Schulterbereich,
  - Schläfenkopfschmerz,
  - Schmerzen beim Kauen,
  - eine geschlängelt verlaufende, verhärtete und vergrößerte A. temporalis,
  - eine Amaurosis fugax,
  - Erblindung sowie
  - transiente ischämische Attacken.
- Es besteht eine starke Assoziation zur Polymyalgia rheumatica. Sofern Hirninfarkte auftreten, betreffen diese überwiegend den Hirnstamm, das Kleinhirn sowie den okzipitalen Kortex und sind somit dem Stromgebiet der Aa. vertebrales zuzuordnen (Adams 2014).
- Wiewohl die Riesenzellarteriitis normalerweise einen Verlauf über 2–3 Jahre zeigt, wurden auch subakute, tödliche Verläufe beschrieben, die in einigen Aspekten dem hier vorgestellten Fall gleichen. Säve-Söderbergh und Mitarbeiter (Säve-Söderbergh et al. 1986) berichten von einer 76-jährigen Patientin mit bekannter Polymyalgia rheumatica, die Fieber unter ihrer Prednisolon-Therapie (10 mg/Tag) entwickelte. Nach Aufnahme ins Krankenhaus wurde die Dosis zunächst auf 20 mg/Tag erhöht. Nach Rückführung der Medikation nach einer Woche auf 10 mg/Tag stieg das Fieber wieder an, und die Patientin fiel in ein Koma, entwickelte eine linksseitige Hemiparese und verstarb nach weiteren 2 Wochen. Dieser fulminante Verlauf mag einer ähnlichen Hirnstammaffektion entsprochen haben.

12

- Eine in Einzelfällen nach Diclofenac-Therapie beobachtete **Hypersensitivitätsvaskulitis** mit Ablagerungen von Immunkomplexen, wie sie in der Arzneimittelinformation zu Diclofenac sowie in verschiedenen Publikationen beschrieben wird (Lie und Dixit 1996; Morros et al. 1997), kann im vorliegenden Fall aufgrund des histomorphologischen Befundes ausgeschlossen werden.

Danksagung　Besonderer Dank geht an Herrn Prof. Dr. med. Jan Sperhake, Institut für Rechtsmedizin, Universitätsklinikum Hamburg-Eppendorf, für die Bereitstellung der allgemeinpathologischen Befunde und die Mitarbeit an der Falldarstellung.

Literatur

Adams HP Jr (2014) Cerebral vasculitis. Handb Clin Neurol 119:475–494

Lie JT, Dixit RK (1996) Nonsteroidal anti-inflammatory drug induced hypersensitivity vasculitis clinically mimicking temporal arteritis. J Rheumatol 23:183–185

Morros R, Figueras A, Capeila D, Laporte JR (1997) Hypersensitivity vasculitis related to aceclofenac. Br J Rheumatol 36:503–504

Nesher G, Oren S, Lijovetzky G, Nesher R (2009) Vasculitis of the temporal arteries in the young. Semin Arthritis Rheum 39:96–107

Säve-Söderbergh J, Malmvall BE, Andersson R, Bengtsson BA (1986) Giant cellarteritis as *a* cause of death. Report of nine cases. JAMA 255:493–496

Kummer am Morgen: Rezidivkrampfanfall versus Wake up Stroke

Hans-Christian Hansen

Literatur – 83

© Springer-Verlag GmbH Deutschland, ein Teil von Springer Nature 2019
H.-C. Hansen et al. (Hrsg.), *Notfälle mit Bewusstseinsstörungen und Koma*,
https://doi.org/10.1007/978-3-662-59129-1_13

Die 37-jährige Patientin wurde morgens gegen 9:00 Uhr schläfrig vor dem Bett offenbar nach erlittenem Sturz aufgefunden. Laut Notarzt habe die Patientin „gekrampft".

■ **Anamnese**
– Epileptisches Anfallsleiden seit dem 12. Lebensjahr, zuletzt mehr als 10 Jahre anfallsfrei.
– Nierensteine mit Harnstauungsniere links bei prävesikalem Ureterstein.
– Einlage einer Ureterschiene 1 Woche zuvor, Antibiotikaeinnahme seit 5 Tagen wegen Fieber.
– Rezidiv-Knie-OP mit Thromboseprophylaxe vor 2 Monaten.

■■ **Medikationen**
Ciprofloxacin 1000 mg/d und hormonelle Kontrazeption. Die Thromboseprophylaxe wurde vor 1 Monat abgesetzt. Carbamazepin war regelmäßig bis zur Schwangerschaft bis vor 14 Jahren eingenommen worden. Sie macht keine Angaben über eine Alkohol- oder Drogenexposition, sie rauche 15 Zigaretten täglich.

■ **Klinische Befunde**
Bei Eintreffen der Patientin
– Isokore Pupillen, Miosis.
– Kein Zungenbiss, nicht eingenässt.
– Trotz Krampfanfall keine Verletzungszeichen.
– Bewusstseinslage somnolent bis soporös ohne Sprachproduktion mit rechts verminderter Spontanmotorik.
– Auf SR gezielte Motorik links, ungezielt rechts.
– Babinski-Zeichen: negativ (GCS 8).

15 Minuten nach Eintreffen
– Bewusstseinslage ungebessert: Augenöffnen auf SR (GCS 8), isokore Pupillen.
– Keine Sprachproduktion, keine Nackensteife, keine Myoklonien.
– Babinski-Zeichen beidseits negativ.

■ **Labor (Serum und Urin)**
– Prolaktin 91,9 ng/ml (normal bis 30), Drogenscreening negativ.

– Entzündungszeichen negativ bis auf Leukozytose 13,9/nl.
– Glukose, Natrium, Kalzium in der Norm. Kreatinin 0,53 mg/dl.
– Urin: Leukozyten vermehrt, Nitrit positiv.

■ **Erste diagnostische Auffassung**
– Rezidivkrampfanfall bei bekanntem Anfallsleiden unter Harnweginfektion und Chinolon-Behandlung.
– Erforderlich: Ausschluss intrakranielle Verletzung nach Sturz, Ausschluss SE.

■ **CT-Diagnostik (30 Minuten nach Eintreffen)**
– Ausschluss einer intrakraniellen Blutung.
– keine Hirnschwellung.
– kein hyperdenses Media-Zeichen (◙ Abb. 13.1).

■ **Klinischer Befund 90 Minuten nach Eintreffen**
– Bewusstseinslage ungebessert, eher schlechter (GCS 8):
    – Augenöffnen auf Schmerzreiz.
    – Rechts keine Reaktion auf Schmerzreiz, links weiter gezielte Abwehr.
– Pupillen isokor und reagibel.
– Babinski-Zeichen beidseits negativ.

Daraufhin wurde die Indikation zur Angio-cCT gestellt.

■ **Apparative Befunde**
120 Minuten nach Eintreffen
– Angio-cCT: zeigt eine seitendifferente Kontrastierung der distalen ACI als Hinweis auf einen Carotis-T-Verschluss links. Keine Zeichen einer Hirnvenenthrombose (Anmerkung s. u.*).
– Dopplersonographie: Stumpfsignal der ACI links, Basilararterienströmung unauffällig.

■■ **＊Anmerkung**
Spezielle heute gebräuchliche Tomographien zur zerebralen Verteilung der Perfusion und des Blutvolumens standen seinerzeit nicht zur Verfügung.

13

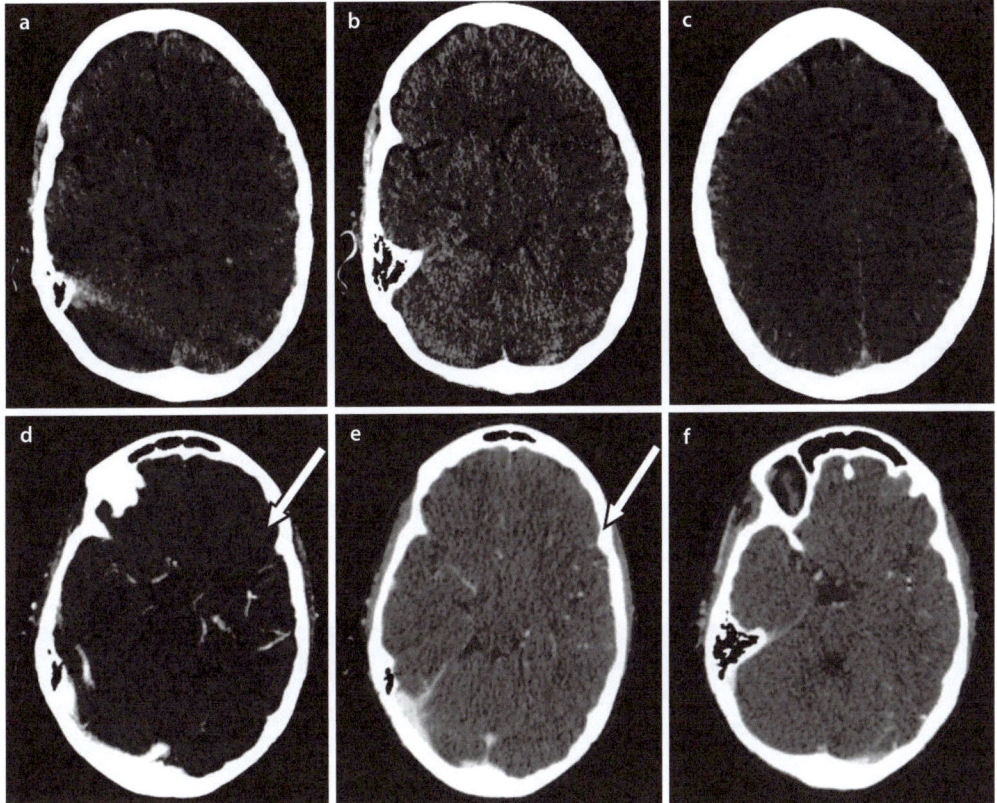

Abb. 13.1 **a–f** Erstdiagnostik: Nativ-CT (30 min nach Einlieferung, **a–c**): Läsionsausschluss, kein hyperdenses Mediazeichen. CT Angiographie 150 min nach Einlieferung (**d–f**): Verdacht auf Verschluss der linken distalen ACI aufgrund seitendifferenter Kontrastierung der Hirnbasis und des Stromgebietes der linken MCA (Pfeil)

■ **Diagnostische Auffassung**

Schlaganfallgeschehen der linken Hemisphäre ist möglich, einschließlich einem früh-symptomatischen Krampfanfall. Die Befunde passen zum einseitigen distalen Carotisverschluss links mit Hemisyndrom rechts, gelegen in der Aufzweigung in A. cerebri media und anterior (sog. Carotis-„T").

■ **Therapeutisches Vorgehen**

Transfer zur Neuroradiologie des Univeristätsklinikums Kiel zur **Neurothrombektomie** als Heilversuch (■ Abb. 13.2). Nach bestätigter Diagnose wird die linkshirnige vordere Zirkulation weitgehend rekanalisiert (bis auf wenige frontale und zentrale Mediaäste).

■ **Weiterer klinischer Verlauf**

Nach weitgehend vollständiger Rekanalisation (bis auf wenige nur teilrekanalisierte frontale und zentrale Mediaäste) erholte sich die Patientin stetig.

Nach stationärer Rehabilitationsbehandlung lagen 6 Monate nach dem Ereignis noch geringe Wortfindungsstörungen vor. Die Patientin wurde mit leichter Hemispastik und feinmotorischer Störung rechts stabil und ohne Hilfe gehfähig.

■ **Abschlussdiagnose**

Symptomatischer Krampfanfall bei Mediainfarkt links infolge eines einseitigen distalen Carotisverschlusses links bei multiplen prothromboti-

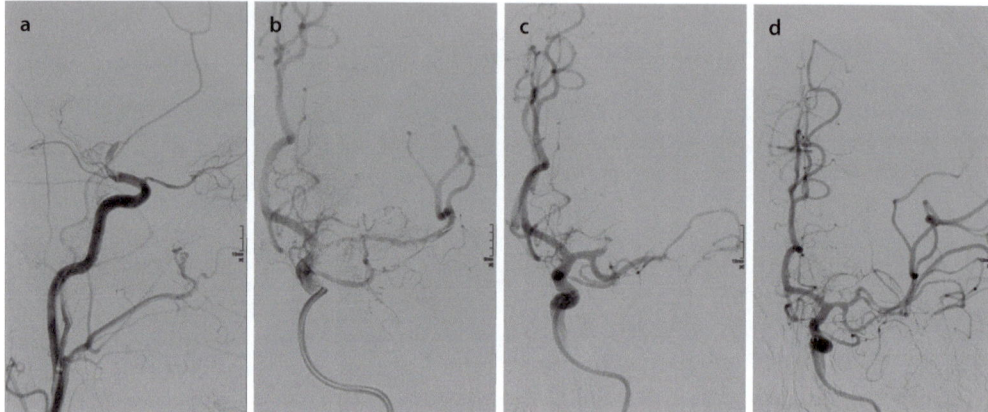

◘ Abb. 13.2   a–d Neurothrombektomie (5. Stunde nach dem Ereignis). Darstellung und Entfernung des linksseitigen ACI-Verschlusses. Die linke Hälfte **a, b** zeigt in der selektiven DSA in 2 verschiedenen Projektionen den Abbruch des KM an der linken ACI in Höhe des Carotissiphons. Nach Thrombektomie **c, d** kontrastiert ein großer Teil des zuvor verschlossenen Mediastromgebiets. (Abbildungen dankenswerter Weise überlassen von Prof. Dr. O. Jansen, UKSH-Neuroradiologie Kiel)

13

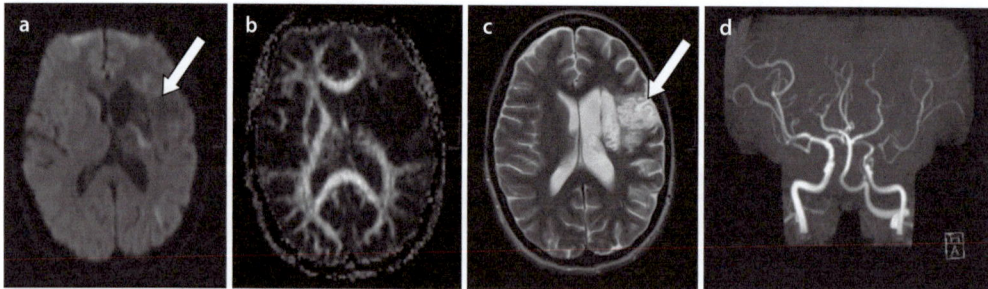

◘ Abb. 13.3   a–d Residuelles Infarktareal im linken vorderen Mediastromgebiet (Pfeil). MRT nach 3,5 Monaten. (Die Bildmaterialien wurden mit freundlicher Genehmigung überlassen von Prof. Dr. T. Jahnke, FEK-Neumünster und Prof. Dr. O. Jansen, UKSH-Neuroradiologie, Campus Kiel)

schen Faktoren mit resultierendem Hemisyndrom rechts. ICD-10: I63.0 (◘ Abb. 13.3).

Fazit

Die diagnostische Auffassung „Rezidivkrampfanfall" schien plausibel durch ein Chinolon-Antibiotikum und die Epilepsieanamnese zu begründen zu sein. Sie war aber zu verwerfen, weil die Patientin nicht „zeitgerecht" aus dem postiktualen Zustand erwachte. Es lagen keine alternativen metabolisch-toxischen Gründe (Kreatinin, Glukose, Elektrolyte; wegen der Miosis: DD Drogen) für die Symptomatik vor, und es waren keine zerebralen Läsionen im cCT nachweisbar.

Aber die im Verlauf verdeutlichte Hemisymptomatik (vollständiger Verlust der Abwehrreaktion rechts) wies klar auf eine zunehmende linkshirnige Pathologie. Dieses „mismatch" zwischen cCT und klinisch progressivem Befund zeigte den Bedarf zu weiterer zeitnaher Klärung an!

- Nach dem cCT-Ausschluss von neoplastischen (Metastase, Lymphom) und traumatischen Befunden (Subduralhämatom nach epileptischem Anfall) kamen im Alter der Patientin als weitere Ursachen in Frage:
  - entzündliche Ursachen (z. B. limbische Enzephalitis, Herpesvirus),

- zerebrovaskuläre Ursachen (arterielle Ischämie oder Hirnvenenthrombose wegen hormoneller Kontrazeption, Rauchen, abgesetzter Thromboseprophylaxe),
- metabolisch-enzephalopathische Ursachen (z. B. Urosepsis, PRES, Drogen).
- Wegen des fehlenden Meningismus und der vorliegenden vaskulären Risikofaktoren (s. oben) wurde zunächst vor einer Liquoranalyse abgesehen und die vaskuläre Diagnostik vorangetrieben (Angio-CT/Duplexsonographie). Sie erbrachte den linksseitigen Verschluss der A. carotis interna als Erklärung der Hemisymptomatik rechts mit dem „Anfallsereignis". Ursächlich verantwortlich für die juvenile Ischämie war eine atherothrombotische Disposition, bestehend aus hormoneller Kontrazeption, Rauchen, systemischer Inflammation bei Harnwegsinfektion, abgesetzter Thromboseprophylaxe. Gefäßdissektionen und kardioembolische Quellen des Schlaganfallgeschehens wurden nach ausführlicher Suche nicht gefunden.
- Das Sturzereignis mit Bewusstlosigkeit war somit Ausdruck eines unerwarteten morgendlichen juvenilen Schlaganfalls, der sich als Sturz bei Hemiplegie manifestierte, und nicht ein einfaches Anfallsrezidiv der zurückliegenden Epilepsie. Angesichts des stark erhöhten Serum-Prolaktins blieb ein begleitender Krampfanfall infolge einer linkshemisphäriellen Ischämie dennoch möglich.
- Epileptische Ereignisse nach einem Schlaganfall beginnen meist als fokaler Anfall (Chung 2016). Sie treten zur Hälfte in den ersten 2 Wochen nach Schlaganfall (Frühanfälle), zur anderen Hälfte später auf (insgesamt ca. 8–9 %, Seizure after Stroke Study, Bladin et al. 2000). Alberti et al. 2008 fanden in den ersten 7 Tagen Anfälle bei 4,8 % ihrer Patienten. Der Krampfanfall als allererstes klinisches Symptom des Schlaganfalls ist weitaus seltener und bezüglich der Häufigkeit nicht systematisch untersucht.
- Als Risikofaktoren für frühe Anfallsereignisse nach „Stroke" gelten die Schlaganfallschwere, die kortikale Lokalisation, die hä-

morrhagische Transformation (Zhang et al. 2014) und weitere prokonvulsive Faktoren wie Medikamente (hier: Chinolon), Alkohol, Drogen, neurodegenerative Vorerkrankungen sind zu bedenken.

Take Home Message
- Nicht jede beim Anfallskranken eingetretene Bewusstseinsstörung ist ein unkomplizierter Rezidiv-Krampfanfall! Beim neuem Anfallsereignis ist stets mit Serumanalysen zu klären, ob metabolische Gründe (Glukose, Elektrolyte) oder/und toxische Faktoren nachzuweisen sind.
- Der Schlüssel zur Erkennung wichtiger DD ist die neurologische Verlaufsbeobachtung zur Frage einer zeitgerechten Besserung des „postiktualen" Zustands nach einem „Anfallsereignis". Verläuft die Erholung nicht erwartungsgemäß stetig zum Guten hin (hier: Verschlechterung der neurologischen Befunde!), indiziert man das cCT und ggf. Angio-cCT zur Frage auf strukturelle Hirnschäden (u. a. Tumor, Enzephalitis, Blutung).
- Schlaganfälle entziehen sich allerdings oft der frühen Abbildung mittels cCT. Sie werden in der diffusionsgewichteten MRT (DWI) weitaus zuverlässiger dargestellt, und der zugehörige Gefäßverschluss ist ggf. im Angio-cCT nachzuweisen.
- Je nach weiterer klinischen Befunden wie Nackensteife und Fieber sind nach Anfallsereignis die SAB, die Meningoenzephalitis und die Sepsis zu bedenken (Indikation zur LP).
- Wichtig ist, dass Schlaganfälle und SAB können sowohl mit einem epileptischen Anfall oder mit „krampfähnlichen" **Strecksynergismen** beginnen. Sie sind im notärztlichen Einsatz selten zuverlässig voneinan-

der unterscheidbar. Die Differenzialdiagnose muss daher zunächst breit
angelegt bleiben, wenn der berichtete „Krampfanfall" besonders nicht
ganz gesichert erscheint.

— Gravierende fokale neurologische
Ausfälle – hier das zunehmende Hemisyndrom rechts – begründen besonders bei klinisch schlecht unter-
suchbaren (z. B. verlangsamten
oder unkooperativen) Patienten
über die Nativ-cCT hinaus die Indikation zur Gefäßdarstellung (Angio-
cCT). Hiermit klärt man zeitnah die
Frage nach Hirnvenenthrombosen
und zerebralen Arterienverschlüs-
sen (Aa. basilaris, carotis u. a.), und
zwar im jeweils therapeutisch relevanten Zeitfenster.

— Die Prognose des distalen Carotisverschlusses hat sich durch die
Neurothrombektomie stark gewan-
delt: von meistens „sehr schlecht/
letal" hin zu „in vielen Fällen mit geringen bis mäßigen neurologischen
Ausfällen überlebbar". Publiziert
wurden die positiven Ergebnisse einer systematischen Analyse im erweiterten Zeitfenster der Neurothrombektomie bis 24 h erstmals in
der DAWN-Studie (Nogueira et al.
2017).

— In einem Viertel bis fast einem Drittel bleibt der genaue Zeitpunkt des
Schlaganfallbeginns unklar. Der
beim Aufwachen erst festgestellte
Schlaganfall mit unklarem Zeitfenster der Ischämie („wakeup-stroke")
wurde kürzlich in einer großen mul-
tizentrischen Thrombolysestudie
untersucht. Lag keine Indikation zur
Thrombektomie vor und bestand
ein „mismatch", d. h. eine Differenz
der MRT-Befunde zwischen Schlag-
anfallödem (DWI) und bereits etab-
liertem Läsionsmuster (FLAIR), er-

reichte die Lysebehandlung auch
außerhalb des üblichen Zeitfensters
von 4,5 bis 6 Stunden nach Symptombeginn eine deutliche Verbesserung der Krankheitsverläufe (Thomalla et al. 2018). Die Rate
günstiger Verläufe unterschied sich
mit 131 von 246 Patienten (53,3 %)
in der Alteplase-Kohorte signifikant
(p = 0,02) von der Placebogruppe
mit 102 von 244 Fällen (41,8 %), immerhin trotz einer geringen Zunahme (p = 0,15) von Hämorrhagien nach Lysetherapie.

— Eine Ausweitung des Zeitfensters
zur Neurothrombektomie ist auf 24
Stunden bis zum letzten schlagan-
fallfreien Zeitpunkt möglich gewor-
den, wenn neuroradiologische Befunde überzeugend für eine
größere Zone „rettbaren Hirnparenchyms" sprechen (Nogueira et al.
2017, DAWN Studie). Eingesetzt
werden neben den MRT-Verfahren
hierzu auch im CT-Scanner gene-
rierbare Perfusionskarten (Perfusi-
ons-cCT), Volumenkarten (CBV-Dar-
stellung) und der Aspect-Score. Er
ist ein reliabler Score zur quantitativen Bewertung hypodens erschei-
nender Zonen im cCT, die bereits im
Gewebeuntergang befindliche
Hirnregionen anzeigen und somit
die Aussichten auf Besserung ein-
grenzen. Patienten mit radiologischen Zeichen eines großen Infarktes (z. B. ASPECTS <5) sind jedoch
nicht grundsätzlich von einer mechanischen Thrombektomie auszuschließen, wenn sonstige Gründe
für die Durchführung sprechen (wie
z. B. Nachweis zusätzlicher noch re-
levanter rettbarer Hirngewebe in
der Perfusionsbildgebung).

— Weitere Differenzialdiagnosen bei Bewusstseinsstörungen mit Anfallsereig-

nissen sind seltene Enzephalopathien (s. bei Hansen 2013) wie PRES, RCVS, Marchiafava-Bignami-Syndrom. Diese Diagnosen besitzen nur teilweise Korrelate in der MR-Tomographie.

Literatur

Alberti A, Paciaroni M, Caso V, Venti M, Palmerini F, Agnelli G (2008) Early seizures in patients with acute stroke: frequency, predictive factors, and effect on clinical outcome. Vasc Health Risk Manag 4:715–720

Bladin CF, Alexandrov AV, Bellavance A, Bornstein N, Chambers B, Coté R et al (2000) Seizures after stroke: a prospectivemulticenterstudy. Arch Neurol 57:1617–1622

Chung JM (2016) Seizures in the acute stroke setting. Neurol Res 36(5):403–406. 2014

Hansen HC (2013) Bewusstseinsstörungen und Enzephalopathien. Springer, Heidelberg

Nogueira RG et al (2017) Thrombectomy 6 to 24 hours after stroke with a mismatch between deficit and infarct. N Engl J Med. https://doi.org/10.1056/NEJMoa1706442. [Epub ahead of print]

Thomalla G, Simonsen CZ, Boutitie F, Andersen G, Berthezene Y, Cheng B, Cheripelli B, Cho TH, Fazekas F, Fiehler J, Ford I, Galinovic I, Gellissen S, Golsari A, Gregori J, Günther M, Guibernau J, Häusler KG, Hennerici M, Kemmling A, Marstrand J, Modrau B, Neeb L, Perez de la Ossa N, Puig J, Ringleb P, Roy P, Scheel E, Schonewille W, Serena J, Sunaert S, Villringer K, Wouters A, Thijs V, Ebinger M, Endres M, Fiebach JB, Lemmens R, Muir KW, Nighoghossian N, Pedraza S, Gerloff C, WAKE-UP Investigators (2018) MRI-guided thrombolysis for stroke with unknown time of onset. N Engl J Med. https://doi.org/10.1056/NEJMoa1804355

Zhang C, Wang X, Wang Y, Zhang JG, Hu W, Ge M, Zhang K, Shao X (2014) Risk factors for post-stroke seizures: a systematic review and meta-analysis. Epilepsy Res 108:1806–1816

Koma mit „wirrem Augenzucken"

Frank Erbguth

Literatur – 89

© Springer-Verlag GmbH Deutschland, ein Teil von Springer Nature 2019
H.-C. Hansen et al. (Hrsg.), *Notfälle mit Bewusstseinsstörungen und Koma*,
https://doi.org/10.1007/978-3-662-59129-1_14

■ **Aufnahmesituation**

Eine 37-jährige Patientin wurde vom Notarzt intubiert, beatmet (Schutzintubation) unter Sedierung (Midazolam) in die Notaufnahme und von dort auf die neurologische Intensivstation eingeliefert. Die Patientin war zu Hause nach mehrmaligem Erbrechen von der Mutter bewusstlos auf der Toilette aufgefunden worden. Laut Notarztprotokoll bestanden „Zuckungen" am Körper und eine ausgeprägte Bewusstseinsstörung. GCS-Score 8 im Notarztprotokoll.

■ **Erster Befund bei Aufnahme**

(Noch) sedierte Patientin, komatös. Pupillen weit und schwach lichtreagibel. Hirnstammreflexe vorhanden. Keine motorische Reaktion auf Schmerzreize, keine Pyramidenbahnzeichen. Normotonie und Sinustachykardie: RR 125/80, HF 120/min, Temperatur 36,5°.

■ **Notfalldiagnostik**

– CT und CT-Angiographie unauffällig.
– Labor: unauffällig.

■ **Verlauf (6 Stunden) nach Pausierung der Sedierung**

Spontanes Augenöffnen ohne Fixierung, Pupillen sehr weit, isokor und schwach lichtreagibel. Ausgeprägte irreguläre nystagmusartige ruckende Bewegungen der Augen in alle Richtungen im Sinne eines Opsoklonus, der teilweise spontan auftritt, aber auch stimulussensitiv ist. Seitengleich gezielte Abwehrbewegungen der Extremitäten auf Schmerzreize. Nicht kontaktfähig. Nach Schmerzreizen ausgeprägte Agitiertheit. Pyramidenbahnzeichen weiter negativ. Irreguläre Myoklonien.

■ **Arbeitsdiagnose**

Unklares Koma mit einigen Zeichen eines anticholinergen Syndroms und Opsoklonus. Verdacht auf metabolisch-toxisch bedingte Ursache.

■ **Weitere Diagnostik**

Labor
Unauffällige Werte für Blutbild, Gerinnungsstatus, Elektrolyte, Nierenretentionsparameter, Lebersyntheseenzyme.

Liquordiagnostik
Leukozyten 1/µl, Laktat 1,9 mmol/l, Eiweiß 21 mg/dl, Glukose 69 mg/dl, normale Schrankenfunktion. Keine oligoklonale Banden.

EKG
Tachykarder Sinusrhythmus um 120–130/min, Indifferenztyp, QT-Zeit 300 ms, gehäuft ventrikuläre Extrasystolen.

Transthorakale Echokardiographie (TTE)
Normalbefund, keine Vitien, regelrechte linksventrikuläre Funktion.

MRT
Komplett unauffällig.

■ **Differenzialdiagnostische Überlegungen**

Die Kombination einer Bewusstseinsstörung mit Agitation und **Opsoklonus** (Definition s. unten) muss folgende Ursachen in Erwägung ziehen: paraneoplastisch, infektiös-parainfektiös, autoimmun-enzephalitisch, metabolisch und toxisch.

> **Exkurs**
>
> **Definition des Opsoklonus**
> Spontane oder durch Stimuli induzierte Salven von meist konjugierten horizontalen und vertikalen Sakkaden ohne intersakkadisches Intervall.

Für eine **Intoxikation** sprach das nicht komplette anticholinerge Syndrom aus Mydriasis, agitiertem Delir, Tachykardie und QT-Verlängerung. Eine Kombination eines anticholinergen Syndroms mit einem Opsoklonus wurde als typisch für Intoxikationen mit Diphenhydramin beschrieben.

■ **Nochmalige gezielte Anamneseerhebung bei der Mutter**

Sie habe keinen Hinweis auf einen Sucht- oder Rauschmittelkonsum oder Tablettenintoxikation. Die Tochter sei allerdings psychisch instabil und habe immer mal wieder Schlaftabletten (kein Präparatename bekannt) eingenommen.

Befundbogen Toxikologische Analyse

Untersuchungsmaterial:

☐ Blut   ☐ Magensaft

☒ Urin   ☐ Asservat

Sedativa / Hypnotika		Methode
Benzodiazepine	Positiv	IA
Diphenhydramin + Metaboliten	Positiv	GC/MS

▣ Abb. 14.1   Befundbogen der toxikologischen Analyse der Urinprobe

■ **Verdachtsdiagnose**

Opsoklonus und anticholinerges Syndrom durch Intoxikation mit Diphenhydramin.

■ **Bestätigung der Diagnose durch die Ergebnisse der toxikologischen Untersuchung**

Urin: Benzodiazepine und Diphenhydramin positiv (▣ Abb. 14.1). Alle anderen Substanzen waren negativ.

■ **Verlauf**

Die zuvor versandten Blut- und Liquorproben waren unauffällig hinsichtlich aller weiteren differenzialdiagnostisch in Erwägung gezogenen Ätiologien.

Der Ospoklonus war innerhalb von 12 Stunden komplett regredient, während die Mydriasis für 24 Stunden persistierte. Die Patientin wurde kontaktfähig und konnte extubiert werden, war weiterhin agitiert und ängstlich und berichtete über optische Halluzinationen.

Sie räumte die Einnahme von Vivinox® 8 Tbl. à 50 mg ein, weil ihr „alles zu viel" gewesen sei und sie einfach lange schlafen wollte. Es erfolgte die Übernahme in die Klinik für Psychiatrie zur weiteren Klärung und Stabilisierung.

Unklar blieb, ob die vom Notarzt beobachteten „Zuckungen" Symptome eines epileptischen Anfalls waren oder Myoklonien.

Exkurs

Zur Pharmakologie und Toxikologie von Diphenhydramin

Diphenhydramin (Handelsnamen Vivinox, Betadorm, Dolestan, nervo Opt) ist als ein H1-Rezeptorblocker ein Antihistaminikum der ersten Generation: Es ist lipophil und damit ZNS-gängig und weist eine geringe H1-Rezeptorspezifität auf. Es wirkt sedierend und anticholinerg. Es wird nach oraler Einnahme gut und schnell resorbiert (t_{max} = 1 Stunde) und besitzt eine Halbwertszeit von 4–6 Stunden.

Der Abbau erfolgt über eine D-Methylierung in der Leber über CYP2D6 und wird renal eliminiert. Die Indikationen sind Ein- und Durchschlafstörungen; die maximale Tagesdosis beträgt 100 mg. Es ist rezeptfrei in Apotheken erhältlich. Bei den Nebenwirkungen dominieren übermäßige Sedierung und anticholinerge Effekte wie Mundtrockenheit, Miktionsstörungen, Akkomodationsstörungen und gastrointestinale Nebenwirkungen. Die Substanz beeinträchtigt die Verkehrstüchtigkeit, und es erfolgt eine gegenseitige Wirkverstärkung bei gleichzeitigem Genuss von Alkohol oder der Einnahme von anderen zentral wirksamen Pharmaka.

Entstehung und Pathophysiologie des Opsoklonus unter Diphenhydramin

Die Generierung von Sakkaden erfolgt durch „Burst-Neurone" in der Formatio reticularis (PPFR) und rostral im Nucleus interstitialis Cajal (riMLF). Die Inhibition dieser Burst-Neurone erfolgt durch Zellen der pontinen Raphe-Kerne. Die Purkinje-Zellen des Kleinhirns inhibieren den sakkadengenerierenden Nucleus fastigii. Beim anticholinergen Syndrom durch Diphenhydramin werden die cholinergen Inhibitionsmechanismen gestört und damit die Burst-Neuronen in der PPFR und dem rostralen Nucleus interstitialis Cajal enthemmt. Dadurch kommt es zur regellosen Exzitation der Okulomotorik im Sinne des Opsoklonus (Liang et al. 2003; Ramat et al. 2007; Shaikh et al. 2008; Wong 2007) (◻ Abb. 14.2).

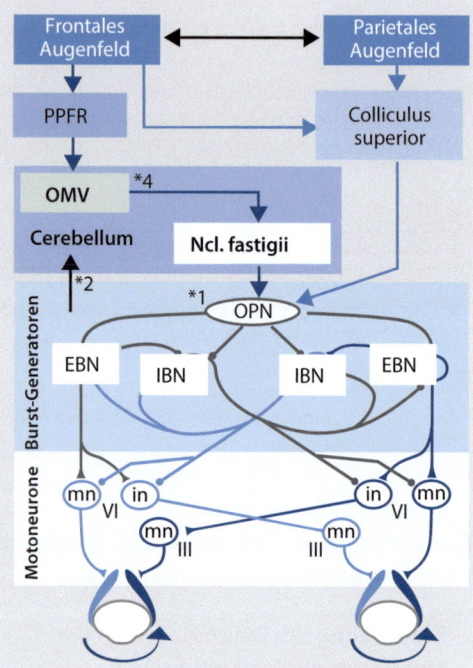

◻ **Abb. 14.2** Exzitations- und Inhibierungswege der Okulomotorik beim Opsoklonus durch anticholinerge Wirkung (PPFR = paramediane pontine Formatio reticularis, OMV = okulomotorischer Vermis, EBN = exzitatorische Burst-Neurone, IBN = inhibitorische Burst-Neurone, mn = Motoneurone, in = Interneurone)

14

Fazit

Bei einer Bewusstseinsstörung in Kombination mit einem Opsoklonus ist an eine Intoxikation zu denken – vorwiegend mit einer anticholinerg wirkenden Substanz. Opsokloni wurden beschrieben bei Überdosierungen bzw. Intoxikationen von Organophosphaten, Lithium, Cetirizin, Amitriptylin und nahezu pathognomonisch bei Diphenhydramin. Entsprechende Fallberichte in der Literatur [1, 2] – zuletzt in der Rubrik „Teaching Images" im New England Journal of Medicine [6] sind in ◻ Tab. 14.1 zusammengestellt.

Weitere Zeichen (S.86) des anticholinergen Syndroms wie in unserem Fall untermauern die Verdachtsdiagnose einer Diphenhydramin-Intoxikation, die durch eine toxikologische Analyse bestätigt wird. Die Halbwertszeit der Intoxikation mit Diphenhydramin ist so kurz, dass in der Regel eine Behandlung mit Pyridostigmin nicht notwendig wird.

◻ **Tab. 14.1**   Fallberichte in der Literatur

Quelle	Patient	Klinische Symptomatik	Dosis Diphenhy-dramin
Irioka et al. 2009	22 J, m	Opsoklonus (nach 12 *h* regredient), Koma, Anfall, Rhabdomyolyse, Mydriasis, Sinustachykardie	3300 mg
Hermann und Bassetti 2005	36 J, w	Opsoklonus, bilaterale Extremitätenataxie, Mydriasis, Agitiertheit	2000 mg
Shaun et al. 2010	20 J, w	Opsoklonus (nach 8 *h* regredient), Anfall, Sinustachy-kardie	5000 mg
Berichtete Patientin	37 J, w	Opsoklonus (nach 12 *h* regredient), Mydriasis, Anfall, Koma, späte delirante Symptomatik, Sinustachykardie	400 mg

Take Home Message
- Eine Bewusstseinsstörung ohne sonstige Krankheitsprodromi in Kombination mit einem Opsoklonus ist dringend verdächtig auf eine Intoxikation mit Diphenhydramin.
- Meist sind andere Zeichen eines anticholinergen Syndroms wie Mydriasis, Tachykardie, (Schleim-) Hauttrockenheit und erhöhte Temperatur zu finden.
- Diphenhydramin ist zwar apotheken-pflichtig, aber ohne Verschreibung erhältlich. Daher besteht leichter Zugriff.
- Intoxikationen mit Diphenhydramin sind meist durch Fehlgebrauch oder Suizidalität verursacht.

Literatur

Hermann DM, Bassetti CL (2005) Reversible opsoclonus after diphenhydramine misuse. Eur Neurol 53: 46–47

Irioka T, Yamanami A, Uchida N et al (2009) Opsoclonuscaused by diphenhydramine self-poisoning. J Neuroophthalmol 29:72–73

Liang TW, Balcer LJ, Solomon D et al (2003) Supranuclear gaze palsy and opsoclonus after Diazinon poisoning. J Neurol Neurosurg Psychiatry 74:677–679

Ramat S, Leigh RJ, Zee DS et al (2007) What clinical disorders tell us aboutthe neural control of saccadic eye movements. Brain 130:10–35

Shaikh AG, Ramat S, Optican LM et al (2008) Saccadic burst cellmembrane dysfunction is responsible for saccadic oscillations. J Neuroophthalmol 28: 329–336

Shaun D, Carstairs SD, Schneir AB (2010) Images in clinical medicine. Opsoclonus due todiphenhydramine poisoning. N Engl J Med 363:e40

Wong A (2007) An update on opsoclonus. Curr Opin Neurol 20:25–31

Alles Psycho oder Status epilepticus?

Thomas Els

Literatur – 96

© Springer-Verlag GmbH Deutschland, ein Teil von Springer Nature 2019
H.-C. Hansen et al. (Hrsg.), *Notfälle mit Bewusstseinsstörungen und Koma*,
https://doi.org/10.1007/978-3-662-59129-1_15

■ **Anamnese**

Die 39-jährige Patientin, Dozentin für Kunstgeschichte, wurde zunächst in der Klinik für Psychiatrie wegen einer akuten Verwirrtheit mit Desorientierung stationär aufgenommen. Dort zeigte sie im weiteren Verlauf einige Phasen psychomotorischer Unruhe, Agitiertheit und aggressiven Verhaltens.

Konsiliarneurologisch sahen wir eine wache, zu Person, Ort, Zeit und Situation nicht eindeutig orientierte Patientin, psychomotorisch unruhig, agitiert. Sie hatte illusionäre Verkennungen, wirkte fahrig und getrieben, hatte inhaltliche und formale Denkstörungen. Eine Fremdanamnese war nicht erhältlich.

Am Abend ereigneten sich auf der Station mehrere Episoden mit Sturz in gestreckter Haltung und folgenden tonisch-klonischen Entäußerungen an allen Extremitäten. Sie erlangte zunächst zwischen den Anfällen wieder das Bewusstsein, aber im weiteren Verlauf kam es zu rezidivierenden Anfällen, ohne dass die Patientin dazwischen wach wurde. Unter der Verdachtsdiagnose eines epileptischen Anfallsstatus erfolgte die Verlegung auf die neurologische Intensivstation.

Informationen zur Vorgeschichte fehlten auch im Weiteren, denn Angehörige verweigerten den Namen des behandelnden Arztes, und die Krankenkasse teilte aus datenschutzrechtlichen Gründen keine Informationen zu Vorerkrankungen, Hausarzt etc. mit. Kein Schrittmacherausweis, kein Epilepsieausweis.

■ **Klinisch-neurologischer Befund (neurologische Intensivstation)**

— Komatöse Patientin GCS 6 ohne Nackensteife nach 10 mg Midazolam.

— Pupillen seitengleich mittelweit mit prompter Lichtreaktion, Kornealreflexe intakt.

— Auf Schmerzreiz gleichseitige ungezielte Bewegungen der Extremitäten, kein Öffnen der Augen, keine verbale Äußerung.

— Klonisch-tonische Entäußerungen an allen Extremitäten.

— Babinski-Zeichen beidseits negativ.

— Atmung stabil.

— Keine Enuresis, kein Zungenbiss.

■ **Internistischer Befund**

— Lunge seitengleich belüftet, vesikuläres Atemgeräusch.

— Herztöne rein.

— Abdomen weich.

— Keine Resistenzen.

— Keine Petechien.

— Vitalparameter:
  — Temperatur 37,2 °C,
  — Blutdruck 130/70 mmHg,
  — Puls 64/min,
  — S_aO_2 96 %.

■■ **EKG**

— Einzelne Schrittmacheraktionen.

— Keine Erregungsrückbildungsstörungen.

■ **Initiale Laborwerte**

— Serum:
  — CRP 1,6 mg/dl (normal <0,5 mg/dl).
  — CK 295 U/l (normal <145 U/l), Prolaktin 38 µg/l (normal <23 µg/l).

— Blutbild, Elektrolyte, Glukose, Kreatinin, Schilddrüsen-, Leber- und Pankreaswerte, Blutzucker, HbA_{1c}, Ammoniak, Blutgerinnung (INR, PTT, Thrombozyten) unauffällig.

— Liquor: ohne Hinweise auf akute oder chronische entzündliche Veränderungen (Laboreingang an Tagen 3–5 einschließlich anti-neuronale AK).

— Urin: Nitrit positiv, Bakterien +++, in der Urinkultur kein Wachstum.

— Toxikologie-Screening in Urin und Serum: positiv auf Benzodiazepine, sonst unauffällig.

■ **Initiale zerebrale Bildgebung nach Intubation**

— MR-Tomographie und -Venographie: unauffällige Darstellung des Hirngewebes und der venösen Blutleiter. (Schrittmacher war MRT-fähig).

— Doppler- und Duplexsonographie:
  — Unauffällige Darstellung aller beschallbaren Gefäße bei gutem Knochenfenster bitemporal.
  — Initiales EEG: Untersuchung wurde nicht toleriert bei motorischer Unruhe.

15

- **Diagnostische Auffassung/Differenzial-diagnosen**
- Status generalisierter epileptischer Anfälle ICD-10: G41.0.
- Statusartige Häufung dissoziativer Krampfanfälle ICD-10: F44.5.
- Rhythmogene synkopale Bewusstseinsstörungen (mögliche Adams-Stokes-Anfälle bei Schrittmacherdysfunktion) ICD-10: I45.9.

- **Therapie und Verlauf**

Wegen anhaltender klinischer Symptomatik mit rezidivierenden tonisch-klonischen Entäußerungen, teils mit offenen Augen, teils mit Deviation nach rechts, links oder auch oben, teils mit geschlossenen Augen wurde eine antiepileptische Therapie mit Valproat intravenös mit einer Dosis von 20 mg/kg KG in einer Geschwindigkeit von 50 mg/kg KG/min begonnen (Kramer et al. 2005), worunter es zu keiner Veränderung des klinischen Befundes kam. Bemerkt wurden nun ein Zungenbiss seitlich rechts und eine Enuresis. Die Patientin wies Zeichen von Selbstverletzungen an den Innenseiten der Unterarme bzw. Hinweise auf alte, entzündlich vernarbte Injektionsstellen auf.

Zweifel an der Diagnose epileptischer Anfälle ergaben sich wegen der ungewöhnlichen Symptomausprägung in Abhängigkeit von der Anzahl und Aufmerksamkeit anwesender Personen:

- Häufig wechselnde Augenöffnung, Blickwendung in alle Richtungen.
- Gewundene, fast schraubenförmige Bewegungen des gesamten Körpers mit rezidivierender Verlagerung wiederholt an das rechte Bettgitter.
- Verdeutlichung der Körperbewegungen zum „Arc de Cercle".
- Versuche, über das Bettgitter zu gelangen.

■■ **Zweite EEG Ableitung**

Normalbefund in Standard- und Dauerableitung (■ Abb. 15.1).

■■ **Klinischer Verlauf**

Spontanremission

Unter dem Verdacht auf dissoziative Anfälle wurde die antiepileptische Therapie pausiert. Am nächsten Tag sistierten die tonisch-klonischen Entäußerungen. Die Patientin antwortete spontan auf Fragen, beantwortete aber keine Fragen zu Vorerkrankungen oder zu persönlichen Informationen. Die einzige medizinische Information bezog sich auf einen in Schweden implantierten Herzschrittmacher. Aufgrund der unerklärten Verweigerungshaltung auch der Angehörigen und der nicht

■ **Abb. 15.1** Münchhausen-Syndrom: Unauffälliger EEG-Befund über 10 Sekunden, bei 19-Kanal-Ableitung gegen gemeinsame Mittelwertreferenz zuzüglich Ohrelektroden. Im polygraphisch registrierten EKG keine Hinweise auf Herzrhythmusstörungen

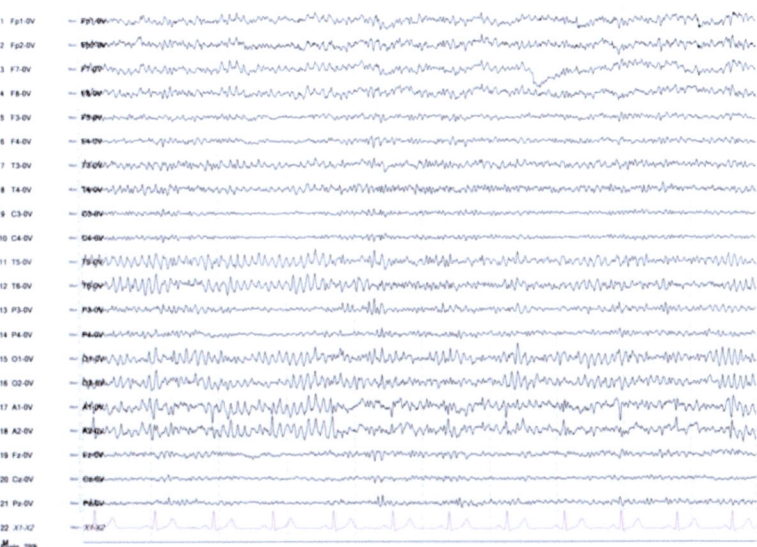

schlüssigen Befunde wurden in den nächsten Tagen und Wochen intensive Recherchen zur Vorgeschichte der Patientin durchgeführt. Sie lieferten Informationen zu klinischen Voraufenthalten in verschiedenen Krankenhäusern in Europa und USA wegen akuten Synkopen mit teilweise verlängerten komatösen Phasen ungeklärter Ätiologie, wegen akuter Hyper- und Hypoglykämien, wegen schwerer Elektrolytverschiebungen, wegen Herzrhythmusstörungen mit u. a. einem AV-Block II. Grades mit Herzschrittmacherimplantation, wegen rezidivierender epileptischer Anfälle ungeklärter Ätiologie und wegen wiederkehrender Selbstverletzungen, u. a. mit Schnittwunden, wie sie u. a. typisch für Borderline-Patienten sind.

Nach Rückverlegung in die Klinik für Psychiatrie ergaben sich Hinweise auf einen jahrelangen, innerfamiliären Missbrauch – wohl ein Teilaspekt des dann diagnostizierten Münchhausen-Syndroms (Asher 1951).

Differenzialdiagnostisch war bei Aufnahme der Patientin bei klinischem Verdacht auf einen Status epilepticus u. a. an eine Intoxikation, eine strukturelle Hirnschädigung, eine Sinusvenenthrombose oder eine vorbestehende Grand-mal-Epilepsie zu denken. Bereits klinisch auffällig waren die „Massenbewegungen" des Körpers ohne Veränderung durch Benzodiazepin-Gabe, die Zunahme der motorischen Entäußerungen bei Beachtung und die teils offenen, teils geschlossenen Augen. Auch die nur gering erhöhte CK erschien nicht passend, ebenso der unauffällige Serumwert für Prolaktin.

Fazit

- Ein generalisierter Status epilepticus konnte durch das unauffällige EEG im zweiten Anlauf ausgeschlossen werden. Das gilt stets nur für die generalisierte Anfallsaktivität, denn fokale Anfälle lassen sich im konventionellen EEG niemals ausschließen, selbst nicht bei statusartiger Häufung. Wegen der bilateralen tonisch-klonischen motorischen Entäußerungen und des Zungenbisses ist hier die Fragestellung auf Grand-mal-Anfälle fokussiert.
- Klinische Hinweise gegen den SE generalisierter Anfälle sind die Fluktuationen der Symp

tomatik („waxing und waning") ohne Befundzunahme bis hin zur Intubationspflichtigkeit. Auch die gezielte Motorik ist unvereinbar mit SE (Fluchttendenz über Bettgitter).
- Enuresis und Zungenbiss sind allerdings sehr ungewöhnlich für psychogene Störungen.
- Die positive Diagnose psychogener nichtepileptische Krampfanfälle ist schwierig, sie ist stets eine Ausschlussdiagnose. Positive Hinweise ergeben sich aus der Beobachtung der Ereignisse mit den Merkmalen:
  - areaktives Verharren,
  - Dauer von mehr als 10 Minuten Länge,
  - irreguläre Extremitätenbewegungen,
  - geschlossene Augen mit aktiv zunehmendem Widerstand gegen die passive Öffnung durch den Untersucher (Reuber und Bauer 2003).
- Selbstverletzungen sind ein typischer Befund bei artifiziellen Störungen.
- Bewährte Instrumente zur klinischen DD gegen psychogene Bewusstseinsstörungen (Hansen et al. 2013) sind der Arm-Herabfalltest, das Abwehrverhalten gegen AmmoniakRiechproben und die Wirksamkeit beruhigender Konversation („Talking down").

Take Home Message

- Dieser Fall illustriert, dass selbst epilepsietypische Phänomene wie iktualer Harn- oder Stuhlabgang, Verletzungen, Zungenbiss oder die Angabe nächtlicher Anfälle nicht gestatten, immer verlässlich zwischen psychogenen und epileptischen Anfällen zu unterscheiden.
- Psychogene Ereignisse gesellen sich bei Anfallskranken mit epileptischen Anfällen häufig hinzu, sodass stets ein „organischer Kern" gesucht werden muss. Dies gilt insbesondere, wenn die psychiatrische Konstellation nicht alle Einzelheiten überzeugend erklärt.
- Das wiederholte EEG kann sehr sinnvoll sein. Es klärt die Sachlage weit-

15

gehend und zuverlässig, soweit der Patient die Ableitung tolerieren kann.

- Menschen mit Münchhausen-Syndrom tendieren zur Ausprägung körperlicher Symptome in einer dramatischen und notfallmäßigen Art und Weise, was zu multiplen Krankenhauseinweisungen durch Notärzte oder durch die Person selbst führen kann und ausführliche diagnostische Maßnahmen nach sich zieht, die im Ergebnis im Wesentlichen unauffällig bleiben. Die im Verlauf bekannt gewordene umfangreiche Vorgeschichte stützt die Diagnose. Man sollte sich durch mangelnde Compliance seitens der Patienten oder Angehörigen nicht von einer genauen Anamneseerhebung abbringen lassen.
- Wesentliches Merkmal der Erkrankung ist das bewusste selbstschädigende Verhalten, was auch die wesentlichen Differenzialdiagnosen wie Konversionssyndrome, Somatisierungsstörung oder Hypochondrie[*] abgrenzt. In der Erscheinungsform ähnelt es der Borderline-Störung (ICD10: F60.31 Persönlichkeitsstörung vom emotional-instabilen Typ).

Exkurs

Münchhausen-Syndrom
Entsprechend den ICD 10-Kriterien F68.1 müssen für die Diagnose eines Münchhausen-Syndroms folgende Symptome vorliegen:
- Anhaltende Verhaltensweisen, mit denen Symptome erzeugt oder vorgetäuscht werden und/oder Selbstverletzungen, um Symptome herbeizuführen.
- Es gibt keine äußere Motivation, wie z. B. finanzielle Entschädigung, für dieses Verhalten.
- Ausschlussvorbehalt ist das Fehlen einer gesicherten körperlichen oder psychischen Störung, die die Symptome erklären könnte.

Exkurs

Artifizielle Störung F68.1
Hinweise auf eine artifizielle Störung im weitesten Sinne können sein (Feldman et al. 2001; Kenedi et al. 2011; Kapfhammer 2017):
- Krankheitszeichen und Symptome, die sich jeder Therapie entziehen und ständig, auch mit neuartigen Ausprägungen, wiederkehren.
- Das Ausmaß der Beschwerden steht in keinem Verhältnis zu den objektiven Befunden, es besteht eine Aggravationstendenz.
- Diagnostische Tests und Behandlungsversuche bleiben erfolglos.
- Befunde werden selbstinduziert oder Befundverschlechterungen treten durch Selbstmanipulation ein.
- Ungewöhnliche Bereitschaft, manchmal schon ein Drängen, zu medizinischen/chirurgischen Maßnahmen.
- Invasive Untersuchungen werden nichtinvasiven Verfahren vorgezogen.
- Wiederholte Diskussionen um Untersuchungsbefunde, frühere Befunde stehen im Widerspruch zur Anamnese durch den Patienten.
- Klinische Verschlechterungen werden vom Patienten vorhergesagt, Befundverschlechterungen treten kurz vor der Entlassung ein.
- Arzt- und Krankenhaus-Hopping.
- Der Patient stellt sich als „Opfer" sowohl im medizinischen als auch im beruflich/privaten Setting dar.
- Inkonsistente, selektive oder irreführende Informationen zur Vorgeschichte seitens des Patienten, Verweigerung zur Recherche anamnestischer Daten.
- Darstellung von gehäuften Behandlungskomplikationen.
- Noncompliance gegenüber diagnostischen und therapeutischen Maßnahmen.
- Vermehrte Schwierigkeiten im täglichen Umgang auf der Krankenstation.
- Rascher Abbruch von Diagnostik und Therapie bei Ankündigung psychiatrischer Konsultationen.

Literatur

Asher R (1951) Münchhausen syndrome. Lancet 1(6): 339–341

Feldman MD, Hamilton JC, Deemer HN (2001) Factitious disorder. In: Phillips KA (Hrsg) Somatoform and factitious disorders. Review in psychiatry, Bd 20. American Psychiatric Publishing, Washington, DC, S 129–166

Hansen HC, Bartsch T, Deuschl G (2013) Klinische Differentialdiagnostik bei akuten Bewusstseinsstörungen Kap.4. In: Hansen HC (Hrsg) Bewusstseinsstörungen und Enzephalopathien. Springer, Heidelberg/Berlin

Kapfhammer HP (2017) Artifizielle Störungen. Nervenarzt 88:549–570

Kenedi CA, Shirey KG, Hoffa M et al (2011) Laboratory diagnosis of factitious disorder: *a* systemic review of tools useful in the diagnosis of Munchausen's syndrome. N Z Med J. 2011 Sep 9;124(1342):66-81.

Kramer G, Bergmann A, Deshpande LS, König S, Kurth C, Kurlemann G, Loscher W, Luef G, Meierkord H, Noachtar S, Pohlmann-Eden B, Rosenow F, Ruegg SJ, Runge U, Schmidt D, Schmitt B, Siegel A, Stefan H, Stodieck SR, Tauboll E, Trinka E, Uberall M (2005) Current place of intravenous valproic acid in the treatment of generalized tonic-clonic status epilepticus. Aktuelle Neurol 32:263–274

Reuber M, Bauer J (2003) Psychogene nichtepileptische Anfälle. Dtsch Arztebl 100:A 2013–A 2018

15

Bewusstseinsstörungen im Alter von 40 bis 49 Jahren

Inhaltsverzeichnis

Zwischen Hanta, Bickerstaff und Clippers: die Diversität der Hirnstammenzephalitis

Daniel Wertheimer

Literatur – 104

© Springer-Verlag GmbH Deutschland, ein Teil von Springer Nature 2019
H.-C. Hansen et al. (Hrsg.), *Notfälle mit Bewusstseinsstörungen und Koma*,
https://doi.org/10.1007/978-3-662-59129-1_16

■ **Anamnese**

Eine 40-jährige Frau stellt sich wegen seit 3 Tagen zunehmender Kopfschmerzen, Sprechstörungen und neu aufgetretener Schwäche der rechten Körperhälfte notfallmäßig im Krankenhaus vor.

■ **Anamnese**

– Seit 9 Monaten langsam beginnende Gangunsicherheit und Schwäche im linken Bein, kontinuierlich zugenommen, seit 3 Monaten Gehilfen.
– Nachlassende geistige Leistungsfähigkeit und Sprechstörung über Monate.
– Kopfschmerzen und Übelkeit seit 3 Tagen, Erbrechen seit einem Tag.
– Keine vorangegangenen Auslandsaufenthalte.

■ **Neurologischer Aufnahmebefund**

– Wach, vollständig orientiert, leicht verlangsamt bezüglich Sprachverständnis und Denktempo.
– Selbstständiges Gehen nicht möglich bei zusätzlicher linksbetonter Beinataxie.
– Pontomesenzephales Syndrom mit internukleärer Ophthalmoplegie (INO), leichter Dysarthrie und links- und beinbetonter, mäßig ausgeprägter spastischer Tetraparese.

■ **Apparative Befunde am Aufnahmetag**

– **cMRT:** flächige, wolkige, flau KM-anreichernde Signalalterationen in T2 pontin und mesenzephal mit Übergang bis in die rechte hintere Capsula interna, keine Diffusionsstörung (■ Abb. 16.1).
– **Liquor:** rein granulozytäre Pleozytose (344/μl), Eiweiß 511 mg/dl, L-Glukose 57 mg/dl, S-Glukose 70 mg/dl. Lactat 2,7 mg/dl.
– **EEG:** ohne Nachweis epilepsietypischer Graphoelemente.

■ **Verlauf**

Unter der Auffassung einer entzündlichen Hirnstammerkrankung wird – polypragmatisch – eine breit angelegte antientzündliche Therapie begonnen, da der Liquorbefund mit granulozytärer Pleozytose eher für eine (frühe) bakterielle, das cMRT für eine virale oder immunologische Genese spricht. Unter Ceftriaxon, Ampicillin, Aciclovir und über 2 Tage Dexamethason 3 × 10 mg/d besteht für die ersten drei Tage eine klinisch unveränderte Situation.

■■ **Tag 4: Klinische und apparative Befunde**

– Fulminante Verschlechterung mit progredienter Bewusstseinsstörung bis zum Koma mit zentraler vertikaler Schielstellung („skew-deviation") und nicht-rhythmischen Myoklonien der Muskulatur beider Arme.
– cCT ohne Hinweise für Infarkte oder Einblutung.
– Thorax-CT ohne pathologischen Befund.

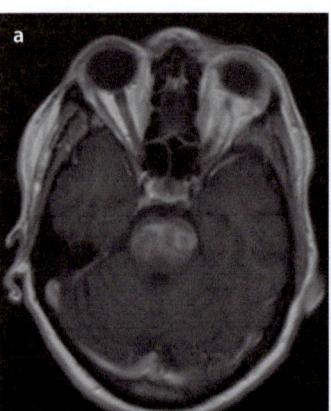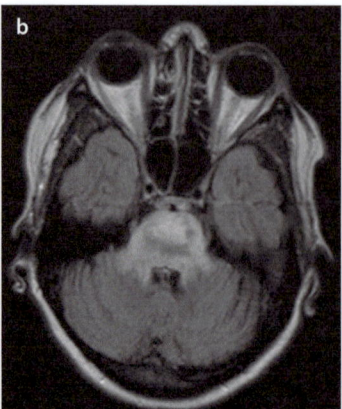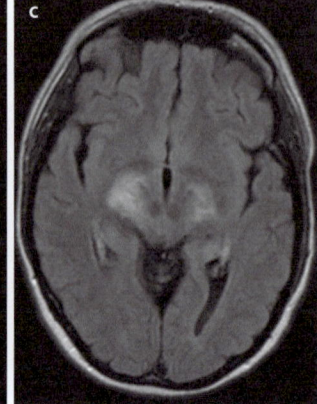

■ **Abb. 16.1**   a–c cMRT am Aufnahmetag mit bilateralen Signalstörungen im Dienzephalon, Mesenzephalon und Pons

- Liquor: gemischte lympho- und granulozytäre Pleozytose (70:30) von 350/µl.
- Serum: ACE und löslicher IL-2 Rezeptor
  unauffällig. Gangliosid-AK negativ
  (GQ1B).
- Transkranieller Doppler-Ultraschall: Wi-
  derstandsprofil der A. basilaris mit vermindertem diastolischem Fluss, unauffällig in den vorderen Stromgebieten.
- EEG: schwere Allgemeinveränderungen
  mit vereinzelten Sharp-wave-Komplexen
  ohne Seitenbetonung.
- MRT: deutliche Zunahme der Hirnstammschwellung.

■ **Diagnostische Auffassung**

Hirnstammenzephalitis unklarer Genese

■ **Therapie und Verlauf**

- Intubation bei unregelmäßigem Atem-
  rhythmus und erloschenem Schluck- und
  Hustenreflex, um den Atemweg zu sichern
  und schnell über milde Hyperventilation
  und Analgosedierung die Hirnstammschwellung zu vermindern.
- Wegen Hirnstammschwellung zusätzlich 4
  × tgl. intravenöses Mannitol 20 % 100 ml.
- Beginn einer Steroidpulstherapie mit Methylprednisolon 2 g/d für 5 Tage, danach
  100 mg in absteigender Dosierung.
- Levetiracetam zur Behandlung der nicht
  eindeutig einzuordnenden Erregbarkeits-
  steigerungen im EEG, die eine zusätzliche
  intermittierende iktuale Ursache möglich
  erscheinen lassen. Zur Senkung des intrakraniellen Drucks leichte Analgosedierung
  mit Midazolam und Fentanyl, Antibiotikagabe abgesetzt.

■■ **Tag 7**

- Patientin wach und verbal kontaktfähig,
  Extubation am 9. Tag.
- Transkranieller Dopplerbefund mit unauffälligem Flussprofil auch diastolisch in allen Strombahngebieten ohne Hinweise für
  intrakranielle Drucksteigerung.
- Methylprednisolon bis Tag 9 fortgeführt
  mit 100 mg/d, dann reduziert.

■■ **Weiterer Verlauf**

- Nach 14 Tagen Verlegung von der Inten-
  sivstation auf die Normalstation.
- Nach 3 Wochen Sitzen im Rollstuhl mög-
  lich.
- Nach 6 Wochen Beginn der Standübun-
  gen.
- Nach 6 Wochen weitgehender Rückgang
  der KM-Aufnahme im MRT (❏ Abb. 16.2).
- Nach 8 Wochen Verlegung zur weiteren
  Neurorehabilitation, bis dahin deutliche
  Dysarthrie mit langsamer Verbesserung.
- nach 9 Monaten langsames Gehen mit 2
  Gehilfen möglich, im cMRT keine KM-
  Aufnahme mehr (❏ Abb. 16.3).

■ **Differenzialdiagnostische Überlegungen**

Innerhalb von Tagen entwickelt sich ein
schweres Hirnstammsyndrom auf pontome-
senzephaler Höhe mit einer akut entzündlichen Liquorkonstellation. Zudem besteht
eine etwa 9 Monate zuvor begonnene langsam
progrediente bein- und linksbetonte spastische Tetraparese. Deren Zusammenhang mit
der aktuellen Erkrankung bleibt zunächst
unklar.

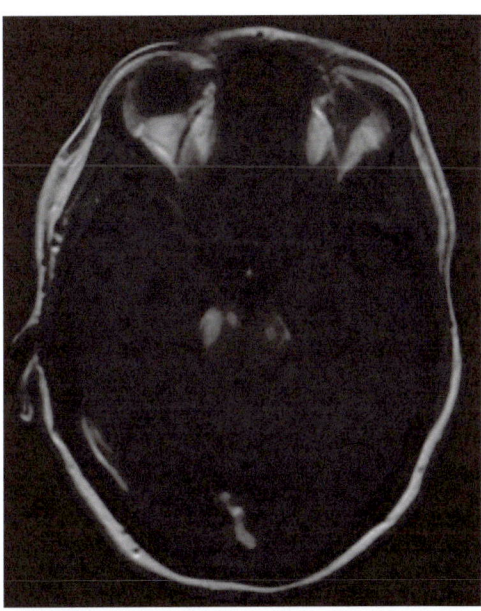

❏ **Abb. 16.2**   cMRT 6 Wochen nach Beginn

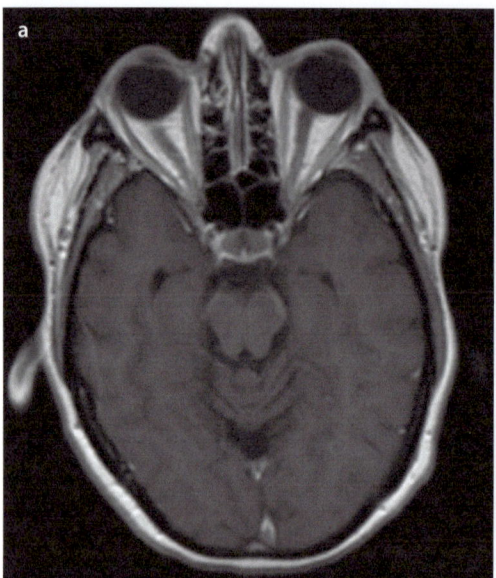 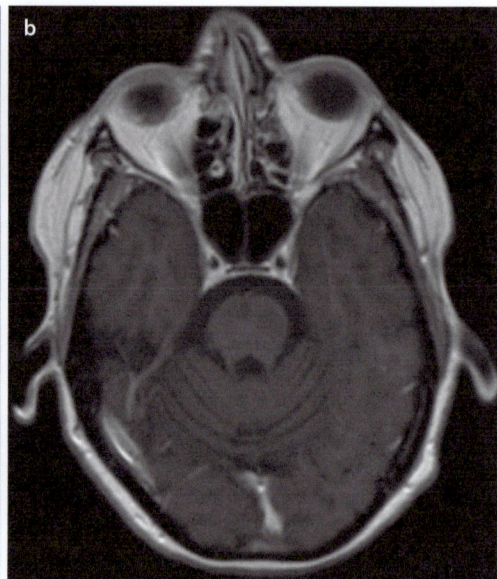

◘ Abb. 16.3   a, b cMRT 9 Monate nach Beginn

**■■ Diskussion möglicher Differenzialdia-
gnosen**

Siehe auch Meyding-Lamadé und Grabowski
(2009):

— **CLIPPERS-Syndrom:** Das Verteilungsmuster mit pontomesenzephalem Schwerpunkt,
die klinischen Symptome (Gangataxie und
Dysarthrie), das Erkrankungsalter und Ge-
schlecht sowie die foudroyante klinische
und bildmorphologische Steroidresponsivi-
tät passen gut zum CLIPPERS-Syndrom.
Im MRT zeigt sich jedoch nicht das zum
Zeitpunkt der klinischen Verschlechterung
zu erwartende typische bildmorphologische Muster mit vielen punktförmigen,
kontrastmittelaufnehmenden Herden entsprechend den perivaskulären Entzündungen (s. ◘ Abb. 16.4), sondern ein eher groß-
flächiges, wolkenartiges Enhancement ohne
perivaskuläre Betonung. Aus diesem
Grunde ist von einem anderen pathophy-
siologischen Mechanismus auszugehen, der
ein CLIPPERS-Syndrom ausschließt.

— **Virusenzephalitis:** Die initiale granulozytäre Liquorkonstellation ist nicht typisch,
und die länger bestehende Tetraparese
wäre schwerlich zu erklären. Klärung ist

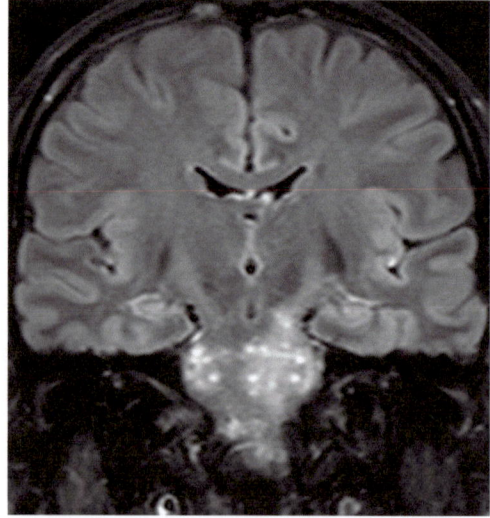

◘ Abb. 16.4   MRT-FLAIR-Sequenz CLIPPERS-Syndrom
(„chronic lymphatic inflammation with pontine
perivascular enhancement responsive to steroids").
(Quelle: Archiv F. Erbguth, Nürnberg)

durch PCR-Testungen des Liquors auf
Herpesviren (VZV, HSV, EBV) und Enteroviren (ECHO und Coxsackie), ggf. auch
Masern, Mumps, Influenza A/B und Para-
influenza anzustreben. Der Ausschluss

16

infektiöser Ursachen erfordert je nach Anamnese weitreichende Antikörpertestungen einschließlich Borreliose, Lues, Listerien, FSME, Poliomyelitis Virus, West-Nil-Virus, Hanta-Virus, Toskana-Virus.

- **Andere Enzephalitiden:** Weitere infektiöse Erkrankungen wie Toxoplasmose, M. Whipple, Tuberkulose, Mycoplasma pneumoniae: Verteilungsmuster mit flächiger, auf den Hirnstamm begrenzter Kontrastmittelaufnahme untypisch. Liquorzellbild nicht passend.
- **SREAT/Hashimoto-Enzephalopathie:** Keine TPO- und Anti-Tg-Antikörper nachgewiesen, keine manifeste oder subklinische Hypothyreose vorhanden.
- Typisch sind hier nicht vorhandene meningeale Anreicherungen im MRT und Hirnnervenbeteiligung (u. a. N. opticus, N. facialis). Ebenso fehlten weitere Symptome einer generalisierten Granulomatose, pulmonale Symptome und Befunde im CT-Thorax sowie wegweisende Erhöhungen von Angiotensin-Converting-Enzym (ACE) oder löslichem IL-2-Rezeptor im Serum.
- **Bickerstaff-Enzephalitis:** passend zu Bewusstseinsstörung (nahezu obligates Symptom) und vorangehender Störung der Okulomotorik. Typisch sind vorangehende Infektionen der Atemwege, der Nachweis von Antigangliosid-Antikörpern gegen GQ1b (60 %) und eine fehlende Pleozytose in Analogie zum Miller-Fisher-Syndrom, zu dem Übergänge bestehen (Ito et al. 2008).
- **Immunvermittelte paraneoplastische Enzephalopathie:** Kein Malignomnachweis, klinisch keine B-Symptomatik, keine Gewichtsabnahme, keine anti-neuronalen Antikörper in umfangreichen Serum- und Liquoruntersuchungen festgestellt.
- **M. Behçet:** Vorrangig bei jungen Männern asiatischer oder mediterraner Herkunft. Hier lagen keine typischen extraneuronalen (muskulären und okulären) Symptome vor, die allerdings nicht obligat sind. Die Vaskulitis des Neuro-Behçet zeigt manchmal Hirnstamm- und Kleinhirnmanifestationen, kann mit kognitiven Defiziten einhergehen und im frühen Stadium steroidsensitiv sein. Die Abgrenzung zu anderen Hirnstammenzephalitiden kann durch Bestimmungen von HLA-DR 51 und Interleukin 6 im Serum unterstützt werden.

- **Sjögren-Syndrom:** Möglich mit Hirnstammbeteiligung, Sicca-Symptomatik nicht obligat vorhanden. Die Differenzierung gelingt durch Histologie aus Speicheldrüsenbiopsien. Überschneidung allerdings mit CLIPPERS möglich, da auch subklinische Beteiligung exokriner Drüsen beschrieben sind.
- **Primäres ZNS-Lymphom:** Das auf den Hirnstamm begrenzte Verteilungsmuster wäre für primäre ZNS-Lymphome untypisch. Lymphome sind nur mittels Histologie sicher auszuschließen.

Fazit

Die entzündliche Hirnstammaffektion mit akuten Kopfschmerzen und granulozytärer Pleozytose weckte zunächst die Befürchtung einer akut-infektiösen neuroinvasiven Erkrankung. Vor dem Hintergrund der seit Monaten bestehenden Dystaxie und progredienten Hemiparese/Tetraparese waren auch chronische Erkrankungsprozesse zu bedenken.

Die vorbestehende und langsam progrediente spastische Tetrasymptomatik wies eher auf eine sich langsam entwickelnde Hirnstammpathologie hin. Die foudroyante klinische Verschlechterung an Tag 4 mit zentral vertikaler Schielstellung „(skew-deviation)" und schwerer Bewusstseinsstörung erklärten sich durch das progrediente Hirnstammödem mit vermuteter beginnender Hirnstammkompression.

Schließlich unterstützte die lymphozytäre Konversion des Liquorzellbildes die Auffassung einer immunologisch vermittelten steroidsensitiven Hirnstammenzephalitis. Die Steroidtherapie leitete die weitreichende Genesung der Hirnstammsymptome ein.

Take Home Message

- Eine granulozytäre Pleozytose kann auch initial bei Autoimmunenzephalitiden auftreten.
- Bei Verschlechterung einer Hirnstammenzephalitis mit Raumforderung und Bewusstseinsverlust ist eine rasche und entschlossene antiinflammatorische Therapie gegen das Hirnstammödem einschließlich Intubation und Beatmung notwendig.
- Die intermittierenden nicht rhythmischen Myoklonien waren hier Ausdruck der Hirnstammfunktionsstörung selbst.
- Das differenzialdiagnostisch am ehesten zu erwägende CLIPPERS-Syndrom ist gekennzeichnet durch immunologisch bedingte Entzündungen vorwiegend im Hirnstamm und den Hirnschenkeln. Histologisch sind in den Infiltraten CD-3-positive Lymphozyten sowie Histiozyten nachweisbar, die ohne spezifische Vaskulitispathologie auch Venen und kleine Arterien einbeziehen Die Kontrastmittelaufnahme im MRT betrifft in der Regel multiple knötchenartige Befunde im Hirnstamm <3 mm Durchmesser, ohne dass raumfordernde Effekte entstehen (Pittock et al. 2010; Tobin et al. 2017).
- Die Hirnstammenzephalitis ist charakterisiert durch die überwiegend sehr gute Steroidempfindlichkeit bei Hochdosistherapie (initial Methylprednisolon 1 g/d über 5 Tage, danach 100 mg/d absteigend). Sind mäßig dosierte Steroiddosen unzureichend wirksam, erlaubt dies keine Aussage. Rezidive nach Steroidreduktion sind bei 50 % der Patienten berichtet worden (Tobin et al. 2017).
- Die Hirnstammenzephalitis ist je nach Verlauf ggf. dauerhaft mit Immunsuppressiva (MTX, Cyclophosphamid) zu behandeln (Dudesek et al. 2014).
- Bei frühzeitiger und konsequenter Behandlung kann eine Hirnstammenzephalitis günstig verlaufen.
- Die histologische Sicherung der Diagnose Hirnstammenzephalitis ist wegen der zu befürchtenden Schädigung durch die Biopsie umstritten. Diese ist in Bezug auf CLIPPERS bei typischem „streuselkuchenartigem" Verteilungsmuster kleiner kontrastmittelaufnehmender Herde im MRT und guter Therapieresponsivität auf Steroide verzichtbar.

Literatur

Dudesek A, Rimmele F, Tesar S, Kolbaske S, Rommer PS, Benecke R, Zettl UK (2014) CLIPPERS: chronic lymphocytic inflammation with pontine perivascular enhancement responsive to steroids. Review of an increasingly recognized entity within the spectrum of inflammatory central nervous system disorders. ClinExpImmunol 175(3):385–396. https://doi.org/10.1111/cei.12204

Ito M, Kuwabara S, Odaka M, Misawa S, Koga M, Hirata K, Yuki N (2008) Bickerstaff's brainstem encephalitis and Fisher syndrome form *a* continuous spectrum: clinical analysis of 581 cases. J Neurol 255(5):674–682. https://doi.org/10.1007/s00415-008-0775-0. [Epub 2008 Feb 18]

Meyding-Lamadé U, Grabowski A (2009) Hirnstammentzündungen (Kapitel 4.2). In: Urban PP (Hrsg) Erkrankungen des Hirnstamms- Klinik, Diagnostik, Therapie. Schattauer, Stuttgart, S 217–230

Pittock SJ, Debruyne J, Krecke KN, Giannini C, van den Ameele J, De Herdt V, McKeon A, Fealey RD, Weinshenker BG, Aksamit AJ, Krueger BR, Shuster EA, Keegan BM (2010) Chronic lymphocytic inflammation with pontine perivascular enhancement responsive to steroids (CLIPPERS). Brain 133(9):2626–2634. https://doi.org/10.1093/brain/awq164. [Epub 2010 Jul 17]

Tobin WO, Guo Y, Krecke KN, Parisi JE, Lucchinetti CF, Pittock SJ, Mandrekar J, Dubey D, Debruyne J, Keegan BM (2017) Diagnostic criteria for chronic lymphocytic inflammation with pontine perivascular enhancement responsive to steroids (CLIPPERS). Brain. 140(9):2415–2425. https://doi.org/10.1093/brain/awx200

16

Unklares Psychosyndrom bei chronischer Polytoxikomanie

Frank Erbguth

Literatur – 110

© Springer-Verlag GmbH Deutschland, ein Teil von Springer Nature 2019
H.-C. Hansen et al. (Hrsg.), *Notfälle mit Bewusstseinsstörungen und Koma*,
https://doi.org/10.1007/978-3-662-59129-1_17

Ein 40-jähriger Patient wurde aus einer externen internistischen Klinik soporös mit noch suffizienter Atmung übernommen mit Verdacht auf septische Enzephalopathie.

■ **Anamnese**
— Schwere Polytoxikomanie:
    — ab dem 7. Lebensjahr Cannabisabusus;
    — ab dem 9. Lebensjahr Opiatabusus und
    — ab dem 13. Lebensjahr Heroinabusus.
— Chronische Hepatitis B und C, mit erhöhter Viruslast.
— Bis vor 6 Monaten im Methadon-Substitutionsprogramm; danach angeblich clean (Fremdanamnese der Lebensgefährtin).
— Vor 4 Wochen erstmalige Aufnahme im externen Krankenhaus wegen einer Überdosierung von Oxycodon mit Rhabdomyolyse, Crush-Niere, Multiorganversagen und Sepsis.
— Innerhalb von 2 Wochen komplette Remission der Intoxikation und ihrer Folgen – Entlassung zunächst im Zustand voller Orientierung.

— Entwicklung eines progredienten deliranten Syndroms mit aggressivem Verhalten.
— Einweisung in externe Psychiatrie unter dem Verdacht auf eine drogeninduzierte Psychose; dort: Gabe von Haloperidol und Durchführung eines Schädel-CT mit dem Befund diffuser Läsionen (◘ Abb. 17.1) und Weiterverlegung in die vorbehandelnde internistische Klinik.
— Dort: MRT des Schädels mit Verdacht auf diffuses zerebrales Geschehen; z. B. Hirnödem (◘ Abb. 17.2).
— Fraglich ereignete sich ein einmaliger generalisierter tonisch-klonischer Anfall.
— Zuverlegung in die Neurologie unter dem Verdacht auf eine Enzephalopathie im Zusammenhang mit dem abgelaufenen Multiorganversagen (z. B. septische Enzephalopathie).

■ **Neurologischer Befund bei Aufnahme**
— Bewusstsein: wach, geöffnete Augen.
— Kein Fixieren des Untersuchers, nicht kontaktfähig.

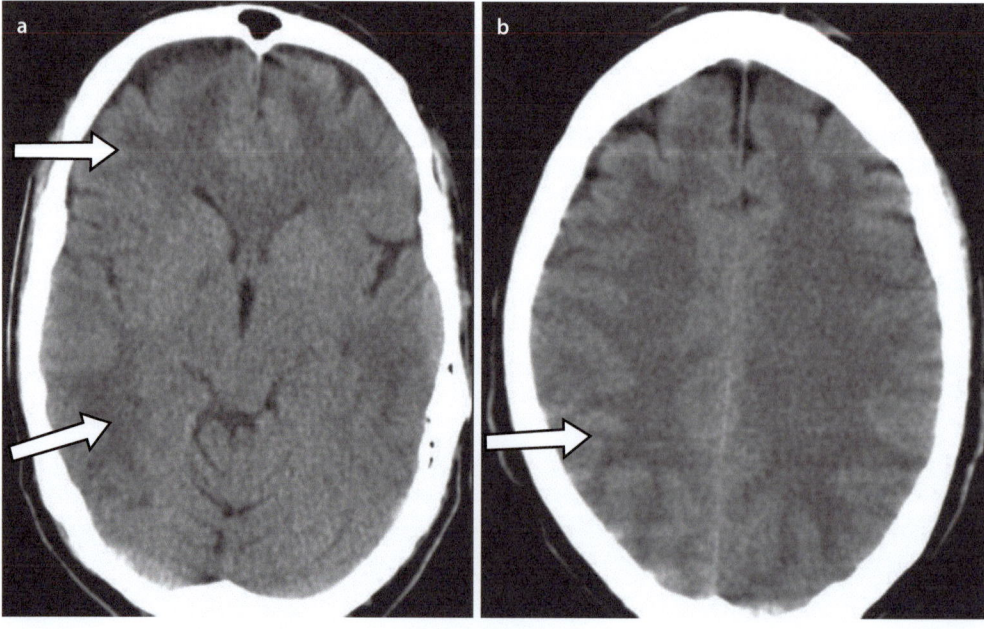

◘ **Abb. 17.1   a, b** Zerebrale CT mit flächigen Hypodensitäten, lokalisiert bifrontal, temporal rechts und biparietal in den Marklagern (Pfeile)

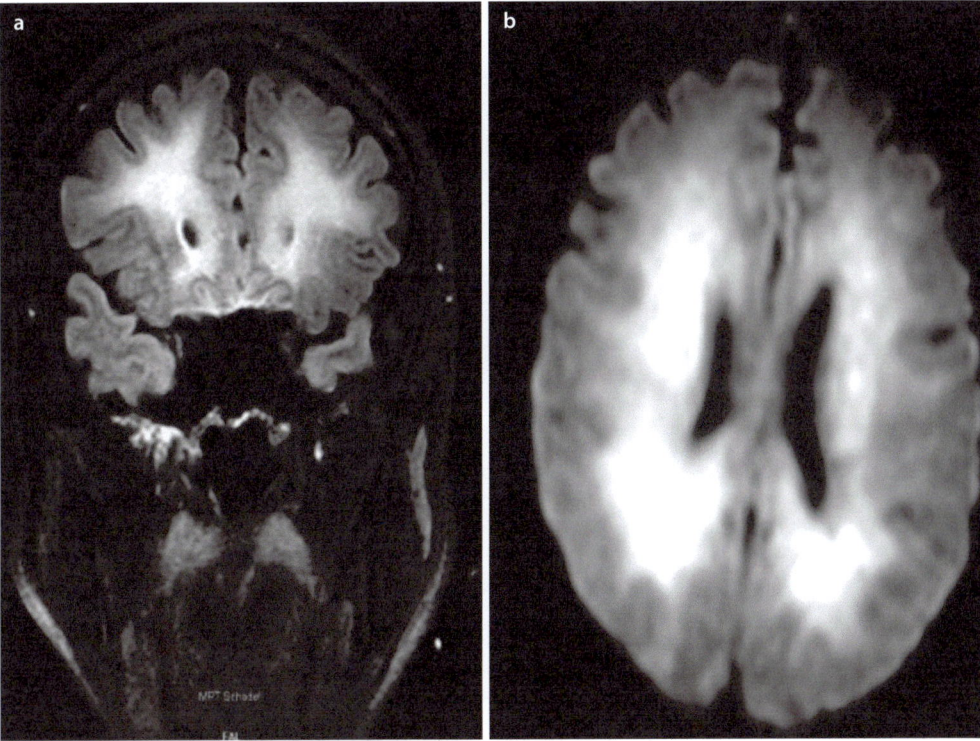

◘ **Abb. 17.2** MRT: Massiver T2-Durchscheineffekt (**a**, FLAIR coronar **b**, DWI-Sequenzen) ohne korrespondierende Signalverluste im ADC-Map („apparent diffusion coefficient", nicht gezeigt)

— Pupillen weit und gut lichtreagibel, Hirnstammreflexe unauffällig.
— Auf Schmerzreiz teilweise gezielte Abwehr beidseits.
— Erhöhter spastischer Muskeltonus aller Extremitäten.
— Gesteigerte Muskeleigenreflexe, keine positiven Pyramidenbahnzeichen.

▪ **Laborwerte**
— Leichte Leukozytose (13,4/nl) ansonsten unauffälliges Blutbild und Routinelabor.
— Hepatitisbefunde: HBV-DNA 14.800 IE/ml; HCV-RNA: 3970.000 IE; Hepatitis-C-Genotypisierung: HCV-Genotyp 3a.
— Liquoranalyse: Unauffälliger Liquor.

▪ **Erweiterte Diagnostik**
— **Labor:** Unauffällige Befunde in Serum und Liquor bezüglich Vaskulitis-/Kollagenosediagnostik, Infektionsserologie,

Gangliosid-Antikörper, paraneoplastische und anti-neuronale Antikörper sowie Toxikologie.
— **EEG:** Schwere Allgemeinveränderung mit vorwiegender Delta-Aktivität, ohne Reaktion auf Außenreiz. Keine epilepsietypischen Potenziale.
— **Gefäßbefunde:** Ultraschall: Extra- und intrakraniell unauffälliger Befund; MR-Angiographie und DSA: unauffälliger Gefäßstatus ohne Hinweise auf Vasospasmen oder Vaskulitis.
— **MRT-Kontrolluntersuchung:** Unveränderter Befund im Vergleich zu den Fremdaufnahmen 5 Tage zuvor mit flächiger hyperintenser Darstellung des frontalen, temporalen und parietalen Marklagers mit Beteiligung des Balkens (FLAIR, T2) und ausgeprägtem Durchscheineffekt in den DWI-Sequenzen (◘ Abb. 17.2 und 17.3).

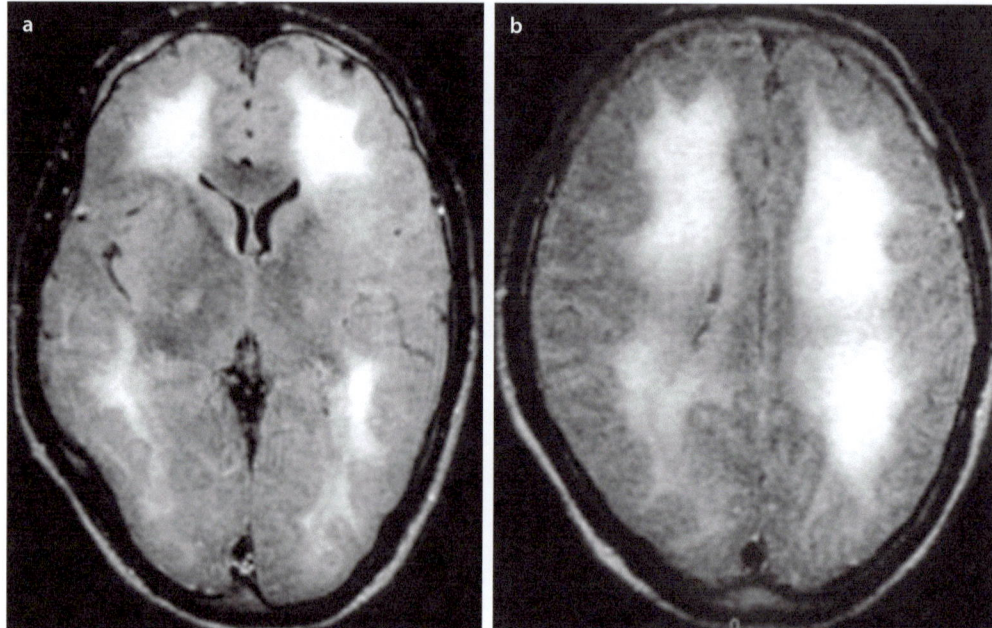

Abb. 17.3   a, b Hyperintense Marklagerveränderungen (Gradientenecho-Sequenz T2∗) als Zeichen einer ausgeprägten Leukenzephalopathie ohne Nachweis von Hämorrhagien

— **MRT-Spektroskopie:** Ubiquitär stark alteriertes Metabolitenspektrum mit erheblichem Verlust des N-Azetylaspartat (NAA)-Peaks in beiden Marklagern, insbesondere aber rechts frontal mit dort relativ gut erhaltenen Cholin-Peaks (Zellmembranmarker).

■ **Differenzialdiagnostische Überlegungen**

Enzephalopathie bei Multiorganversagen (MOV)

Aufgrund der Vorgeschichte einer Opioidintoxikation und eines Multiorganversagens (MOV) mit Sepsis war die Verdachtsdiagnose einer septischen Enzephalopathie bzw. Enzephalopathie bei MOV grundsätzlich in Erwägung zu ziehen. Dagegen sprach allerdings die zweiwöchige Latenz zwischen dem MOV und der klinischen Symptomatik sowie das lange freie Intervall. Gegen ein multifokales PRES (posteriore reversible Leukenzephalopathie durch Drogen) sprach die weitgreifende und diffus flächige Verteilung.

Enzephalitisches Syndrom (z. B. Autoimmunenzephalitis, hepatitisassoziierte Enzephalitis oder Vaskulitis)

Dagegen sprachen die diesbezüglich gänzlich unauffälligen Serumbefunde und der Liquorbefund. Allerdings war ein Fall publiziert worden (Seifert et al. 2008), bei dem eine zerebrale Virusinvasion bezüglich Hepatitis C beschrieben worden war.

Drogenassoziierte/-induzierte Enzephalopathie

Ein **drogenassoziiertes Vasokonstriktionssyndrom** war durch die unauffälligen Gefäßbefunde einschließlich DSA weitgehend ausgeschlossen. Möglich erschien eine **spongiforme heroininduzierte Enzephalopathie**. Auf erneute Nachfrage berichtete die Lebenspartnerin, dass der Patient früher Heroin immer wieder auch durch Folienrauchen konsumiert habe. Von einem aktuellen Konsum wisse sie nichts. Um eine eindeutige Diagnose zu stellen, wurde die Indikation zur Hirnbiopsie gestellt.

17

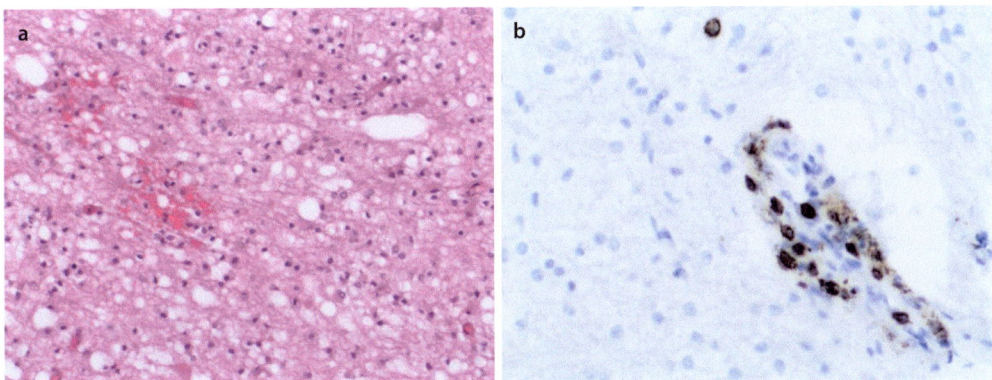

☐ **Abb. 17.4   a, b** Ausgeprägte Vakuolen im Sinne einer spongiformen Leukenzephalopathie (**a**; HE-Färbung; ×10); CD-8 positive T-Lymphozyten **b**

■ **Neuropathologische Befunde**

In der weißen Substanz zeigten sich fokal stark ausgeprägte vakuolige spongiöse Veränderungen mit stark ausgeprägter reaktiver Astrogliose und zusätzlich schaumzellig transformierten Makrophagen mit Myelinabbauprodukten im Zytoplasma (☐ Abb. 17.4). Die intrazerebralen kleinkalibrigen Gefäße zeigten regelhaft aufgebaute Wandstrukturen und spärliche perivaskulär gelegene lymphomonozytäre Entzündungszellinfiltrate. Im Hirngewebe fanden sich verstreute und perivaskulär gelegene CD3-positive T-Lymphozyten sowie einige CD8- positive T-zytotoxische Lymphozyten und ganz spärlich CD20-B-Lymphozyten. Zahlreiche HLA-DR-positive Mikrogliazellen und Makrophagen.

Insgesamt zeigen sich charakteristische morphologische Zeichen einer toxisch induzierten Leukenzephalopathie – im klinischen Kontext gut vereinbar mit einer heroininduzierten Leukenzephalopathie. Zusätzlich lagen unspezifische nur gering ausgeprägte sekundäre entzündliche Veränderungen vor.

■ **Molekulargenetische Untersuchung auf Hepatitis-C-RNA im Hirngewebe**

Kein Nachweis

■ **Diagnose**

Spongiforme heroininduzierte Leukenzephalopathie.

■ **Weiterer Verlauf**

In den nächsten Wochen zeigte sich eine zunehmend gezieltere Reaktivität und Motorik. Nach einer intensiven rehabilitativen Behandlung war der Patient orientiert und gehfähig, zeigte aber noch ausgeprägte kognitive Defizite.

Fazit

Spongiforme heroininduzierte Leukenzephalopathie

Erste Berichte über diese Komplikation des Inhalierens von Heroin, was in pulverisierter Form auf Alufolien über Feuerzeugen verdampft wird („Chinesing"; „Chasing the Dragon") wurden Anfang der 80er-Jahre des letzten Jahrhunderts veröffentlicht (Schiffer et al. 1985). Der Name „Chasing the Dragon" bezieht sich auf den aufsteigenden dichten weißen Rauch, der an den Schwanz eines chinesischen Drachens erinnern soll (Halloran et al. 2005). Dieser Rauch wird mit Strohhalmen oder gerollten Papierröhrchen inhaliert, und über 100 Fälle von Leukenzephalopathien wurden beschrieben. Angesichts des weltweiten Heroinkonsums könnte diese gering erscheinende Zahl Ausdruck einer unzureichenden Diagnose in leichten Fällen sein (Erbguth 2013, 2016).

Pathogenese

Noch nicht abschließend geklärt ist, warum die heroininduzierte spongiforme Leukenzephalopathie (HL) ausschließlich nach der Inhalation und nicht nach der i.v.-Applikation auftritt. Es werden toxische Wirkungen des bei der Verbrennung entstehenden Heroin-Pyrolysats und/oder organischer Aluminiumverbindungen aus der erhitzten Folie angeschuldigt (Cordova et al. 2014).

Klinisches Bild

Die Symptome entwickeln sich subakut und bestehen in variabler Kombination und Ausprägung aus Apathie, Bewusstseinsstörungen bis hin zu Koma, Tremor, Myoklonien, Chorea, Athetose, Dysarthrie, Ataxie, Pyramidenbahnzeichen und spastischer Tonuserhöhung. Je nach Intensität der vorausgegangenen Inhalationen kann die Symptomatik auch ohne Fortführung des Missbrauchs über Wochen und Monate progredient verlaufen. Sie kann über Streckkrämpfe zum Tode führen (Cordova et al. 2014, Rizzuto et al. 1997).

Diagnose

Im MRT zeigen sich – wie im vorgestellten Fall – symmetrische diffuse Demyelinisierungen (T2- und FLAIR-Wichtung) im Bereich der weißen Substanz supratentoriell, aber auch im Kleinhirn und/oder Hirnstamm (Bartlett und Mikulis 2005, Bega et al. 2009). Die inneren Kapseln, das Splenium und der Hippocampus können ebenfalls betroffen sein. In der Regel beruhen die Hyperintensitäten in der DWI auf einem Durchscheineffekt, und es sind manchmal auch Signalanhebungen in der ADC-Darstellung zu sehen (Hagel et al. 2005). Die gelegentlich sichtbaren Diffusionsstörungen beruhen wahrscheinlich auf ausgeprägten Vakuolisierungen in schweren Fällen (Kass-Hout et al. 2011, Offiah und Hall 2009).

Ähnlich wie im vorgestellten Fall können bei der MR-Spektroskopie verminderte Peaks von N-Azetylaspartat (NAA) gefunden werden.

Differenzialdiagnostisch sind andere akute Leukenzephalopathien – z. B. postanoxischer oder anderweitig toxischer Genese (z. B. Methanol, CO, geschnüffelte Kohlenwasserstoffe oder Drogenzusatzstoffe) in Erwägung zu ziehen.

Therapie und Prognose

Eine gesicherte Therapiemöglichkeit besteht nicht. In den publizierten Serien wurden Versuche mit Antioxidanzien wie z. B. Coenzym Q10 und Hochdosisgaben von Vitamin E und C durchgeführt ohne eindeutigen Effekt. Die Sterblichkeit beträgt insgesamt etwa 50 %.

17

Take Home Message
- Eine Heroin-Inhalation („Chasing the Dragon") kann sehr schwere und prognostisch ungünstige Leukenzephalopathien auslösen.
- Bei intravenöser Heroin-Applikation tritt diese Leukenzephalopathie (HL) in der Regel nicht auf.
- Der Mechanismus der neuronalen Schädigung ist unklar, wird aber der toxischen Wirkung entstehender Heroindämpfe (Heroin-Pyrolysat) zugeschrieben.
- Die Symptomatik der HL umfasst Störungen des Bewusstseins und der Motorik (pyramidal, extrapyramidal und zerebellär). Sie kann auch bei Abstinenz über Wochen und Monate progredient sein.
- Die CT-Untersuchung ist bei HL nicht wegweisend. Erst das MRT zeigt ausgeprägte flächige Demyelinisierungen.
- Histologisch resultiert eine spongiforme Enzephalopathie mit Vakuolenbildung.

Literatur

Bartlett E, Mikulis DJ (2005) Chasing chasing the dragon with MRI: leukoencephalopathy in drug abuse. Br J Radiol 78:997–1004

Bega DS, McDaniel LM, Jhaveri MD et al (2009) Diffusion weighted imaging in heroin-associated spongiform leukoencephalopathy. Neurocrit Care 10:352–354

Cordova JP, Balan S, Romero J et al (2014) ,Chasing the dragon': new knowledge for an old practice. Am J Ther 21:52–55

Erbguth F (2013) Enzephalopathien durch Gebrauch und Entzug von Alkohol und Drogen. In: Hansen HC (Hrsg) Bewusstseinsstörungen und Enzephalopathien. Springer, Berlin, Heidelberg, S 420–429

Erbguth F (2016) Mode- und Designerdrogen. Von Ecstasy und Crystal Meth bis Engelstrompete. Med Klin Intensivmed Notfallmed 111:630–637

Hagel J, Andrews G, Vertinsky T et al (2005) Chasing the dragon – imaging of heroin inhalation leukoencephalopathy. Can Assoc Radiol J 56:199–203

Halloran O, Ifthikharuddin S, Samkoff L (2005) Leukoencephalopathy from chasing the dragon. Neurology 64:1755

Kass-Hout T, Kass-Hout O, Darkhabani MZ et al (2011) Chasing the dragon – heroin-associated spongiform leukoencephalopathy. J Med Toxicol 7: 240–242

Offiah C, Hall E (2009) Heroin-induced leukoencephalopathy: characterization using MRI, diffusion-weighted imaging, and MR spectroscopy. Clin Radiol 63:146–152

Rizzuto N, Morbin M, Ferrari S et al (1997) Delayed spongiform leukoencephalopathy after heroin abuse. Acta Neuropathol 94:87–90

Schiffer D, Brignolio F, Giordana MT et al (1985) Spongiform encephalopathy in addicts inhaling preheated heroin. Clin Neuropathol 4:174–180

Seifert F, Struffert T, Hildebrandt M et al (2008) In vivo detection of hepatitis C virus (HCV) RNA in the brain in *a* case of encephalitis: evidence for HCV neuroinvasion. Eur J Neurol 15:214–218

Zwei Schwestern mit fieberhafter Wesensänderung und schwerer Bewusstseinsstörung

Daniel Wertheimer

© Springer-Verlag GmbH Deutschland, ein Teil von Springer Nature 2019
H.-C. Hansen et al. (Hrsg.), *Notfälle mit Bewusstseinsstörungen und Koma*,
https://doi.org/10.1007/978-3-662-59129-1_18

Zwei nicht zusammenlebende Schwestern erleiden – ohne psychiatrische Vorgeschichte und jeweils im Abstand von 18 Monaten – ein subakutes Psychosyndrom mit Wesensänderung. Rasch kommt es in beiden Fällen im zu Fieber, zu epileptischen Anfällen und zu Bewusstseinsstörungen.

18.1 Erste Schwester

Die 45-jährige Patientin stellt sich selbst wegen störender neurologischer Symptome vor, die 4 Tage zuvor begonnen haben sollen (Dysästhesien im Gesicht, Flimmerskotome beidseits). Keine Migräneanamnese, keine Reiseanamnese. Eine Hepatitis-C-Infektion besteht mit sehr niedriger Viruslast bei Z. n. Interferon-alpha/Ribavirin-Zyklus ohne Leberinsuffizienz. Hinweise auf eine aktive Hepatitis C liegen nicht vor, und eine i. v. Drogenanamnese wird verneint.

▪ Tag 0: prästationäre Erstuntersuchung
Der neurologische und der psychiatrische Befund sind bis auf eine leichte Dysarthrie unauffällig. Keine Hinweise auf thorakoabdominelle Erkrankungen, keine Temperaturerhöhung. Die angebotene stationäre Aufnahme wird bei folgender Befundlage abgelehnt: cCT, cMRT, extra- und transkranielle Duplexsonographie unauffällig. Der empfohlenen Punktion zur Liquoranalyse wird nicht zugestimmt.

▪ Tag 1
Stationär psychiatrische Aufnahme wegen Wesensänderung auf Drängen der Angehörigen aufgrund phasenweise aggressiven Verhaltens und akustischer Halluzinationen.

▪▪ Aufnahmebefund
– Anfangs vollständig orientiert scheinende Patientin.
– Während der Untersuchung verdeutlicht sich plötzlich eine organische Wesensänderung: emotional unbeherrscht bis aggressiv, desorientiert zu Ort und Zeit. Danebenreden und Handlungsstereotypien, Impulskontrollstörungen.

– Neurologischer Befund weiterhin unauffällig, kein Fieber.

▪▪ Apparative Diagnostik und Initialtherapie
– 1. EEG: Schwerste Allgemeinveränderung, links temporozentraler Herdbefund.
– Erneutes cMRT sowie Doppler- und Duplexsonographie unauffällig.
– Liquor: Lumbalpunktion aufgrund Verschlechterung des organischen Psychosyndroms durchgeführt: 40/µl vorwiegend lymphozytäre Zellen (normal bis 4/µl). Einsendung von Liquor und Serum (Virus-PCR bzw. anti-neuronale AK und Tumor-AK). Oligoklonale Banden im Serum und Liquor positiv.
– Verabreichung von Quetiapin wegen psychotischer Symptomatik.
– Gabe von Aciclovir 3×750 mg i. v. bei möglicher viraler Enzephalitis.

▪ Tag 2
– Fieber 39,0 °C, CK 1800 U/l.
– 2. EEG: Mittelschwere Allgemeinveränderung ohne gesteigerte Erregbarkeit.
– Serum: Keine CRP-Erhöhung, keine Leukozytose, geringe Monozytose.
– Serum: HIV und Lues negativ, HCV positiv. ANA und ds-DNS-AK negativ.
– Liquor: PCR für HSV 1 und 2 negativ, Kulturen: nach 3 Tagen negativ auf Bakterien.

▪▪ Diagnostische Auffassung
Erstmanifestation einer Psychose und beginnendes malignes neuroleptisches Syndroms unter Quetiapin-Gabe mit begleitender geringer lymphozytärer Pleozytose.
Therapie: Gabe von Dantrolen, Absetzen von Quetiapin und Aciclovir.

▪ Tag 4
– Bewusstseinstrübung bis zum Koma.
– Erste fokal eingeleitete, sekundär generalisierte epileptische Krampfanfälle.
– Transkranielle Dopplersonographie: regelrechte systolische und diastolische Fluss-

18

profile ohne Hinweise auf intrakranielle Druckerhöhung.

- Serum: anti-neuronale AK einschließlich NMDA-Rezeptor-AK und Tumormarker negativ.

Diagnostische Auffassung
Mögliche limbische Enzephalitis. Virusenzephalitis und zerebrale Vaskulitis unwahrscheinlich. Immunologische Ursache trotz negativer anti-neuronaler Antikörper einschließlich NMDA-Rezeptor-AK möglich. Verlegung auf eine neurologische Intensivstation an Tag 6.

■ **Tag 8**
- 3. EEG: Sharp-wave-Komplexe in generalisierter Verteilung.
- cMRT: Ohne pathologischen Befund.
- Serum: Keine ANA, ds-DNS-AK, SS-AK, keine Cardiolipin-AK, PCR negativ für VZV, CMV.

Diagnostische Auffassung
Mögliche limbische Enzephalitis mit Bewusstseinsstörungen epileptischer Genese. Keine Hinweise auf Kollagenosen oder Virusenzephalitis.

■ ■ **Therapie**
Antikonvulsiv/sedierend unter Verzicht auf Steroidgaben aufgrund Hepatitis-C-Infektion.

■ **Tag 75**
Verlegung in eine neurologische Intensivstation mit neurorehabilitativer Ausrichtung.

■ ■ **Befund**
- Komatös ohne jegliche Responsivität auf Schmerzreize, beatmungspflichtig.
- Allseits erhöhter Muskeltonus.
- Primär generalisierte epileptische Anfälle.
- Ausgeprägte vegetative Krisen (Schwitzen/Tachykardie).

■ **Tag 85**
MRT
Rechts temporal stellt sich umschriebene gyrale Signalanhebung in der FLAIR-Wichtung dar, die die Symptomatik nicht erklärt. Mäßige

Erweiterung der inneren und äußeren Liquorräume. Nach Kontrastmittelgabe zeigt sich keine pathologische KM-Anreicherung.

■ **Tag 95**
- Erneute Lumbalpunktion: Liquor ohne Pleozytose. Oligoklonale Banden im Serum und Liquor negativ.
- Veranlassung der erneuten Bestimmung von NMDA-Rezeptor-AK im anderen Labor (Referenzlabor Lübeck: qualitativer Nachweis ohne Grenzwerte für Liquorproben). *Anmerkung:* Serumbestimmungen der AK waren damals noch nicht etabliert (s. u., Prüss et al. 2010).

■ **Tag 110**
Liquor
- NMDA-R-AK-Titer: Reaktion im mit rekombinanter Zelllinie 1:32 positiv,
- Reaktion mit Hippokampus und Kleinhirn der Ratte positiv.

Diagnose
Gesicherte autoimmun vermittelte limbische NMDA-R-Ak-assoziierte Enzephalitis, potenziell paraneoplastisch.
  Die intensive Suche nach einem gynäkologischen Tumor bleibt negativ.

Therapie
- Beginn Plasmatherapie (Immunadsorption an Tryptophan-Säulen alle 2 Tage über 5 Zyklen).
- Immunsuppression weiterhin zurückgestellt wegen hoher Viruslast der Hepatitis C.

■ **Tag 120**
4. EEG
Schwere Allgemeinveränderung. Bei flacher Spannungsentwicklung besteht eine generalisierte Delta-Aktivität ohne sichere Reaktion auf akustische Sinnesreize. Steile Abläufe und repetitive Muster fehlen, keine abgrenzbaren regionalen Verlangsamungen.
  Komaremission: Verbesserung der Vigilanz, die Patientin reagiert erstmals gezielt auf Schmerzreize.

■ **Tag 140**
- Stagnation der Besserung auf soporösem Niveau, durchgehend gezielte Schmerzreaktionen.

■ ■ **Therapie**
- Eskalation der Immuntherapie mittels B-Zell-Depletion (Rituximab 1000 mg i. v., 6 Gaben in jeweils 4-wöchigem Abstand) wurde nach Risikoabwägung begonnen, da im Leberpunktat geringe Aktivität der Hepatitis C.

■ **Tag 260**
5. EEG
Besserung zum Vorbefund, noch leichte Verlangsamung (Theta, intermittierend alpha 11/s).

■ **Tag 450**
11. EEG
Flaches Alpha-Beta-EEG ohne Zeichen der zerebralen Erregungssteigerung. Befundnormalisierung bis auf flüchtige generalisierte Theta-Aktivität bei durchgehend gegebener Blockierung und Schläfrigkeit. Diese ist von Medikationseffekten nicht sicher abgrenzbar.

■ **Tag 460**
- Verbal kontaktfähige Patientin im antriebsarmen organischen Psychosyndrom mit persistierender organischer Wesensänderung: zurückgezogen-misstrauisch, affektarm.
- Vereinzelte akustische Halluzinationen.
- Inkonstantes Befolgen einfacher Aufforderungen, beginnende Sprachproduktion.
- Patientin nahezu anfallsfrei unter Levetiracetam 2×2000 mg, Lamotrigin 2×250 mg.
- Wiederkehrende Unruhezustände kontrolliert unter Lorazepam 3×2 mg.
- Gesteigerter Muskeltonus, gebessert unter Sirdalud und Baclofen.
- Entlassung in die familiäre Umgebung mit professioneller Pflegehilfe, da Selbstversorgung nicht gewährleistet.

18.2 Zweite Schwester

■ **Anamnese**
Etwa 18 Monate nach Erkrankungsbeginn ihrer Schwester verliert die 44-jährige Patientin im Rahmen einer etwa 5 Tage bestehenden fieberhaften Infektion mit starken Kopfschmerzen die Orientierung. Sie wird eingewiesen nach einem ersten generalisierten Krampfanfall. Rückblickend entwickelt sie schon seit Wochen eine zunehmende Wesensänderung mit agitierter Unruhe und rastlosem Verhalten, zuletzt Kopfschmerzen und Fieber. Keine psychiatrische Vorgeschichte, keine Substanzentzüge/i. v. Drogeneinnahme, keine Reiseanamnese, Infektionen oder Impfungen.

■ **Tag 1**
Klinische Befunde bei Aufnahme
- Somnolenz, intermittierend psychomotorische Unruhe, Temperatur 38,9 °C rektal.
- Kein Meningismus, seitengleiche unauffällige Spontanmotorik.
- Linksbetonte Muskeleigenreflexe, keine positiven Pyramidenbahnzeichen.
- Keine Hinweise auf thorakoabdominelle Infektionsherde.

Zur weiteren Versorgung und Akutdiagnostik erfolgen Sedierung und Intubation.

Apparative Befunde bei Aufnahme
- cCT: Unauffälliger Befund.
- cMRT: Leichte allgemeine Hirnschwellung, Hyperintensitäten (T2-Wichtung) rechts temporopolar und im rechten Hippokampus sowie an den Meningen.
- CRP 20 mg/l, Na+ 134 mmol/l im Serum, keine Leukozytose, ANA und ds-DNS-AK negativ.
- Serum: HIV und Lues negativ.
- Liquor: Lymphozytäre Pleozytose 15/µl (normal bis 4), leichte Laktaterhöhung, ohne Erregernachweis (Gram-Färbung). Später: kein Nachweis einer authochthonen AK-Produktion im ZNS.

18

Diagnostische Auffassung

Symptomatischer Krampfanfall und Bewusstseinsstörung bei rechtshirniger Meningoenzephalitis, z. B. bakterieller, viraler Genese

Therapie

Antivirale und antibakterielle Medikation mit Aciclovir, Ampicillin und Ceftriaxon sowie antikonvulsive Therapie mittels Valproat.

■ **Tag 2**
– Nach Extubation: kein erkennbares fokalneurologisches Defizit.
– Delirantes organisches Psychosyndrom (Desorientiertheit, psychomotorische Antriebssteigerung).

■ ■ **1. EEG**
– Bihemisphärielle epileptische Aktivität.
– → Antikonvulsive Behandlung um Phenytoin erweitert.

■ **Tag 4**

cCT erneut unauffällig, Indikationsstellung zum cMRT

■ **Tag 5**

Liquorentnahme lumbal
– Leicht gesunkene Pleozytose (10/µl lymphozytär, kein Nachweis pathologischer Zellen).
– PCR negativ für HSV, VZV.
– Kulturen: Später negativ auf Bakterien.
– Oligoklonale Banden im Serum und Liquor negativ: kein Nachweis einer autochthonen AK-Produktion im ZNS.

Aufgrund positiver Familienanamnese erfolgt die erweiterte Antikörperdiagnostik.

Serum
– Erhöhte VGKC (Antikörper gegen Kaliumkanäle): 227 pmol/l (Referenz<85 pmol/l).
– Leicht erhöhte TPO-AK.
– Negative Tests auf NMDA/Anti- Hu/-Ri/-Yo/-Tr/-MAG/-Myelin/-Ma/Ta/-GAD/-Amphiphysin/-CV2/Aquaporin4/-Glutamat/-GABAb/CASPR2/-LGI1/-Glycin-AK.

Diagnostische Auffassung

Rechtshirnige temporale limbische Meningoenzephalitis mit symptomatischen epileptischen Anfällen und Bewusstseinsstörungen z. B. bakterieller oder immunologischer Genese (DD: Hashimoto/anti-neuronale AK).

Therapie

Antivirale Behandlung abgesetzt, Antibiotikatherapie beibehalten

■ **Tag 6–10**
– Anfallshäufung mit fokalen epileptischen Anfällen (initiale Tonussteigerung des linken Armes, dann orofaziale Automatismen mit Kauen und Schmatzen).
– Hyperkapnie wegen Bradypnoephasen mit zunehmender Bewusstseinseintrübung.
– Transkranielle Dopplersonographie: Regelrechte systolische und diastolische Flussprofile ohne Hinweise auf eine intrakranielle Druckerhöhung.
– EEG: Bihemisphärielle zerebrale Erregbarkeitssteigerung.
– PET-CT: Intensive FDG-Anreicherung links temporomesial.

■ ■ **Therapie/Verlauf**
– Intubation und CPAP-ASB-Atemunterstützung wegen zentraler Atemstörung bei erhaltenem Atemantrieb.
– Ergänzung der antikonvulsiven Therapie mit Levetiracetam.

■ **Tag 11**

Rückgang der Anfallsfrequenz und Extubation.

■ ■ **Neurologischer Befund**
– Fluktuierende Vigilanz und Antriebsstörungen.
– Keine Anfälle.

■ ■ **cMRT**
– Nachweis bilateraler mesolimbischer Signalsteigerungen
– Keine Schwellung (◨ Abb. 18.1).

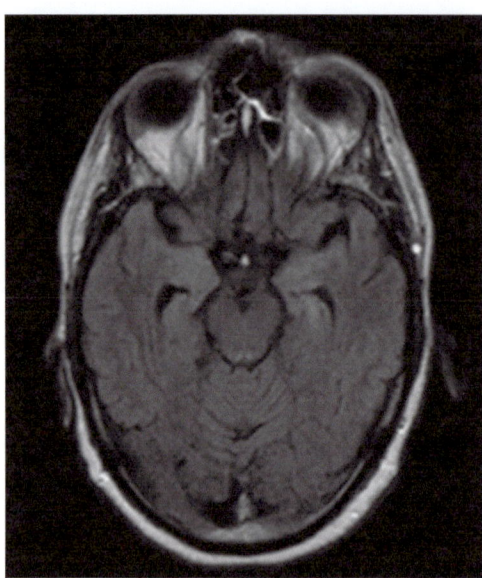

Abb. 18.1 cMRT bei der 2. Schwester: Nachweis bilateraler mesolimbischer Signalsteigerungen, vereinbar mit limbischer Enzephalitis

Diagnose

Limbische Enzephalitis, immunvermittelt bei VGKC-AK mit symptomatischen faziobrachial dystonen Anfällen.

Therapie

- Steroid-Pulstherapie: Prednisolon i. v. 2 g über 5 Tage.
- Im Anschluss: 5-tägige Immunadsorptionsbehandlung (Tryptophansäule).

Ergebnisse der Rehabilitationsphase (Dauer 5 Monate)

Epilepsie

- Es wird keine absolute Anfallsfreiheit erreicht. Weiterhin kurze Bewusstseinsstörungen im Sinne non-konvulsiver oder dialeptischer Anfälle.
- Umstellung von Valproat/Levetiracetam auf Topiramat/Lamotrigin wegen der Anfallrezidive und der Gewichtszunahme.

Organisches Psychosyndrom

- Rückgang der vorwiegend akustischen Halluzinationen unter antipsychotischer Medikation.

- Die Patientin wird kontaktfähig und entwickelt in begrenztem Maße Krankheitseinsicht.
- Wegen schwerer depressiver Verstimmung und Suizidalität wird zeitweilig eine psychiatrische geschlossene Behandlung erforderlich.

Die Entlassung aus der Rehabilitation erfolgt 6 Monate nach Erkrankungsbeginn in die elterliche Wohnung. Im Kontakt ist die Patientin insgesamt gebessert, freundlich zugewandt und kooperativ. Die Orientierung ist zur Zeit, zum Ort und zur Person vorhanden. Mit zunehmender Orientierung zur Situation tritt eine depressive Verstimmung auf. Weiterhin bestehen deutliche Störungen von Aufmerksamkeit und Merkfähigkeit. Das Denken ist thematisch wenig umstellfähig und stets auf das unmittelbare Erleben eingeengt. Die Urteilsfähigkeit ist merklich eingeschränkt.

Fazit

Beide Schwestern erlitten eine Wesensänderung und wurden stationär aufgenommen mit dem Leitsymptom „erstmalige psychotische Episode", gefolgt von einer fieberhaften Bewusstseinsstörung mit epileptischen Anfällen. In beiden Fällen wurde eine limbische Enzephalitis nachgewiesen, allerdings ausgelöst durch unterschiedliche anti-neuronale AK.

Typische und Hinweis gebende klinische Befunde der durch anti-neuronale AK vermittelten Enzephalopathie/Enzephalitis sind:

- Wesensänderung/Bewusstseinsstörungen,
- Bewegungsstörungen,
- epileptische Anfälle (faziobrachiale dystone Anfälle besonders bei VGKC-AK),
- Ateminsuffizienz (zentrale Hypoventilation besonders bei NMDA-R-AK).

Die später – aus weiteren Quellen – erhobene Anamnese ergab, dass schon Wochen vor den ersten temporären neurologischen Symptomen eine zunehmende Aggressivität bzw. geänderte Wesenszüge aufgefallen waren. Ob es

18

sich hierbei um erste epileptische Verhaltensstörungen im Sinne fokaler Anfälle in limbischen Regionen handelt, bleibt unklar.

Das Fieber und der entzündliche lymphozytäre Liquorbefund ließen differenzialdiagnostisch zunächst an häufigere Erkrankungen wie infektiöse Meningoenzephalitis, Sepsis oder auch Kollagenose denken. Üblicherweise erfolgt in diesen Fällen die frühe Behandlung („blinde Abdeckung") der potenziellen Herpesenzephalitis mit Aciclovir. Zwar schien sie durch die negative Liquor-PCR nach 3 Tagen früh ausgeschlossen, allerdings kann die Herpes-PCR im Liquor in den ersten 72 Stunden der Erkrankung noch negativ bleiben. Daher erfolgte zunächst eine zweite PCR-Probenbestimmung unter Fortführung der Aciclovir-Therapie (Tyler 2004). Auch bei fehlender Pleozytose ist eine beginnende HSV-Enzephalitis nicht sicher auszuschließen!

Pathogenetisch unterscheidet man die AK-vermittelten Syndrome danach, ob die AK gegen intrazelluläre Antigene oder Oberflächenantigene der Neurone gerichtet sind. Letzteres ist der Fall bei NMDA-Rezeptor-AK und VGKC-AK. Nach Übertritt in das ZNS kommt es zu einer immunvermittelten synaptischen Funktionsstörung am Rezeptor bzw. am Ionenkanal, die grundsätzlich reversibel ist. Dementsprechend fehlen enzephalitische Merkmale wie Zellnekrosen, Komplementablagerung oder entzündliche Infiltrate in den neuropathologisch untersuchten Fällen von NMDA-R-„Enzephalitis" (Martinez-Hernandez et al. 2011). Im Kontext reversibler Verläufe und fehlender Gewebeentzündung ist daher oft der neutralere Begriff der Enzephalopathie passender, zumal oft (s. unten) keine überzeugenden entzündlichen Liquorbefunde bestehen.

Häufiger sind die genannten neurologischen Symptome die allerersten Krankheitszeichen eines Tumorleidens. Ein paraneoplastisches Geschehen ist zwar häufiger bei den AK gegen intrazellulär lokalisierte Antigene anzutreffen, liegt aber bei AK gegen neuronale Oberflächenantigene und Rezeptoren immerhin in ca. 60 % der Fälle zugrunde (v. a. Ovarialtumoren).

Das enge Verwandtschaftsverhältnis den beiden hier dargestellten Patientinnen legt nahe, dass eine gemeinsame genetische Grundlage zur Ausbildung anti-neuronaler AK und eine Disposition zur Entwicklung einer limbischen Enzephalitis/Enzephalopathie, analog zu anderen Autoimmunerkrankungen, bestehen mag. Bislang ist eine solche Häufung nicht bekannt, und eine kürzlich mitgeteilte umfangreiche Analyse auf genetische Risikofaktoren wies in Bezug auf HLA-Subgruppen keine Kopplungshäufung nach (Mueller et al. 2018). Insofern spricht mehr für eine zufällige Koinzidenz.

> **Take Home Message**
> - Eine erstmalige psychotische Episode kann u. a. durch entzündliche ZNS-Erkrankungen bei Sepsis, bei Kollagenose oder bei limbischer Enzephalitis auftreten. Man unterscheidet die autoimmun vermittelte limbische Enzephalitis von der infektiösen Form durch neurotrope Viren wie Herpes-simplex-Virus und Bakterien.
> - Besonders bei jüngeren Frauen ist an spezifisch behandelbare autoimmunologische Ursachen wie die mit NMDA-Rezeptor-AK oder mit VCKC-AK assoziierte limbische Enzephalitis/Enzephalopathie zu denken. Beide Antikörper stellen fast 90 % dieser Fälle.
> - Wegen der ständig zunehmenden Anzahl paraneoplastischer und autoimmunologischer AK sollte man Laboruntersuchungen in einem darauf spezialisierten Labor durchführen lassen und ggf. im Verlauf wiederholen.
> - Die Liquordiagnostik erbringt in vielen, aber nicht in allen Fällen eine Pleozytose (Rate: 25–90 %). Oft, aber nicht immer (34 %, Malter et al. 2013) zeigt sich eine im Liquorraum ablaufende Immunglo

bulinproduktion (positive oligoklonale Banden [OKB] isoliert im Liquor). Geringer und seltener sind Liquorveränderungen mit Pleozytose und positive OKB bei der VGKC-assoziierten Erkrankung, die näher an den Enzephalopathien einzuordnen ist.

- Wegen der ständig zunehmenden Anzahl nachweisbarer paraneoplastischer und autoimmunologischer AK sollte man Laboruntersuchungen in einem darauf spezialisierten Labor durchführen lassen und ggf. im Verlauf wiederholen. Mittlerweile reichen hierzu meist Serumuntersuchungen aufgrund sehr hoher Testsensitivitäten aus, prinzipiell sollte man aber Serum und Liquor untersuchen (Prüss et al. 2010). Beim Vorliegen einer Hepatitis, v. a. Typ C und E, kann kreuzimmunologisch ein buntes Bild von verschiedenen Autoantikörpernachweisen entstehen (Prüss 2013; Stolte 2004).
- Das EEG ist bei limbischer Enzephalitis in der Regel pathologisch und belegt den „organischen Ursprung" des Psychosyndroms. Zumeist zeigen sich unspezifische Verlangsamungen oder verschiedene Formen der zerebralen Erregbarkeitssteigerung, die für den jeweiligen Erreger oder die Antikörper jedoch unspezifisch sind.
- Als bildgebendes Verfahren ist die MRT-Untersuchung der cCT zur Frage der limbischen Enzephalitis überlegen und kann häufiger mesiotemporale Signalstörungen in der FLAIR-Technik zeigen. Leider ist die MRT selten früh im Verlauf pathologisch und bleibt bei NMDA-Rezeptor-Enzephalitis in 50 % der Fälle im Verlauf unauffällig. Bei lim-

bischer Enzephalopathie mit VGKC-AK liegen die Nachweisraten teils über 80 %, bei GABA-AK noch höher (Leypoldt 2013). Letztlich kann die MRT selbst bei mehrfacher Kontrolle ohne pathologischen Befund bleiben (erste Schwester).

- In über 60 % der Fälle liegen im Kontext einer immunvermittelten limbischen Enzephalitis Tumoren vor (v. a. gynäkologische Teratome, Lunge, Thymus, Mamma). Bleibt initial der Tumornachweis aus, wiederholt man die Tumorsuche in 6–monatigen Abständen, um kein behandelbares Tumorleiden zu übersehen.

Literatur

Leypoldt F (2013) Autoimmune Enzephalopathien und metastatische Affektionen des ZNS. Kap. 22.2. In: Hansen HC (Hrsg) Bewusstseinsstörungen und Enzephalopathien. Springer, Berlin/Heidelberg, S 350–358

Malter MP, Elger CE, Surges R (2013) Diagnostic value of CSF findings in antibody-associated limbic and anti-NMDAR-encephalitis. Seizure 22(2):136–140. https://doi.org/10.1016/j.seizure.2012.12.013. [Epub 2013 Jan 11]

Martinez-Hernandez E, Horvath J, Shiloh-Malawsky Y et al (2011) Analysis of complement and plasma cells in the brain of patients with anti-NMDAR encephalitis. Neurology 77(6):589–593

Mueller SH, Färber A, Prüss H, Melzer N, Golombeck KS, Kümpfel T, Thaler F, Elisak M, Lewerenz J, Kaufmann M, Sühs KW, Ringelstein M, Kellinghaus C, Bien CG, Kraft A, Zettl UK, Ehrlich S, Handreka R, Rostásy K, Then Bergh F, Faiss JH, Lieb W, Franke A, Kuhlenbäumer G, Wandinger KP (2018) Leypoldt F; German Network for Research on Autoimmune Encephalitis (GENERATE). Genetic predisposition in anti-LGI1 and anti-NMDA receptor encephalitis. Ann Neurol 83(4):863–869. https://doi.org/10.1002/ana.25216

Prüss H (2013) Neues zur limbischen Enzephalitis. Akt Neurol 40:127–136

Prüss H, Dalmau J, Harms L, Höltje M, Ahnert-Hilger G, Borowski K, Stoecker W, Wandinger KP (2010) Retrospective analysis of NMDA-antibodies in encephalitis of unknown origin. Neurology 75: 1735–1739

Stolte C (2004) Prävalenz und klinische Bedeutung von organspezifischen und nicht-organspezifischen Autoantikörpern bei Patienten mit Hepatitis C Infektion, Dissertation, RWTH Aachen

Tyler KL (2004) Update on herpes simplex encephalitis. Rev Neurol Dis 1(4):169–178

Kopfschmerzen und Vigilanzstörungen nach einer „Chiropraxis"?

Daniel Wertheimer

© Springer-Verlag GmbH Deutschland, ein Teil von Springer Nature 2019
H.-C. Hansen et al. (Hrsg.), *Notfälle mit Bewusstseinsstörungen und Koma*,
https://doi.org/10.1007/978-3-662-59129-1_19

Die 45-jährige Patientin stellt sich wegen zunehmend schwerer Schmerzen am Hinterhaupt und Nacken in der Notaufnahme des Krankenhauses vor und wird stationär neurologisch aufgenommen.

■ **Anamnese**

Die Hinterhauptkopfschmerzen seien 10 Tage zuvor nach „falscher Bewegung mit dem Kopf" plötzlich aufgetreten; sie habe lange telefoniert und den Telefonhörer zwischen Kopf und Schulter eingeklemmt. Ambulant wurde bereits eine zervikale MRT durchgeführt, die eine Protrusion in Höhe HWK 5/6 und einen mediolateralen Diskusprolaps HWK 6/7 jeweils mit Pelottierung des Duralsackes ergab. Die Kopfschmerzen im Hinterhauptbereich wurden als zervikogen eingestuft, zwei chiropraktische Behandlungen mit „Einrenkmanövern der HWS" folgten.

Nach der zweiten Behandlung sei ein drückender Hinterhauptkopfschmerz mit bifrontaler Ausstrahlung, „pulsierendem Gefühl" auf beiden Ohren und unspezifischem Schwankschwindel hinzugekommen. Aufgrund zunehmender Beeinträchtigung durch schweren Schwindel im Stehen und Gangunsicherheit lag die Patientin 9 Tage im Bett, bevor sie sich mit Zunahme der Kopfschmerzen, trotz hoher Dosierung nichtsteroidaler Antiphlogistika vorstellte. Keine Erkrankungen in der Vorgeschichte, sonst keine Medikamenteneinnahme, keine Drogenanamnese.

■ **Neurologischer Befund**
- Schwer beeinträchtigt durch die Kopfschmerzen, ubiquitärer Klopfschmerz der Kalotte.
- Nackenbeweglichkeit uneingeschränkt, keine Angaben von Bewegungsschmerzen.
- Kein Meningismus, Trigeminusaustrittspunkte nicht druckschmerzhaft.
- Kein Druckschmerz über dem Mastoid.
- Unerschöpflicher blickinduzierter Vertikalnystagmus bei Blick nach oben.
- Romberg-Test positiv, Stand mit Abstützen möglich, Gang wegen Kopfschmerzen und Schwanken nur mit Hilfe möglich, Gangbild nicht prüfbar.

- Keine pathologischen Reflexe.
- Psychopathologisch unauffällig, vollständig orientiert.
- Übriger neurologischer Befund unauffällig.

■ **Erste diagnostische Auffassung**

Verdacht auf Vertebralarteriendissektion mit Perfusionsstörung im hinteren Stromgebiet.

■ **Apparative Befunde**
- Duplexsonographie der Hirngefäße: unauffällig.
- Kraniales MRT: unauffällig.
- Zervikales MRT: ohne Hinweis auf Wandhämatom (fettsupprimierte axiale Sequenzen).
- MR-Angiographie: Halsgefäße ohne Wandunregelmäßigkeiten oder Stenosen.
- EEG: alpha-Grundrhythmus ohne Herd- oder Seitenzeichen.
- Lumbale Liquorentnahme: keine Entzündungshinweise, Punktion im Liegen mit unauffälligem Eröffnungsdruck von 15 cm H_2O.
- Augenhintergrund: keine Veränderungen an der Papilla Nn. optici.

■ **Verlauf**

Zunächst erfolgt die weitere Beobachtung unter forcierter symptomatischer Schmerztherapie mit Novaminsulfon, Paracetamol und Opioiden, weil die zuvor ambulant verabreichten hohen Ibuprofen-Dosen nicht ausreichend wirksam waren.

■■ **Tag 3**

Weitere Zunahme der Kopfschmerzen, Kopfbeugung eingeschränkt und Schmerzangaben bei jeder Kopfbewegung. Die erneute Lumbalpunktion zum Ausschluss einer z. B. iatrogenen punktionsbedingten Meningitis schließt eine Pleozytose aus (ohne Druckmessung).

■■ **Tag 4**

Die Symptomatik erscheint nach dem Analgetikawechsel auf Opioide eher akzentuiert: schwere Konzentrationsstörungen und im Verlauf zunehmende psychomotorische und

19

kognitive Verlangsamung und schließlich Vigilanzminderung.

▪▪ Tag 5
Die erneute Aufarbeitung der zeitlichen Dynamik der Symptome (Kopfschmerz, Konzentrationsstörung und Vigilanzminderung) legt nahe, dass die Menge der abgeforderten Schmerzmittel unmittelbar nach der zweiten Punktion zunahm.

▪▪ Tag 6
Unter der neuen Verdachtsdiagnose eines Liquorverlustsyndroms wird ein Therapieversuch mit anhaltender Kopftieflagerung von 10 Grad begonnen. Zwar tritt innerhalb der nächsten Stunden keine Besserung auf, aber schon am darauf folgenden Morgen waren die Kopfschmerzen deutlich gebessert und die Bewusstseinsstörungen nahezu vollständig rückgebildet. Die Gabe von Koffeintabletten bleibt ohne zusätzlichen Erfolg.

▪▪ Tag 8
Erneute MRT des Kopfes und der Spinalachse mit T2-gewichteten Sequenzen ohne Auffälligkeiten, insbesondere kein Hinweis für ein Liquorleck.

Erweiterte Anamnese

Gezielt nach verstärktem Husten oder Niesen befragt, berichtet die Patientin, 6 Wochen zuvor in Israel bis zu 20 m tief getaucht zu haben, erstmals wieder seit 20 Jahren. Wegen schweren Nasenblutens nach dem Auftauchen habe sie gegen die verschlossene Nase gepresst. Seit Sistieren des Nasenblutens, das 2 Tage anhielt, wären in den nachfolgenden 4 Wochen keine Beschwerden mehr aufgetreten. Ein Barotrauma der Nasennebenhöhlen wird als Ursache diskutiert.

▪▪ Tag 8 bis Tag 12
Fortführung der physikalischen und symptomatischen Therapie mit
- konsequenter Kopftieflagerung (bis auf kurzes Aufstehen ausschließlich zum Toilettengang) sowie Stuhlregulierung zur Vermeidung von Bauchpressen,

- regelmäßiger Schmerzmittelgabe (hochdosiert Ibuprofen, bedarfsweise Opioide) und Vasokonstriktion mit Koffein.

Innerhalb dieser Zeit bilden sich die Kopfschmerzen und die psychomotorische Verlangsamung vollständig zurück. Die weitere Mobilisation gelang jedoch nicht ohne Rezidivkopfschmerz, der zunehmend die Mobilisation einschränkte.

▪▪ Tag 14
Liquorszintigraphie: pathologisch mit mehrfachem Austritt von Liquor nach extravertebral (◘ Abb. 19.1).

▪ Abschließende Diagnose
Schweres Liquorunterdrucksyndrom aufgrund multipler Liquorfisteln an BWS und LWS nach Valsalva-Manöver mit Nacken-Hinterhaupt-Kopfschmerzen, Tinnitus und Schwindel bei kraniokaudaler Traktion. Nebenbefundlich stattgehabtes Barotrauma der Nasennebenhöhlen.

Nachträglich wurde die Diagnose anhand des Krankheitsverlaufs gesichert:
- Verschlechterung nach erneuter Lumbalpunktion und
- Rückgang der Symptome nach konsequenter Kopftieflagerung.

▪ Neuroradiologisches Procedere und Befunde
Die initiale MRT mit T2-Sequenzen war sowohl im Bereich des Kopfes wie der gesamten Spinalachse unauffällig, ebenso Medianus- und Tibialis-SEP sowie motorisch evozierten Potenzialen. Der Hinweis auf ein Liquorleck gelang erst durch die Liquorszintigraphie mit beidseitig lumbalen und einer geringen thorakalen Mehrbelegung (◘ Abb. 19.1). Die Liquorszintigraphie erlaubte bei geringer örtlicher Auflösung die erste Eingrenzung des Liquorverlustortes, der dann mittels CT-myelographischer Darstellung näher untersucht werden konnte.

In der Myelo-CT gelang die Identifikation einer thorakalen Liquorfistel und ausgewei-

■ **Abb. 19.1** Liquor-
szintigraphie mit
Mehrbelegungen
lumbal und thorakal

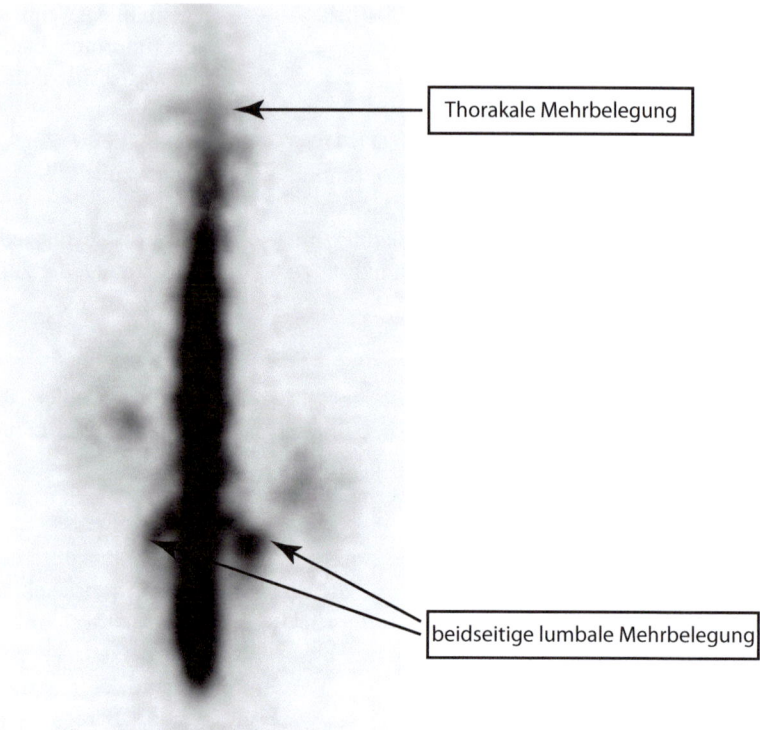

Thorakale Mehrbelegung

beidseitige lumbale Mehrbelegung

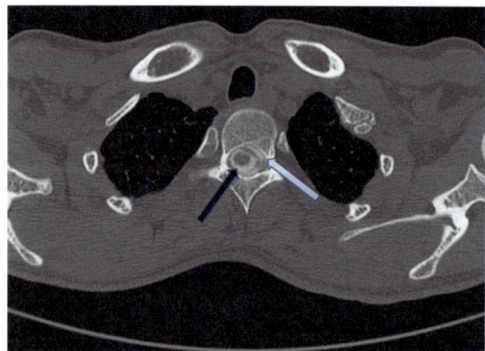

■ **Abb. 19.2** Myelo- CT: Der dunkelblaue Pfeil zeigt
einen KM-Austritt ventral Höhe BWK 10 links in Form
einer sichelförmigen hyperdensen Struktur, der
hellblaue Pfeil auf den KM-kontrastierten Duralsack

ter lumbaler Wurzeltaschen ohne Liquoraustritt. Im thorakalen Bereich war ein Kontrastmit-
telaustritt aus dem Duralsack an der ventralen
Seite nachzuweisen (■ Abb. 19.2).

■ **Differenzialtherapie und Therapieverlauf**
Intraoperativ stellte sich ein etwa 3 cm langer
longitudinaler ventral gelegener Einriss dar,
der nach dorsalem Zugang versorgt wurde
(■ Abb. 19.3, 19.4 und 19.5).

Abgesehen wurde von der üblichen Patch-
Behandlung mittels Injektion von eigenem Pa-
tientenblut in den Epiduralraum, die bei kleinen Läsionen im Rahmen einer Punktion zur
Anwendung kommt. Der im oberen Lumbal-
bereich epidural applizierte Patch (10–35 ml
Eigenblut) ist dann immerhin in 30–70 % der
Fälle therapeutisch wirksam, selbst wenn die
Lokalisation des Liquorlecks nicht gelang. Dabei wird der mechanischen Kompression weniger Bedeutung zugemessen als einer durch
den Blut-Patch ausgelösten Permeabilitätsver-
änderung des Duralsackes, wodurch sich ent-
ferntere kleinere Duralsackläsionen verschließen sollen. Diese Therapie eignet sich als erster
Therapieschritt vor allem bei persistenten Li-

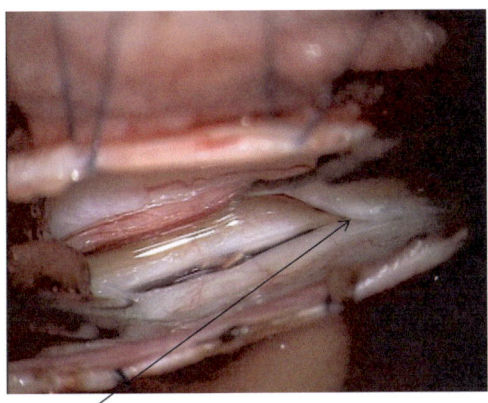

Duraschlitz: kraniales Ende

◻ **Abb. 19.3** Nach Eröffnung des Duralsackes von dorsal ist ventral der spontane Schlitz der ventralen Dura zu sehen

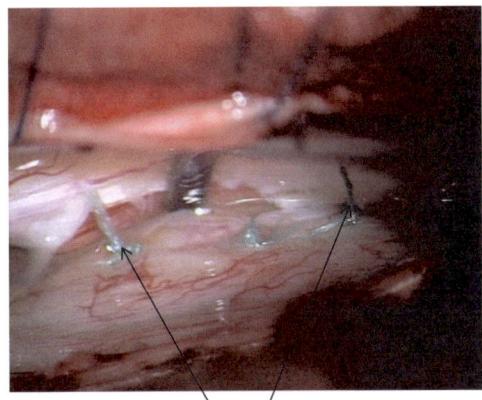

Einzelknopfnähte

◻ **Abb. 19.5** Der Schlitz wird zusätzlich mit 3 Einzelknopfnähten verschlossen

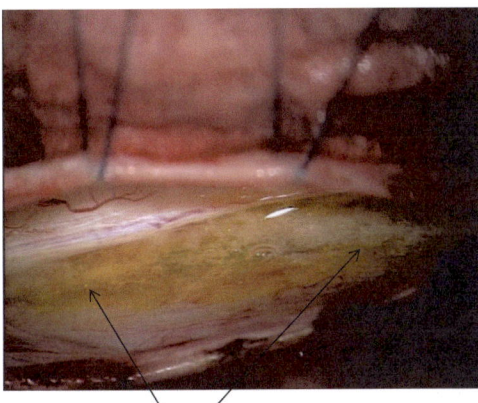

Kollagenschwamm

◻ **Abb. 19.4** Der Schlitz wird von epidural mit einem selbstklebendem Kollagenschwamm (Tachosil) abgedichtet

quorverlustsyndromen nach Lumbalpunktion. Aufgrund des ungewöhnlichen starken Kontrastmittelaustrittes bei BWK 10–12 wurde der operative Verschluss im unteren Thorakalbereich favorisiert.

▪▪ **Postoperativer Verlauf**

Fortführung der Flachlagerung für 5 Tage, danach erfolgte die schrittweise Mobilisierung. Nach 14 Tagen war die Patientin beschwerdefrei (◻ Abb. 19.6).

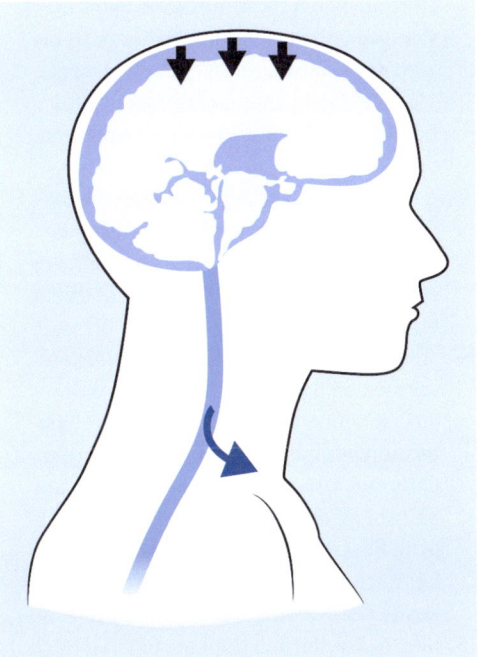

◻ **Abb. 19.6** Schematische Darstellung des kraniokaudalen Abgleitens der Neuroachse. Die oberen Pfeile symbolisieren den Bereich der intrakraniellen meningealen Reizung infolge Unterdruckes, der untere Pfeil symbolisiert die spinale Liquorleckage

Fazit

- Die Vertebralarteriendissektion musste als erste Verdachtsdiagnose wegen der weitergehenden Konsequenzen umgehend geklärt werden. Interessant ist die erhebliche Überschneidung der vorliegenden Befunde und Symptome mit denen der Dissektion und der zerebralen Embolie. Die besondere Lageempfindlichkeit der Patientin mit Nystagmusbefund warf hier die Frage nach zerebellären Funktionsstörung aufgrund einer vertebrobasilären Perfusionsstörung auf.
- Ein starker Liquorverlust kann durch kraniokaudales Abgleiten des ZNS (❏ Abb. 19.4) neben schwersten Kopf- und Nackenschmerzen zusätzliche Beeinträchtigungen wie Konzentrationsstörungen, psychomotorische Verlangsamung und Bewusstseinsstörungen bis zum Koma hervorrufen (Schievink et al. 1996). Typisch, aber nicht obligat, sind begleitende Hörstörungen, Nystagmus und Schwindel durch Traktion an Hirnnerven wie im vorliegenden Fall. Auch Doppelbilder, Lichtscheu und Gesichtsfeldstörungen (Mokri 2013) kommen vor, ebenso Übelkeit und Erbrechen (Rahman et al. 2011).
- Treten schwere Kopf- und/oder Nackenschmerzen nach einer Lumbalpunktion auf, ist neben einer intrakraniellen Hypotension infolge des punktionsbedingten Liquorverlusts auch an eine iatrogen ausgelöste Meningitis zu denken. Eine deutliche Besserung der Schmerzen unmittelbar nach Kopftieflagerung aus aufrechter Position weist eher auf eine Hypotension hin. Im Zweifelsfall punktiert man jedoch erneut zur Zellzahlbestimmung.
- Als Korrelat des Liquorunterdrucksyndroms zeigt das kraniale MRT in frühen Stadien – wie in diesem Falle – pachymeningeale Anreicherungen und hypophysäre Hyperämien. Zerebelläre Hämorrhagien und chronische Subduralhämatome sind möglich (Schievink et al. 2011).

- Im vorliegenden Fall ist die Liquorfistel atypisch lokalisiert (Beck et al. 2003). Ursächlich können das Pressmanöver nach dem Tauchgang, Atemdruckerhöhungen während des Tauchens (Ausblasen der Maske) oder chiropraktische Manöver eine Rolle gespielt haben.

Take Home Message

- Herausragende Bedeutung der Anamnese beim Liquorunterdrucksyndrom:
  - Erst die genaue Analyse des Schmerzverlaufes führte zur Diagnose.
  - Eine detaillierte Reiseanamnese oder besondere Belastungen wie ungewohnte sportliche Aktivitäten können diagnostisch wegweisend sein.
- Liquorunterdrucksyndrome entstehen meist infolge lumbaler Punktionen. Sie können auch traumatische Ursachen haben oder ohne erkennbaren äußeren Anlass („spontane" intrakranielle Hypotension) entstehen. Zwar ist ein Barotrauma nicht konkret als Auslöser in diesem Zusammenhang beschrieben, durchaus aber starke körperliche Anstrengungen und vermehrtes Husten und Pressen (Chung et al. 2000) sowie chiropraktische Manöver (Beck et al. 2003). Die ersten leichten Kopfschmerzen traten hier allerdings bereits vor dem Einrenkmanöver auf. Beschrieben wurden als weitere auslösende sportliche Aktivitäten: Yoga, Golf, Schwimmen (Chung et al. 2000).
- Liquorfisteln entstehen spontan an allen duralen Lokalisationen, wobei als „präformierte" Schwachstellen die Konvexitäten des Duralsackes bevorzugt sind. Viele Fisteln befinden sich thorakal und im kraniospinalen

19

Übergang, dazu sind kraniale Lokalisationen möglich. Für scharfkantige Spondylophyten wird ein mechanischer Beitrag diskutiert, insbesondere bei ventral gelegenen Fisteln.

- Therapeutisch achtet man auf konsequente Analgesie und fortlaufende Flachlagerung (Aufstehen nur zum Toilettengang, prophylaktische Stuhlregulierungsunterstützung, Vermeidung von Husten). Letzteres reduziert Schmerzen und die notwendige Analgesie.

- Wichtig ist die Unterscheidung zwischen einem postpunktionell aufgetretenem Liquorverlustsyndrom und einer „spontan" entstandenen intrakraniellen Hypotension.

- In Anschluss an Lumbalpunktionen entstandene Liquorverlustsyndrome sollten primär durch Blut-Patch in der vorherigen Punktionshöhe therapiert werden. Im Falle des Fortbestehens der Symptomatik wird diese Behandlung einmal wiederholt. Besteht dann immer noch eine intrakranielle Hypotension, geht man wie bei „spontaner" intrakranieller Hypotension vor. Hierzu versucht man, in einer **Stufendiagnostik** das Liquorleck möglichst genau zu lokalisieren und dann gezielt operativ in einem ggf. größeren Eingriff zu verschließen:
  - Zunächst eine **Lumbalpunktion** zur Messung des Eröffnungsdrucks. Angeschlossen werden kann ein Katzmann-Hussey-Infusionstest mit paralleler Druckmessung zur Darstellung der Volumen-Druck-Beziehung (Katzmann und Hussey 1970).
  - Die Lecksuche wird mit KISS-Sequenzen einer MRT mit dünnschichtigen T2-gewichteten, z. B

CISS-Sequenzen, in Kopf- und Spinaldarstellung begonnen. Man verwendet hierzu intravenöses Gadolinium-Kontrastmittel und fertigt Sofort- und Spätaufnahmen an.

- Sind diese Aufnahmen unauffällig, sollte eine **dynamische Myelographie** mit **Post-Myelo-CT** angeschlossen werden (intrathekales Kontrastmittel).
- Bei positivem Lecknachweis ist die **gezielte Myelo-CT in Dünnschichttechnik** des identifizierten Areals anzuschließen.
- Kann keine Leckage identifiziert werden kann, sollte die prozedural sehr aufwendige und nur an wenigen Zentren angebotene **Liquorszintigraphie** zur Eingrenzung des Verlustortes erfolgen (intrathekales Radionuklid).
- Finden sich kranielle Mehrbelegungen in der Szintigraphie, sollte eine **Liquorzisternographie** mittels hoch intrathekaler Kontrastmittelgabe ergänzt werden (Limaye et al. 2016). Diese ist notwendig, weil bei lumbal appliziertem Kontrastmittel auch trotz Kopftieflagerung kein ausreichender Rückfluss nach kranial sichergestellt werden kann.

Literatur

Beck J, Raabe A, Seifert V, Dettmann E (2003) Intracranial hypotension after chiropractic manipulation of the cervical spine. J NeurolNeurosurgPsychiatry 74:821–822

Chung SJ, Kim JS, Lee MC (2000) Syndrome of cerebral spinal fluid hypovolemia: clinical and imaging features and outcome. Neurology 55:1321–1327

Katzmann R, Hussey F (1970) A simple constant-infusion manometric test for measurement of CSF absorption. I. Rationale and method. Neurology 20(6):534–544

Limaye K, Samant R, Lee RW (2016) Spontaneousin-tracranialhypotension: diagnosistomanagement. Acta Neurol Belg. 116(2):119–125. https://doi.org/10.1007/s13760-015-0577-y. [Epub 2015 Dec 10]

Mokri B (2013) Spontaneous low pressure, low CSF volume headaches: spontaneous CSF leaks. Headache. 53(7):1034–1053. https://doi.org/10.1111/head.12149. [Epub 2013 Jun 28]

Rahman R, Bidari S, Quisling R, Friedman W (2011) Spontaneous intracranial hypotension: dilemmas in diagnosis. Neurosurgery 69:4–14

Schievink WI, Meyer FB, Atkinson JL et al (1996) Spontaneous spinal cerebrospinal fluid leaks and intracranial hypotension. J Neurosurg 84:598–605

Schievink WI et al (2011) Chronic cerebellar hemorrhage in spontaneous intracranial hypotension: association with ventral spinal cerebrospinal fluid leaks. J Neurosurg Spine. 15(4):433–440.

Progressive Dekompensation nach einer „Fastenkur"

Daniel Wertheimer

Literatur – 135

© Springer-Verlag GmbH Deutschland, ein Teil von Springer Nature 2019
H.-C. Hansen et al. (Hrsg.), *Notfälle mit Bewusstseinsstörungen und Koma*,
https://doi.org/10.1007/978-3-662-59129-1_20

Ein 46-jähriger Lehrer wird wegen Schwindelbeschwerden unter dem Verdacht von rezidivierenden Synkopen aus seiner Wohnung notfallmäßig mit dem Rettungswagen ins Krankenhaus gebracht.

■ **Eigenanamnese**
- Zunehmende allgemeine Schwäche seit 3 Tagen.
- Kontinuierliche Abnahme der Beinkraft beidseits, Gang seit 3 Tagen sehr eingeschränkt.
- Er trinke gerne Rotwein (Angabe: 1 Glas am Abend).
- Stationäre Behandlung Psychosomatik („Burn-out-Syndrom") vor 2 Jahren.
- Sonst keine Vorerkrankungen oder -behandlungen angegeben.

■ **Aufnahmebefund**
Allgemeiner Befund
Schlank gebaut (BMI 19, reduzierter AZ, RR 100/60, Herzfrequenz regelmäßig 90/min, flache Atmung, Atemfrequenz 24/min, leichte Unterschenkelödeme). Nur noch mit Hilfe gehfähig.

Neurologischer Befund
- Allgemeine Schwäche.
- Soweit ersichtlich keine sicheren umschriebenen Paresen oder Störungen.
- Erheben aus dem Stuhl gerade noch ohne Hilfe möglich.
- Gangprüfungen nur mit Hilfe möglich, ungerichtete Fallneigung.
- Unerschöpflicher Blickrichtungsnystagmus in alle Richtungen, keine Schielstellung.
- Leichte Ataxie und Unsicherheit, im Knie-Hacke-Versuch stärker ausgeprägt als im Finger-Nase-Versuch.

Psychiatrischer Befund
- Zu allen Qualitäten vollständig orientiert.
- Leicht verlangsamt ohne kognitive Defizite (Merkfähigkeit, Rechnen, Sprache).
- An der Umgebung wenig interessiert wirkend, emotional wenig schwingungsfähig, Stimmung gedämpft, Konzentrationsfähigkeit herabgesetzt.
- Keine inhaltlichen Denk- oder Wahrnehmungsstörungen, keine Suizidalität erkennbar.

Laborbefunde
Aufnahmelaborparameter mit Blutzucker, Kreatinin, Harnstoff, Elektrolyte (K, Na, Cl, Ca) GOT, GPT, LDH, TSH, fT3, fT4 unauffällig.

Apparative Untersuchungen
- Schellong-Test: überschießende sympathikotone Reaktion.
- Duplexsonographie der Hirngefäße unauffällig.
- EEG und AEP unauffällig.
- MRT von Schädel und Rückenmark unauffällig.
- Lumbaler Liquor unauffällig.

Erste diagnostische Auffassung
Alkoholbedingte Wernicke-Enzephalopathie mit unerschöpflichem Nystagmus und Ataxie.
    Beginn einer parenteralen Thiamin-Therapie mit 100 mg/d, Aufnahme in der Neurologie.

■ **Verlauf**
Tag 2
Es kommt zunehmend zu weiterer psychomotorischer Verlangsamung.

Tag 3
Verschlechterung der bislang unauffälligen Nierenfunktionswerte, GFR von 100 ml/h auf 60 gefallen, Harnstoff 44 mmol/l, Kalium 3,6, Na 144, Ca 2,01 mmol/l. Nüchtern-Kortisol unauffällig, Thiamin mit 35 µg/l eher niedrig. In der Oberbauchsonographie fehlten Hinweise auf einen Aufstau oder auf Veränderungen der Nieren als postrenale Ursache der Nierenfunktionsstörung, Leber leicht vergrößert, Milz unauffällig.

Tag 4
Erstmals klagt der Patient über Oberbauchschmerzen und trübt mit reduzierter Atmung ein. Darmgeräusche unauffällig, Bauchdecken

weich. Bei zunehmender Schläfrigkeit bleibt er zu jeder Zeit kurz erweckbar. Die Kontrolle von cMRT, EEG, TCD der Hirngefäße und des Liquors ergibt keine neuen Befunde. Im transthorakalen Echokardiogramm beträgt die Ejektionsfraktion um 45 %.

Tag 5

Nierenfunktion weiter verschlechtert, weiterhin keine prä- oder postrenalen Ursachen zu erkennen. Die Röntgenaufnahme vom Thorax liefert diskrete Stauungszeichen. Im erweiterten Labor liegen keine Entzündungszeichen vor (CRP, PCT und Differenzial-BB unauffällig). Die arterielle Blutgasanalyse ergibt mit pH 7,37, pCO$_2$ von 65 mmHg, BE +6,7 eine beginnende, noch kompensierte respiratorische Azidose als Ausdruck der zunehmend flacheren Atmung bei Somnolenz.

Tag 6

Beginn einer nichtinvasiven Beatmung unter der Vorstellung einer CO$_2$-Narkose mit erhaltenen Schutzreflexen. Hierunter jedoch keine Besserung der zugenommenen Bewusstseinsstörung (Sopor). Der pH-Wert stieg auf 7,55, jetzt auch mit metabolischer Alkalose.

Tag 7

Intubation und kontrollierte Beatmung bei nicht mehr ausreichenden Schutzreflexen. Wegen niedriger Blutdruckwerte um 80 mmHg systolisch wird eine zunehmende Noradrenalin-Unterstützung bei weiter sinkender Urinausscheidung nötig, um einen ausreichenden glomerulären Perfusionsgradienten aufrecht zu erhalten. Im EEG zeigt sich eine schwere Allgemeinveränderung ohne Zeichen erhöhter zerebraler Erregbarkeit.

Serumwerte

Kalium 3,2 mmol/ml (normal ab 3,6), Natrium 127 mmol/ml (normal ab 135), Magnesium 1,02 mmol/ml (normal 0,7–1,1), Phosphat 0,98 mmol/ml (normal 0,84–1,45), Anstieg der bisher unauffälligen CK auf 2500 U/l (normal bis 240), LDH mit 350 U/l leicht erhöht (normal bis 225).

Tag 8

Hämodialyse wegen des Verdachts auf eine beginnende Rhabdomyolyse. Weitere Kalium-, Magnesium- und Phosphatsubstitution. Planung der Umstellung bislang enteraler auf parenterale Ernährung mit 2500 kcal. Fehlerhafterweise wird für 12 Stunden die Ernährung ausgesetzt und „kompensatorisch" in den folgenden 12 Stunden in doppelter Dosierung verabreicht.

Unter diesem Vorgehen kommt es innerhalb von 4 Stunden zu einer deutlichen Zunahme der metabolischen Azidose und einem erheblichen Anstieg des Noradrenalin-Bedarfs, ohne dass hierfür eine septische oder pulmonale Ursache zu identifizieren ist. Anlage eines invasiven Kreislauf-Monitoringsystems (PICCO) zur Ermittlung des peripheren Gefäßwiderstandes und zur Steuerung der kardialen Vorlast. Demnach normale Herzleistung und keine Widerstandsverminderung.

Serumelektrolyte:
- Kalium 2,9 mmol/l (normal ab 3,6).
- Natrium 122 mmol/l (normal ab 135).
- Magnesium 0,71 mmol/l (grenzwertig niedrig).
- Phosphat bei 0,87 mmol/l (normal 0,84–1,45).

■ Diagnose

Refeeding-Syndrom unter parenteraler Vollernährung bei schlankem Habitus als Ursache der deutlichen Verschlechterung unter forcierter Kalorienzufuhr mit den typischen Elektrolytverschiebungen.

Therapie

Die Elektrolytsubstitution wird um Magnesium und Phosphat erweitert, die parenterale Gabe von Thiamin 300 mg/d i.v. angehoben, die Kalorienreduktion auf 1250 kcal/d gedrosselt.

■■ Tag 12

Ausgleich der Azidose, der Patient wird zunehmend wacher und kontaktfähiger, wirkt zugewandt und in seiner Wesensart verändert im Vergleich zum Beginn der Behandlung.

■■ **Tag 13**

Extubation.

■■ **Tag 15**

Letzte Hämodialyse bei ausreichender Eigen-
ausscheidung und renaler Konzentrationsfähigkeit. CK-Normalisierung binnen 7 Tagen.

■■ **Tag 25**

Entlassung nach Hause. Bei zunehmender
Kräftigung gelingt der Gang ohne Hilfe.

Ataxie oder Nystagmus sind nicht mehr
vorhanden.

■   **Ergänzende Anamnese**

Der Patient ergänzt später, etwa eine Woche vor
der Krankenhausaufnahme eine selbstaufer-
legte 14-tägige Fastenkur zur „Tiefenreinigung
von Ernährungsfehlern" erfolgreich durchge-
standen zu haben und sich in den Folgetagen
„zur Belohnung vollgehauen" zu haben.

Fazit

— Das **Refeeding-Syndrom** ist wenig bekannt
  und wird mit allgemeiner Schwäche von
  chronisch mangelernährten Patienten ver-
  wechselt.

— Pathophysiologisch kommt es zu einem kritischen Ungleichgewicht in der intra- und ex-
  trazellulären Elektrolytverteilung von Kalium,
  Magnesium und Phosphat. Im Anschluss an
  ein Fasten mit einhergehender Lipolyse bei
  erniedrigter Glukose-/Insulinausschüttung
  führt die Wiederaufnahme der Ernährung
  zum massiven intrazellulären Einstrom der
  Serumelektrolyte bei gleichzeitiger Aktivie-
  rung der Insulinausschüttung.

— Dies induziert peripher-neurologische (Schwäche) und zentral-neurologische Ausfälle (Bewusstseinsstörungen, Ataxie, Krampfanfälle)
  nebst vegetativen Störungen (Arrhythmien,
  Hypotension, Obstipation). Eine zentrale pontine Myelinolyse ist möglich (Leroy et al. 2012).

— Sowohl bei enteraler wie parenteraler Ernährung kann sich ein Refeeding-Syndrom etwa
  3–5 Tage nach Aufnahme der Ernährung manifestieren.

— Im vorliegenden Fall ist ein zusätzlicher Beitrag über einen relativen Thiamin-Mangel zu
  diskutieren. Hierfür sprechen die verringerte
  Aufnahme von Thiamin durch Fasten (die
  Speicher reichen 2–4 Wochen), der verringerte Effekt von Thiamin in Abwesenheit
  ausreichender Magnesiumkonzentrationen
  und ein fraglich regelmäßiger Alkoholkonsum.

— Daneben kommt es durch Wasserretention
  noch zu einer Hyponatriämie, die ihrerseits
  zur Vigilanzminderung führen kann.

— **Risikofaktoren** für die Entwicklung eines Re-
  feeding-Syndroms sind:
  — Body-Mass-Index <16 kg/m^2,
  — unbeabsichtigter Gewichtsverlust von
    über 15 % in 3–6 Monaten,
  — keine oder geringe Nahrungsaufnahme
    über mehr als 10 Tage,
  — Hypophosphatämie, Hypokaliämie oder
    Hypomagnesiämie vor Beginn der Ernäh-
    rungstherapie.
  — Alkohol- oder Drogenabusus, Therapie
    mit Insulin, Antazida, Diuretika oder Che-
    motherapeutika (dann triggert u. U. eine
    Nahrungskarenz von 5 Tagen).

— **Prophylaxe:**
  — Ernährungsbeginn mit 5–10 kcal/kg Kör-
    pergewicht für einige Tage, dann langsa-
    mer Aufbau.
  — Thiamin-Gabe, da erhöhter Bedarf durch
    erhöhte Pyruvatspiegel. Bei Thiamin-Man-
    gel zudem Gefahr der Wernicke-Enzepha-
    lopathie und Laktatazidose.
  — Tägliche Kontrolle der Serumelektrolyte
    mit Na, K, Mg und Phosphat sowie
    Creatinin.

— **Therapie:**
  — Verminderung der Kalorienzufuhr, Elek-
    trolytkontrolle und -ausgleich.

— Bei Kaliumsubstitution stets Magnesiumer-
  satz bedenken, denn ggf. folgt ein Hyperaldo-
  steronismus, der die Kaliumausscheidung
  weiter erhöht.

— Phosphatwerte im Serum schwanken stark
  und sind frühmorgens höher (hier falsch-
  normal!).

Take Home Message

- Neurologische Symptome wie Schwäche und progrediente Bewusstseinsstörung treten auch bei metabolischen Dysregulationen auf.
- Kennzeichnend für das Refeeding-Syndrom sind Hypophosphatämie durch Hypokaliämie (Gefahr von kardialen Arrhythmien), Nephropathien, Rhabdomyolyse und Hypomagnesiämie (Tetanie, Krampfanfälle).
- Die umfassende vegetative Anamnese (Fasten, Ernährungsgewohnheiten) ist besonders bei unklaren Verläufen einzuholen, gegebenenfalls durch Fremdanamnese.
- Das kritische Detail zur Diagnosestellung war in diesem Fall die deutliche Verschlechterung der Serumazidose unter begonnener Ernährung. Die fehlerhaft „ausgelassene" Ernährung mit transienter klinischer Befundverschlechterung nach Ernährungsbolus unterstützte ungewollt die Stellung der korrekten Diagnose.
- Zur Vorbeugung wird empfohlen, die Wiederaufnahme der Ernährung bei Hochrisikopatienten zunächst nur mit 10 kcal/kg täglich zu beginnen und dann langsam zu steigern sowie mit Vitamin-B_1-Gaben zu unterstützen (Mehanna et al. 2009).
- Achtung: (Niedrig) normale Kalium-, Magnesium und Phosphatwerte sagen wenig über die intrazellulläre Elektrolytsituation aus. Keineswegs schließen Normalwerte eine Depletion des Gesamtelektrolytbestandes aus oder einen Substitutionsbedarf. „Leere Elektrolytbestände" erkennt man eher daran, dass die Serumspiegel nach Substitution unerwartet wenig ansteigen (Marino 2017)!
- An das potenziell lebensbedrohliche Refeeding-Syndrom ist bei allen Mangelernährten und chronisch Kranken besonders zu denken, wenn die Ernährung nach einer Nahrungskarenz von mindestens 5 Tagen wieder aufgenommen wird. Hierunter fallen z. B. auch Patienten, die gefastet haben oder denen eine PEG-Sonde angelegt wurde aufgrund von längeren Ernährungsproblemen.

Literatur

Leroy S, Gout A, Husson B, de Tournemire R, Tardieu M (2012) Centropontine myelinolysis related to refeeding syndrome in an adolescent suffering from anorexia nervosa. Neuropediatrics 43(3):152–154

Marino PL (Hrsg) 2017 Das ICU-Buch- Praktische Intensivmedizin, Urban & Fischer Verlag/Elsevier GmbH, München, 5. Aufl. Urban & Fischer Verlag/Elsevier GmbH, München

Mehanna H, Nankivell PC, Moledina J, Travis J (2009) Refeeding syndrome-awareness, prevention and management. Head Neck Oncol 1:4. https://doi.org/10.1186/1758–3284–1-4

Locked-in-Syndrom als Unfallfolge?

Christian Hagel

© Springer-Verlag GmbH Deutschland, ein Teil von Springer Nature 2019
H.-C. Hansen et al. (Hrsg.), *Notfälle mit Bewusstseinsstörungen und Koma*,
https://doi.org/10.1007/978-3-662-59129-1_21

- **Anamnese**

Aktuelle Symptomatik

Eine 47-jährige Fußgängerin wird von einem Pkw erfasst und erleidet ein Polytrauma. Der Notarzt findet die Frau bewusstlos und reaktionslos vor (GCS 3) und vertieft spontan atmend. Sie wird intubiert und beatmet ins Krankenhaus verbracht.

Fremdanamnese

Fremdanamnestisch (Ehemann) werden keine Vorerkrankungen genannt.

- **Tag 1**

Klinische Befunde

- Beatmete, komatöse Patientin ohne Reaktion auf Schmerzreiz.
- Isokore sehr enge lichtreagible Pupillen, Kornealreflexe erloschen, Hustenreflex intakt.
- Hämatome im Bereich des linken Sprunggelenks und links am Rumpf sowie im Bereich der Lendenwirbelsäule.

Radiologische Befunde

- Nativröntgen: Darstellung einer Rippenfraktur links ohne Fehlstellung, eines Bruchs des linken Querfortsatzes des 3. Lendenwirbels ohne Fehlstellung sowie einer Fraktur des linken oberen Sprunggelenks.
- Magnetresonanztomographie (MRT): traumatische Subarachnoidalblutung rechts parietookzipital, Ödem im Groß- und Mittelhirn, kleiner Kontusionsherd im oberen Pons sowie stäbchenförmige Einblutungen im Balken.

- **Initiale Therapie und klinischer Verlauf**

In der Intensivtherapie bessert sich der Allgemeinzustand der Patientin, sodass sie nach Entwöhnung von der Beatmung zur Frührehabilitation in eine andere Klinik verlegt wird.

- ■ **Befunde Tag 18–20**

Dort zeigt sich bei Übernahme eine wache, spontan über ein Tracheostoma atmende Patientin mit schlaffer Parese aller Extremitäten und nicht hinreichender motorischer Kopf-

und Rumpfkontrolle. Auf Schmerzreize erfolgt keine Reaktion. Das rechte Auge zeigt einen Strabismus (Esotropie) zur Mittellinie, der Hustenreflex ist abgeschwächt.

Die erneute MRT ergibt multiple Hämosiderinablagerungen im Balken und im oberen Hirnstamm, rechts im Bereich der Rinden-Mark-Grenze im Frontalhirn, rechts leptomeningeal parietookzipital sowie fraglich in den Stammganglien links. Des Weiteren werden Residuen kontusioneller Läsionen beiderseits im Kleinhirn gesehen. Gegenüber der ersten MRT zeigt sich eine relative Volumenminderung im Kleinhirn und Hirnstamm, interpretiert als Folge des Traumas.

- **Verlauf bis zum Monat 4**

Im Verlauf der stationären Frührehabilitation in Phase B zeigt die Patientin wiederholt hohe Temperaturen ohne Anhaltspunkte für eine Infektion, daher wird für die Fieberschübe eine zentralnervöse Ursache angenommen.

Die Wachheit der Patientin bessert sich im Verlauf, und sie kann sich durch Augenblinzeln verständigen (Ja/Nein), den Kopf leicht drehen sowie die mimische Muskulatur teilweise willentlich einsetzen. Die Extremitäten bleiben jedoch vollständig gelähmt, und ein Schlucktraining bleibt erfolglos. Die Aufmerksamkeitsspanne beträgt geschätzt maximal 10 Minuten.

Eine weitere Besserung des neurologischen Status tritt im Verlauf von weiteren 4 Monaten nicht ein.

In den letzten Wochen vor dem Tod zeigt die Patientin trotz einer hochdosierten antipyretischen Therapie erhöhte Körpertemperaturen zwischen 38° und 39 °C. Am Todestag werden Werte über 40 °C gemessen, die Patientin wird tachykard und arrhythmisch. Schließlich kommt es zu einem Herzstillstand, ein Reanimationsversuch bleibt erfolglos.

- **Obduktionsbefunde**

Rechtsmedizinische Befunde

Bei Obduktion erscheinen die Hohlorgane weitgestellt und die inneren Organe zeigen eine Blutleere. Des Weiteren findet sich ein

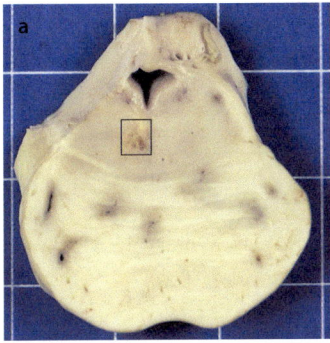
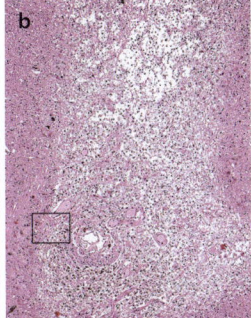
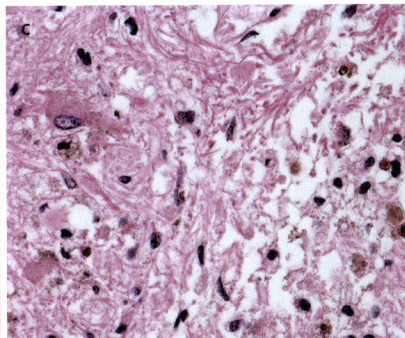

◘ Abb. 21.1   a–c Alte hämorrhagische Ponsnekrose.
a Braun verfärbter, bröckeliger, weicher, ca. 3 × 1 mm
großer Defekt nahe dem 4. Ventrikel. **b** Histologische
Übersicht der Läsion mit spongiöser Auflockerung und
Rarefizierung des Parenchyms (HE). **c** Bei höherer
Auflösung zeigen sich große reaktive Astrozyten (links
im Bild) sowie zahlreiche bräunliche Hämosideringra-
nula (rechts im Bild, HE)

Lungenödem, und die Längsmuskulatur der
Bronchien ist als Zeichen einer chronischen
Bronchitis verstärkt. Im Bereich der Ausfluss-
bahn des linken Ventrikels des Herzens werden streifige Blutungen gesehen.

Neuropathologische Befunde
Es findet sich ein geringes Hirnödem mit geringem unterem Kleinhirndruckkonus. Entsprechend der MRT-Befunde finden sich Residuen der Subarachnoidalblutung. In den
Stammganglien und Thalami sowie im Hypothalamus, den Corpora mamillaria und im
Pons (◘ Abb. 21.1) zeigen sich multiple, beiderseits der Mittellinie gelegene, Monate alte
hämorrhagische Parenchymschäden mit Siderinablagerungen und reaktiver Gliose. Eine
gleichalte schwere Schädigung findet sich in
den Bahnen und Kernen im Hirnstamm beiderseits mit Siderinablagerungen und massiver
Abräumreaktion im Pyramidentrakt, den pon-
tozerebellären Bahnen und den olivozerebellä-
ren Bahnen sowie der unteren Olive und dem
Nucleus dentatus (◘ Abb. 21.2). Im Subiculum
des rechten Hippokampus ist ein alter hypoxischer Hirnschaden zu konstatieren und links
laterobasal bis okzipital findet sich ein alter,
oberflächlicher, hämorrhagischer Rindenband-
defekt (◘ Abb. 21.3).

Fazit
— Die klinischen, bildgebenden und neuropathologischen Befunde sind nach Art und Lokalisation einem Locked-in-Syndrom zuzuordnen und dem Alter nach überwiegend auf
das stattgehabte primäre Hirntrauma zu beziehen. Die Patientin erleidet primär offensichtlich eine schwere diffus axonale Hirnverletzung in den langen Bahnsystemen sowie
kleine Blutungen im Hirnstamm mit sekundä-
rem Hirnödem. Terminal entwickelt sie eine
Bronchitis ohne Pneumonie.
— Die Fieberschübe sowie die zuletzt dauerhaft
erhöhte Körpertemperatur sind offenbar zentral bedingt, aufgrund der neuropathologisch
nachweisbaren ebenfalls traumatischen hypothalamischen Schädigung (Ordu Gokkaya
et al. 2005).
— Die Rindenbandnekrose links okzipital sowie
der hypoxische Hirnschaden im Subiculum
des rechten Hippokampus sind am ehesten
auf eine temporäre Minderperfusion im Ver-
sorgungsbereich der Aa. cerebri posteriores
zu beziehen im Rahmen der akuten Hirnschwellung, die nach dem initialen Trauma
auftrat.
— Die rechtsmedizinischen Befunde sind mit einem zentralen Regulationsversagen vereinbar.

21

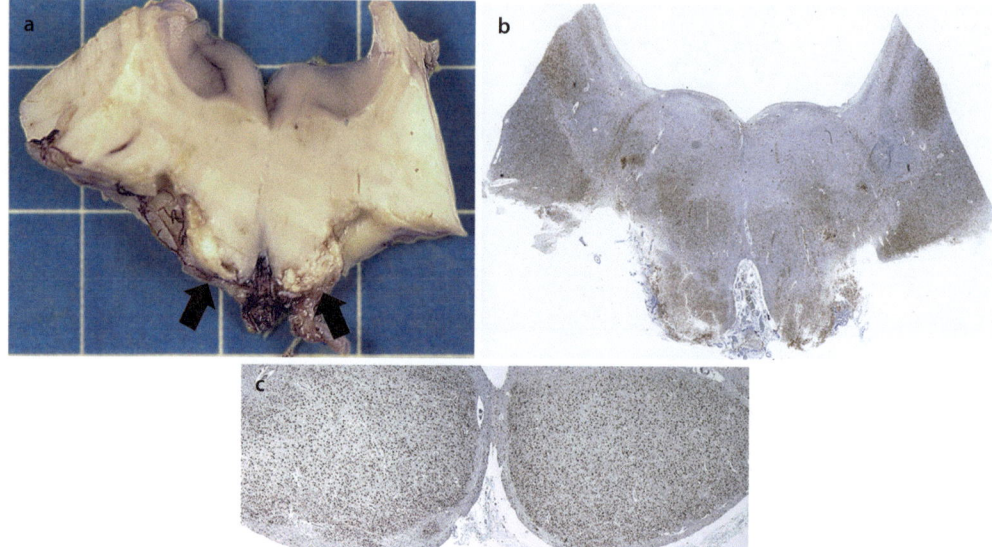

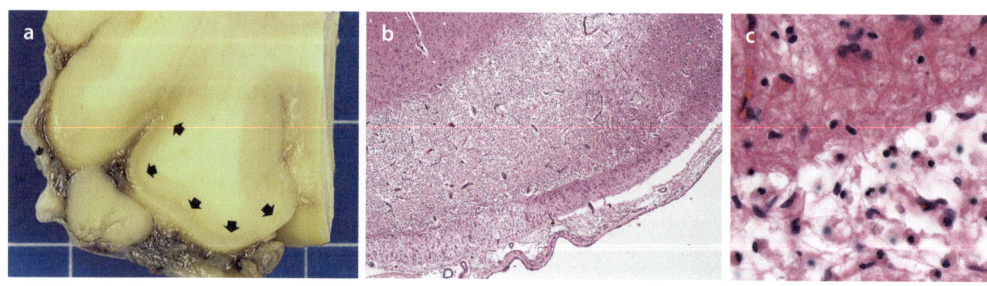

Take Home Message

— Ursache des Locked-in-Syndroms sind Schäden im Bereich des Hirnstamms, die meist aufgrund einer Hirnstammischämie entstehen. Daneben können auch traumatische Verletzungen, Entzündungen, pontine Myelinolysen und Tumoren zu einem Locked-in-Syndrom führen (Keane 1986; Patterson und Grabois 1986).

— Die wachen und kommunikationsfähigen Patienten (normales alpha-EEG ist die Regel!) bleiben zur Hebung der Augenlider und der Bulbi in der Lage, weil typischerweise diese motorischen Funktionen des Okulomotoriuskern-

Komplexes verschont werden. Entsprechend muss die Blickmotorik klinisch unbedingt sorgfältig geprüft werden. Meist ist dies erst möglich, wenn postkomatös das abklingende delirante Psychosyndrom eine Mitarbeit wieder zulässt.

- Selten ist das totale Locked-in-Syndrom, bei dem auch die vertikalen Lid- und Augenbewegungen plegisch sind (Bauer et al. 1979). Die Gewebeschädigung findet sich typischerweise im Bereich der Vorderseite der Brücke und kann die Haubenregion und damit wachheitsregulierende Bereiche verschonen.

- Eine neuropathologische Untersuchung von 7 Fällen erbrachte ein breites Spektrum von Schädigungen, die mit dem klinischen Bild des Locked-in-Syndroms einhergehen (Reznik 1983). Traumatisch bedingte Locked-in-Syndrome entstehen typischerweise im Gefolge eines Überstreckungstraumas der Halswirbelsäule (Britt et al. 1977; Keane 1986), bei dem die motorischen und sensiblen Nervenbahnen, die durch den Hirnstamm ziehen, zerrissen und die im Hirnstamm gelegenen Hirnnervenkerne geschädigt werden.

- Die Prognose des Locked-in-Syndroms ist insgesamt schlecht. In der oben erwähnten Studie von Patterson und Grabois (1986) starben 83 der 139 Patienten, davon 63 % innerhalb der ersten 4 Wochen nach der Schädigung und 88 % innerhalb von 4 Monaten. Nur 3 Patienten überlebten 2 Jahre. Todesursachen bei den Patienten mit Locked-in-Syndrom waren überwiegend Pneumonien (26 Patienten) oder ein Fortschreiten der Hirnstammschädigung (15 Patienten); in 3 Fällen kam es zu einem Atemstillstand.

Literatur

Britt RH, Herrick MK, Hamilton RD (1977) Traumatic locked-in syndrome. Ann Neurol 1:590–592

Bauer G, Gerstenbrand F, Rumpl E (1979) Varieties of locked-in syndrome. J Neurol 221: 77–91

Keane JR (1986) Locked-in syndrome after head and neck trauma. Neurology 36:80–82

Ordu Gokkaya NK, Dalyan Aras M, Oken O, Koseoglu F (2005) Fever during post-acute rehabilitation in patients with brain injury. J Rehabil Med 37:123–125

Patterson JR, Grabois M (1986) Locked-in syndrome: a review of 139 cases. Stroke 17:758–764

Reznik M (1983) Neuropathology in seven cases of locked-in syndrome. J Neurol Sci 60:67–78

Letales Koma bei unklarer metabolischer Azidose mit Laktaterhöhung

Hans-Christian Hansen

© Springer-Verlag GmbH Deutschland, ein Teil von Springer Nature 2019
H.-C. Hansen et al. (Hrsg.), *Notfälle mit Bewusstseinsstörungen und Koma*,
https://doi.org/10.1007/978-3-662-59129-1_22

22

■ **Anamnese**

Die 47-jährige arbeitslose Patientin forderte selbst den Notarzt gegen 23:00 Uhr wegen Erbrechens und Luftnot an. Bei dessen Eintreffen war sie wach, hyperventilierte stark und erhielt insgesamt 12 mg Lorazepam. Bekannt waren: chronischer Benzodiazepin- und Alkoholabusus mit Leberschädigung.

■ **Befunde in der Notaufnahme (24 h)**

Koma (GCS 6–5), Hypoventilation trotz Flumazenil-Gaben, dann Intubation und Beatmung. Systolischer Blutdruck 85 mmHg.

Pupillenlichtreaktion zunächst intakt, Pupillen weit, keine Schmerzreaktion der Extremitäten, Babinski-Zeichen beidseitig negativ. Keine Einstichstellen, Nackensteife, Ikterus, Foetor alcoholicus.

■ **Erstes Vorgehen**

Laboranalytik einschließlich toxikologische Rückstellproben (Blut und Urin).

■■ **Labor**

- pH 6,76 aufgrund schwerer metabolischer Azidose mit Serum-Bikarbonat 4,1 mmol/l (normal 20–28).
- Base Excess von –31 mmol/l (normal bis –3).
- Laktat im Serum 12,2 mmol/l (normal bis 2,2).
- Natrium 144 mmol/l.
- Chlorid 98 mmol/l.
- pCO_2 30,0 mm Hg.
- Gamma-GT 536 U/l.
- Ammoniak 377 µmol/l (normal bis 51).
- Blutgerinnung inkl. Thrombozyten in der Norm.
- Leukozytose 12,9.
- CRP 0,2 mg/dl.
- Bilirubin 0,4 mg/dl.
- Glukose 120 mg/dl.
- MCV 104 fl (normal bis 96).
- Folsäure nicht bestimmt.

Anionenlücke $Na^+ - (HCO_3^- + Cl^-) = 22,1$ mmol/l (normal bis 12), damit Erklärung der metabolischen Azidose durch einen organischen Säurerest wie Laktat.

■ **Erste Diagnostische Auffassung und Prozedere**

Koma bei alkoholtoxischer Leberinsuffizienz ohne fokalneurologische Zeichen.

DD Wernicke-Enzephalopathie mit Laktazidose/DD hepatische Enzephalopathie.

■ **Verlauf**

Unter Sedierung, Beatmung, Katecholamineinsatz zur Kreislaufunterstützung, Hämofiltration und Thiamin 100 mg i.v. fiel das S-Laktat binnen 24 Stunden auf 5,0 mmol/l.

Klinische Verschlechterung: zunehmend weitere, schließlich reaktionslose Pupillen.

■ **Bildgebende Diagnostik – cCT**

Ausschluss intrakranielle Blutung bei Leberinsuffizienz. Schwere globale Hirnschwellung mit Aufhebung der Rinden-Mark-Grenze (◘ Abb. 22.1).

■ **Laboruntersuchung**

Serum

Blutalkoholkonzentration <0,1 mmol/l, weitere Toxikologiebefunde wurden erwartet.

Drogenscreening

Negatives Drogenscreening im Urin auf Amphetamine, Kokain, Opiate.

■ **Klinische Untersuchung**

- Keine Schmerzreaktion entsprechend GCS 3.
- Verlust aller Hirnstammreflexe CR, VOR, LR.

■ **Sonographie**

- Pendelfluss in allen hirnzuführenden Arterien bei systolischem Blutdruck 95 mm Hg.

■ **Verlauf**

Umstellung des Therapieziels im Einvernehmen mit den Angehörigen auf palliatives Vorgehen.

In den folgenden 24 Stunden zentrale Temperatur- und Kreislaufdysregulation.

Todesursache: Unklare schwere Azidose, daher Information der Kriminalpolizei.

■ **Spätere toxikologische Befunde**

- Methanol 293,1 mg/l (normal <1,5).
- Ethlenglykol <5 mg/l (toxisch ab 200).

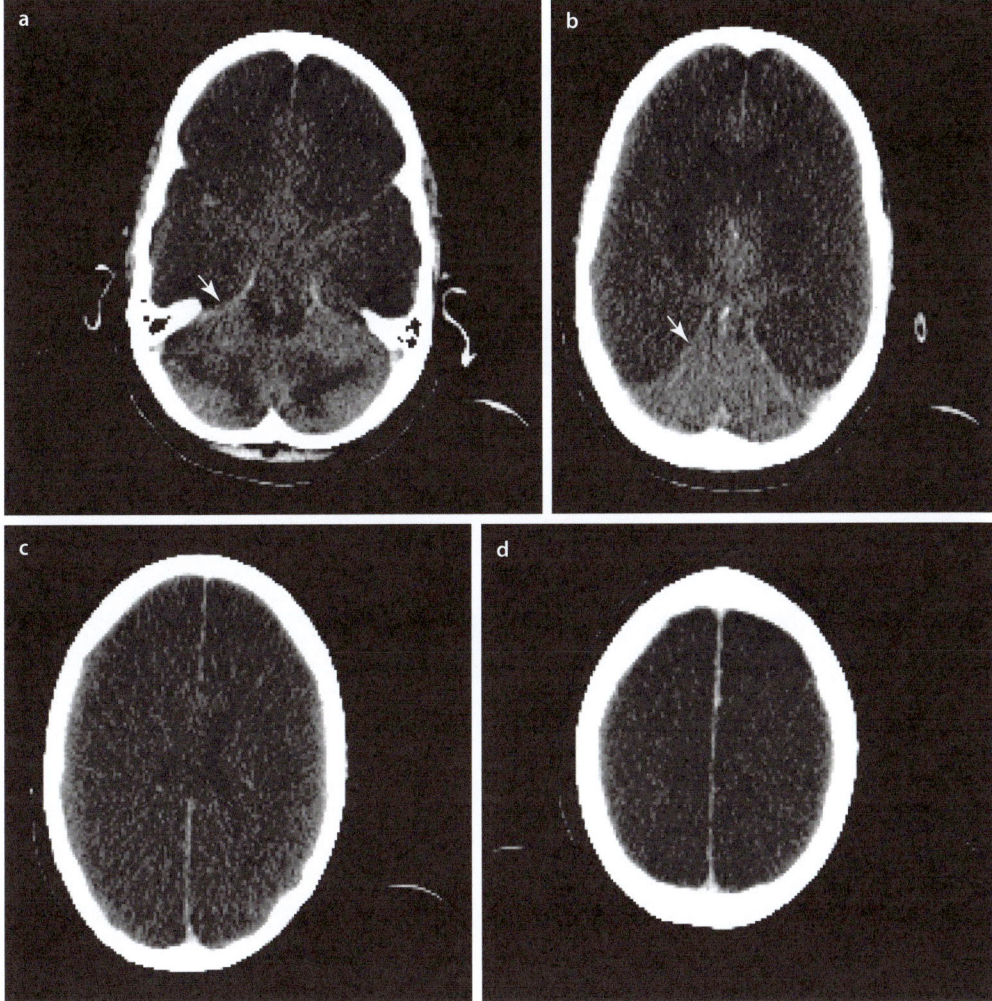

◘ Abb. 22.1   a–d cCT bei schwerer metabolischer Azidose und Leberinsuffizienz. Die fehlende Abgrenzbarkeit der Rinden-Mark-Grenze, die fehlende Einsehbarkeit der Liquorräume um den Hirnstamm und die Hirnrinde zeigen ein massives globales Hirnödem an. Das relativ hyperdens imponierende Tentorium in a und b (Pfeile) entspricht keiner Einblutung (sog. Pseudo-SAB)

▪ Abschlussdiagnose

Methanolintoxikation mit massiver Hirnschwellung infolge Azidose.

Fazit

Koma und Hirnschwellung waren durch die metabolische Azidose und die Hyperammonämie gleichermaßen erklärt. Der Laktatanstieg kann auf einem Leberversagen und/oder einem Thiamin-Mangel (Wernicke-Enzephalopathie) beruhen.

Die erhöhte Anionenlücke weist auf einen organischen Säurerest als Ursache der Azidose und ist u. a. bei Laktatvermehrung zu erwarten. Gleichermaßen kommen andere Vergiftungen in Frage, die mit akkumulierten organischen sauren Valenzen einhergehen (bei Urämie, diabetischen Ketonkörpern, Alkoholabbauprodukten wie Ameisensäure aus Methanol), Salizylsäure, Gamma-hydroxy-Buttersäure (GABA), Paraldehyd.

Laktatazidosen, definiert durch pH <7,36 und Laktat >5 mmol/l, sind auf vermehrte

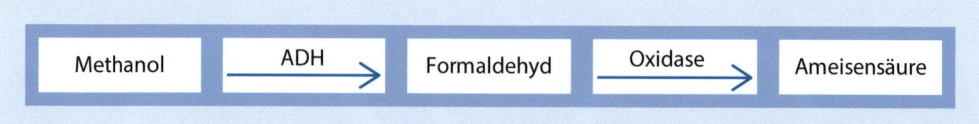

Abb. 22.2 Biochemisch kommt es bei ein- und zweiwertigen Alkoholen in 2 Schritten über die Aldehydbildung und Oxidation rasch zur Säurebildung (ADH, Alkoholdehydrogenase)

Laktatproduktion (meist Gewebehypoxie/Intoxikation) oder verminderte Laktatextraktion (Leber-/Nierenversagen) zurückzuführen. Toxische Metaboliten von Methanol und Ethylenglykol interferieren mit mitochondrialen Abläufen (Atmungskette und Zitronensäurezyklus), sodass Pyruvat vermehrt in Laktat überführt wird und sich anhäuft in einer Laktatazidose (❑ Abb. 22.2).

Die initiale Hyperventilation (Kussmaul-Atmung) sollte den sauren pH ausgleichen, sie ist wie Erbrechen ein häufiges Symptom der Laktatazidose. Bei Biguanidintoxikation sind begleitende Diarrhöen typisch.

Tückisch ist das verspätete Auftreten der Azidose nach Methanolingestion aufgrund der langsamen Verstoffwechslung von Methanol mit einer Latenz von etwa 48–72 Stunden. Dabei akkumulieren Ameisensäure und Formaldehyd, die die Azidose auslösen und auf verschiedene Organe toxisch wirken (Niere, Leber, ZNS, Herz, Auge). Sehstörungen und spätere Optikusneuropathien bis zur Erblindung sind bei Überlebenden der Methanolintoxikation häufig.

Grundsätzlich besteht hohe Letalität bei initialem Serum-Methanol über 200 mg/l. Weitere negative prognostische Faktoren sind: pH < 6,9 sowie Koma und Beatmungspflichtigkeit bei Aufnahme (Kute et al. 2012).

Ursachen der Laktatazidose
- Gewebehypoxie infolge Schock, Sepsis, ausgedehnter Infarzierung (mesenterial).
- Verminderte Laktatextraktion bei Leber- oder Nierenversagen.
- Toxische Blockierung der Atmungskette bei Intoxikationen (Biguanide, Methanol, Zyanide).
- Vermehrte Laktatproduktion bei Tumoren, enzymatischen Störungen der Glukoneogenese.

Take Home Message
Nach Intoxikation mit dem leicht alkoholisch riechenden Methanol sind keine spezifischen Befunde zu erwarten. Spätestens 6–48 Stunden nach der Ingestion kommt es zu einem Rauschzustand, dem Erbrechen, Bewusstseinsstörungen, Anurie und Azidose mit vertiefter Atmung folgen. Manchmal werden schon initial die typischen Sehstörungen berichtet. Erblindungen sind als Spätfolge bekannt.

Chronischer Alkoholabusus schließt eine Methanolintoxikation keineswegs aus. Legendär sind akute „Epidemien" nach russischen oder asiatischen Hochzeitsfesten, bei denen minderwertiger „selbstgebrannter Alkohol" von hundert Gästen und mehr getrunken wurde.

Bei metabolischer Azidose klärt man die Anionenverteilung: Der positive Nachweis (Anionenlücke >10–12 mmol/l) spricht für organische Säuren im Blut und lässt an Laktat, Ketonkörper, Alkoholabbauprodukte denken. Negative Befunde (keine erweiterte Anionenlücke) lassen an enterale und renale Bikarbonatverluste, extravesikale Harnableitungen und saure Salze denken.

Je nach Körpergewicht und Allgemeinzustand können weniger als 30 ml reines Methanol tödlich sein. Die durchschnittliche ▶ letale Dosis liegt ungefähr zwischen 100 ml und 250 ml.

Wesentlichen Einfluss auf die Prognose haben die Menge der aufgenommenen Substanz, die Menge des eingenommenen konkurrierenden Ethylalkohols, der Folsäurestatus und der Zeitpunkt des Therapiebeginns einschließlich Hämodialyse und Detoxikationsmaßnahmen (s. unten) (Zakharov et al. 2017).

Bestimmungen des Ameisensäurespiegels können die frühe Diagnosestellung unterstützen (Pantůčková et al. 2015)

Elemente der toxikologischen Notfallbehandlung

- Natriumhydrogencarbonat zum Ausgleich der Azidose.
- Folsäuregaben zur Förderung des Ameisensäureabbaus.
- Ggf. Hämofiltration (Kute et al. 2012).
- Gabe des Alkoholdehydrogenase (ADH)-Inhibitors 4-Methylpyrazol (Fomepizol) (Zakharov et al. 2014).
- Alternativ: Unterbindung des Methanolmetabolismus, z. B. durch Ethanolgaben (0,7 g Ethanol pro kg Körpergewicht), notfalls durch hochprozentige Alkoholika → Methanolabbau wird kompetitiv gehemmt.

Literatur

Kute VB, Godara SM, Shah PR, Gumber MR, Goplani KR, Vanikar AV, Munjappa BC, Patel HV, Trivedi HL (2012) Hemodialysis for methyl alcohol poisoning: a single-center experience. Saudi J Kidney Dis Transpl 23(1):37–43

Pantůčková P, Kubáň P, Boček P (2015) In-line coupling of microextractions across polymer inclusion membranes to capillary zone electrophoresis for rapid determination of formate in blood samples. Anal Chim Acta 887:111–117. https://doi.org/10.1016/j.aca.2015.07.004. [Epub 2015 Aug 7]

Zakharov S, Pelclova D, Urban P, Navratil T, Diblik P, Kuthan P, Hubacek JA, Miovsky M, Klempir J, Vaneckova M, Seidl Z, Pilin A, Fenclova Z, Petrik V, Kotikova K, Nurieva O, Ridzon P, Rulisek J, Komarc M, Hovda KE (2014) Czech mass methanol outbreak 2012: epidemiology, challenges and clinical features. Clin Toxicol (Phila) 52(10):1013–1024

Zakharov S, Pelclova D, Navratil T, Belacek J, Latta J, Pisar M, Rulisek J, Leps J, Zidek P, Kucera C, Bocek R, Mazur M, Belik Z, Chalupa J, Talafa V, Kodras K, Nalos D, Sedlak C, Senkyrik M, Smid J, Salek T, Roberts DM, Hovda KE (2017) Efficiency of acidemia correction on intermittent versus continuous hemodialysis in acute methanol poisoning. Clin Toxicol (Phila) 55(2):123–132. https://doi.org/10.1080/15563650.2016.1250901. [Epub 2016 Nov 7]

Bewusstseinsstörungen im Alter von 50 bis 59 Jahren

Inhaltsverzeichnis

Fulminante fieberhafte Meningitis im Großstadtmilieu

Walter F. Haupt und Christian Dohmen

© Springer-Verlag GmbH Deutschland, ein Teil von Springer Nature 2019
H.-C. Hansen et al. (Hrsg.), *Notfälle mit Bewusstseinsstörungen und Koma*,
https://doi.org/10.1007/978-3-662-59129-1_23

23

■ **Anamnese**

Der 51-jährige Patient klagte über seit etwa 14 Tagen bestehende allgemeine Abgeschlagenheit, Schwäche und Kopfschmerzen und wurde neurologisch vorgestellt.

Zuvor, in der Notfallaufnahme eines auswärtigen Krankenhauses, stellte man fest, dass der Patient seit fast 2 Jahren an einer schleichenden Zustandsverschlechterung mit Gewichtsverlust litt und die Symptomatik in den letzten 2 Tagen akut zugenommen habe.

■ **Tag 0 Erstuntersuchung (auswärts)**
– Reduzierter Allgemeinzustand, Nackenschmerzen und Fieber (38,7 °C).
– Internistischer Befund unauffällig.
– Meningismus mit positivem Lasègue-Zeichen.
– Anisokorie und neu aufgetretenes Einwärtsschielen.
– Somnolent, intermittierend orientiert.

■ **Differenzialdiagnose**
– Wegen der fieberhaften Kopf- und Nackenschmerzen, des Meningismus und der Hirnnervenlähmungen wurde die **Differenzialdiagnose** Meningitis oder Enzephalitis erörtert.
– Als **Erreger** kamen vorrangig in Betracht:
  – Bakterien (Meningokokken oder Pneumokokken, Listerien),
  – Viren (HSV, VZV, Adenoviren, CMV oder HIV) oder
  – eine Pilzinfektion.

■ **Therapie und Verlauf**

Unter diesem Verdacht wurden Blutkulturen angelegt, eine antivirale und antibakterielle Therapie mit Aciclovir und Ampicillin begonnen. Der Patient wurde in die neurologische Uniklinik überwiesen und auf der Intensivstation aufgenommen.

■ **Tag 1**

Initiale neurologische Untersuchung
– Meningismus mit positivem Lasègue-Zeichen.
– Anisokorie (rechts größer als links).

– Einwärtsschielen.
– Stuporös, psychomotorisch unruhig.

Wegen der Unruhe wurde nach mehreren frustranen Punktionsversuchen die Liquorpunktion zunächst aufgeschoben und die begonnene Therapie weitergeführt. Im Verlauf wurden noch mehrfach Blutkulturen abgenommen.

cCT

Das 2. CT (nachts; ◻ Abb. 23.1) zeigte nur minimale ödematöse Veränderungen, letztlich keinen verwertbar relevanten pathologischen Befund.

Zur weiteren Diagnostik

Es wurde mit dem Patienten über einen **HIV-Test** gesprochen. Bei fluktuierender Orientierung ergaben sich Zweifel an der Einwilligungsfähigkeit. Im Serum (Lymphozytensubpopulationen) zeigte der Immunstatus eine bezüglich HIV- Infektion verdächtige Konstellation (T-Helferzellen-CD4– bei 3 %, normal ab 30 %).

Liquor: Erhöhte Zellzahl mit 1042 Zellen/µl (normal bis 4), ganz überwiegend monolymphozytär.

Diagnostische Auffassung

ZNS-Infektion mit HIV und/oder einem opportunistischen Erreger (Toxoplasmose, JC-Virus, CMV oder Pilzen).

■ **Tag 2**

Im Tuschepräparat gelang der Nachweis von Kryptokokken.

■■ **Diagnostische Auffassung**

Gesicherte Pilzinfektion, wahrscheinliche HIV-Infektion.

■■ **Therapieumstellung**

Erweiterung um Amphotericin B und Flucytosin.

■■ **Verlauf**

Über wenige Stunden stellte sich eine zunehmende klinische Verschlechterung mit Koma

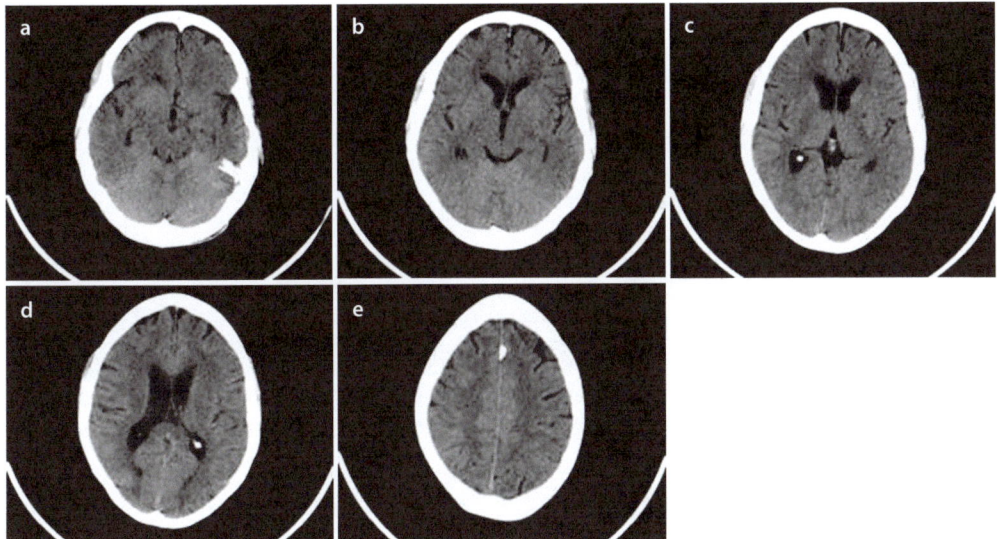

▣ Abb. 23.1   a–e cCT an Tag 1 ohne altersentsprechend verwertbar pathologischen Befund (nur fragliche Verschwellung der parietalen Hirnrindenbereiche)

ein, sodass eine endotracheale Intubation mit maschineller Beatmung erfolgte.

▪▪ EEG

Mittelschwere Allgemeinveränderungen mit Herdbefund rechts.

▪ Tag 3

Verlaufs-CT

Generalisiertes Hirnödem mit verstrichener Mark-Rinden-Grenze apikal (▣ Abb. 23.2).

Therapieeskalation

Trotz eingeleiteter konservativer Hirnödemtherapie mit Dexamethason und Mannitol trat keine Besserung ein. Die hinzugezogenen Neurochirurgen sahen bei der prognostisch ungünstigen Situation keine Indikation für ein operatives Vorgehen (Hemikraniektome).

Schließlich verschlechterte sich der klinische Befund weiter:

— Pupillen beidseits weit und entrundet.
— Erloschene übrige Hirnnervenreflexe im Verlauf der nächsten 12 Stunden.
— Verlust der akustisch evozierten Hirnstammpotenziale und Medianus-SEP.

Diagnostische Auffassung

Progredientes transtentorielles Einklemmungssyndrom bei massivem entzündlichem Hirnödem im Rahmen der Kryptokokkose.

Weiterer Verlauf

Fortschreitendes zentrales Kreislaufversagen. Die Angehörigen wurden in mehreren Gesprächen über die infauste Prognose aufgeklärt. Der dann durchgeführte HIV-Test war stark positiv mit einer sehr hohen Viruslast (2000.000 Kopien).

▪ Tag 4

Der Patient verstarb im asystolen Kreislaufversagen.

▪ Abschließende Diagnose

Meningoenzephalitis mit massivem Hirnödem durch Kryptokokken-Infektion bei Immundefizienz im Rahmen einer HIV-Infektion im Stadium Aids.

Fazit

— Die häufigsten invasiven Mykosen (systemische Pilzinfektionen) stellen Infektionen mit

23

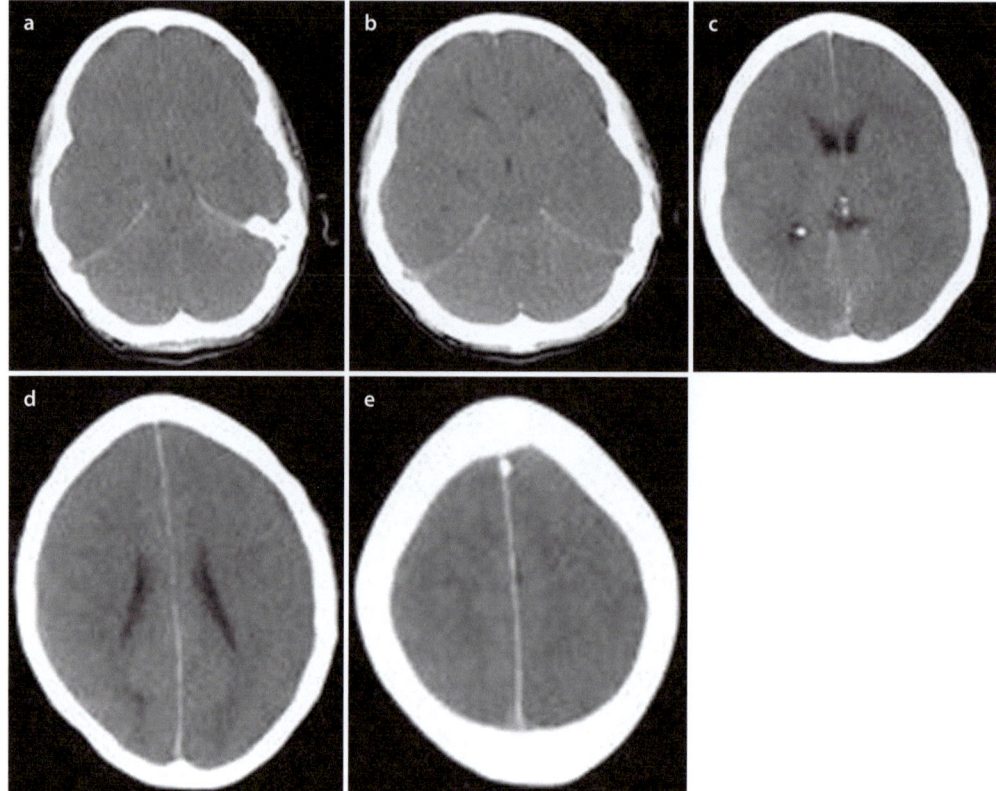

☐ **Abb. 23.2   a–e** Verlaufs-cCT an Tag 3 Ausgeprägtes Hirnödem, die basalen Zisternen um den Hirnstamm ud die kortikalen Liquorräume sind komplett aufgebraucht.

Aspergillus, Candida und Pneumocystis jiro-vecii dar. Deutlich seltener sind Infektionen mit Sprosspilzen vom Typ Kryptokokken (Cryptococcus neoformans).

- Die invasiven Mykosen treten praktisch nur bei immundefizienten Patienten auf. Dazu zählen Menschen mit konsumierenden Erkrankungen, schwerem Diabetes mellitus, Alkoholismus und HIV-Infektionen im Stadium Aids (Jarvis und Harrison 2016).
- Pilze gelangen durch Inhalation in den Respira-tionstrakt und lösen dort häufig Pneumonien aus. Vielfach erfolgen auch eine asymptomati-sche Besiedlung und die nachfolgende häma-togene Aussaat, u. a. in das ZNS. Ein primärer Befall der Meningen ohne apparente Pneumo-nie wie im vorliegenden Fall ist eher selten.
- Die Erregerdiagnose erfolgt aus dem Liquor durch den Nachweis von Kryptokokken im

Tuschepräparat (ca. 80 % Trefferquote) oder kann aus dem Antigennachweis im Liquor mittels PCR gelingen.
- Die antimykotische Therapie besteht aus der Gabe von Amphotericin B und Flucytosin, ggf. Fluconazol (Abassi et al. 2015).
- Der hier gezeigte Verlauf mit langsamer Pro-gredienz der Beschwerden über mehrere Mo-nate steht höchstwahrscheinlich im Zusam-menhang mit der unbekannten HIV-Infektion. Die fulminante Zunahme der Symptomatik ist für den Verlauf der Kryptokokken-Meningoenzephalitis durchaus typisch.
- Zwar verliefen die initiale Erfassung des me-ningitischen Syndroms und dessen sofortige Behandlung mit antibakterieller und antivira-ler Therapie sowie der raschen Verlegung in eine neurologische Abteilung korrekt. Auch die Erregerdiagnostik gelang nach erschwer-

ter Probenentnahme rasch. Dennoch konnte das fortschreitende Hirnödem trotz massiver antimykotischer und antiödematöser Therapie nicht mehr aufgehalten werden.

- Bei früh gestellter Diagnose überleben hingegen fast alle Patienten. Erfolgt die Diagnose jedoch erst im Vollbild der Meningoenzephalitis, ist die intrakranielle Infektion oft nicht mehr zu beherrschen. Im vorliegenden Fall wurde die Diagnose im Frühstadium nicht gestellt, da der Patient erst im Stadium der Bewusstseinstrübung zur Behandlung gelangte und zu diesem Zeitpunkt das Vollbild der Erkrankung wahrscheinlich schon bestand.

Take Home Message
- Patienten, die an Kryptokokkeninfektionen erkranken, leiden häufig über Tage oder Wochen an Allgemeinsymptomen wie Fieber und Abgeschlagenheit und erleiden oft eine rasche akute Verschlechterung mit Hirnnervenausfällen und Bewusstseinsstörung.
- Ein Meningismus oder schwere Kopfschmerzen als bekanntere Merkmale der Kryptokokkenmeningitis werden eher selten beobachtet.
- Insofern ist auch ohne klassische Meningitiszeichen bei Bewusst-

seinsstörung und Leistungsabnahme an die Möglichkeit einer Kryptokokkenmeningitis denken, zumal bei vermuteter oder vorliegender Immundefizienz.

- Fatalerweise treten opportunistische Infektionen besonders bei antiretroviral nicht vorbehandelten HIV-Erkrankten, also bevorzugt in der Frühphase, auf. Sie sind in bis zu 70 % die erste offensichtliche HIV-Manifestation. Als prognostisch ungünstig gelten neben der extrapulmonalen Kryptokokkose:
  - die progressive multifokale Leukenzephalopathie durch das JC-Virus (PML),
  - die zerebrale Toxoplasmose und
- disseminierte atypische Mykobakteriosen.

Literatur

Jarvis JN, Harrison TS (2016) Forgotten but not gone: HIV-associated cryptococcal meningitis. Lancet Infect Dis 9 S1: 473-3099 (16)00128-6. [Epub ahead of print]

Abassi M, Boulware DR, Rhein J (2015) Cryptococcal meningitis: diagnosis and management update. Curr Trop Med Rep 1,2(2):90–99

Somnolent nach dem Vatertagsausflug – nur zu viel gefeiert?

Hans-Christian Hansen

Literatur – 163

H.-C. Hansen et al. (Hrsg.), *Notfälle mit Bewusstseinsstörungen und Koma*,
https://doi.org/10.1007/978-3-662-59129-1_24

Die Aufnahme des 53-jährigen Patienten erfolgte wegen einer nächtlich aufgetretenen heftigen Schwindelepisode mit nachfolgender Somnolenz im Anschluss an einen Ausflug zum
„Vatertag".

Fremdanamnestisch schilderte die Ehefrau,
dass der spät nachts heimgekehrte Patient nach
dem nächtlichen Toilettengang nicht mehr in
der Lage war, sein Bett allein wieder aufzusu-
chen. Er klagte über Doppelbilder, über Schwindel und war nicht standsicher. Die Ehefrau
stellte eine erhebliche Dysarthrie fest, aber auch
eine linksseitige Gesichtsabweichung. Diese
machte sie stutzig und sie informierte die Rettungsdienste. Vorbekannt sei ein „kleiner Blut-
schwamm" (zerebrales Kavernom).

▪ ▪ ＊Vatertag

Brauchtum zu Ehren der Väter, regional auch
Herrentag oder Männertag genannt, im Nor-
den an Christi Himmelfahrt. Meist wird in
Gruppen zu Gaststätten oder regionalen Aus-
flugszielen mit geschmückten und alkoholisch
reich beladenen Gefährten wie Bollerwagen
gewandert und die Ladung verzehrt. Insofern
ist hier eher der Weg das Ziel.

▪ Befunde bei Krankenhausaufnahme

- Patient somnolent bis stuporös und dysar-
  thrisch, versteht intermittierend gut.
- Babinski-Zeichen beidseits negativ.
- Links pathologischer Arm- und Beinhalte-
  versuch, links faziale Parese.
- Die Pupillenweite wechselt in der Untersuchung auffallend stark mehrfach zwischen beidseitiger Miosis und beidseitiger
  Mydriasis.
- Intermittierend unfähig zur Blickwendung
  nach oben und nach links.
- Keine Zungenbissverletzung. Keine Enuresis, keine Enkopresis.
- Kein Foetor alcoholicus, BAK 0,2 Promille.
- EKG: Sinusrhythmus, Blutdruck zumeist
  unter 130/80 mm Hg, Blutzucker
  99 mg/dl.

▪ Erste diagnostische Auffassung

- Ausschluss alleinige Intoxikation.

- Symptomatischer Krampfanfall bei zerebralem Kavernom nach Alkoholexposition
  mit kontralateraler fazialer Parese.
- Hirnstammsymptomatik, vermutlich kar-
  diogen embolische Perfusionsstörung bei
  früherem Vorhofflimmern (s.u.).

▪ Sofortige neuroradiologische Bildge-
bung

- Nativ-cCT: kein pathologischer Befund
  abgesehen vom Kavernom rechts
  (▫ Abb. 24.1).
- cCT-Angiographie: Kein arterieller Verschluss im hinteren und vorderen Stromgebiet.

▪ Tag 2

Neuroradiologische Bildgebung

MRT-Diagnostik: Beidseitige paramediane Thalamusinfarkte links betont, vermutlich infolge eines embolischen Verschlusses einer Basilarkopf-
arterie. Darstellung kleiner älterer zerebellärer
Infarkte beidseits rechts betont, vermutlich nach
kardiogener Embolie (▫ Abb. 24.2 und 24.3).

Ergänzende Eigen- und Fremdanamnese

- Das Korrelat der älteren zerebellären Ischämien könnten flüchtiger Schwindel
  und Doppelbilder vor 11 Jahren gewesen
  sein, man fand nur eine hypoplastische
  Vertebralarterie rechts.
- Im gleichen Jahr kardiovertierte- man ein
  Vorhofflimmern, danach erfolgte keine
  Antikoagulation.
- Vor 5 Jahren spontane Venenthrombose
  im rechten Unterschenkel; Gerinnungs-
  analytik damals o. B., vorübergehende Antikoagulation.
- Rechtshirniges Kavernom, seit 6 Jahren
  stabil unter regelmäßiger MRT-Kontrolle.
- Behandelte arterielle Hypertonie.
- Die Mutter habe mehrmals Beinvenen-
  thrombosen erlitten.

Diagnostische Auffassung

Multiple kardiogene zerebrale Rezidivembo-
lien bei Anamnese früheren Vorhofflimmerns,

24

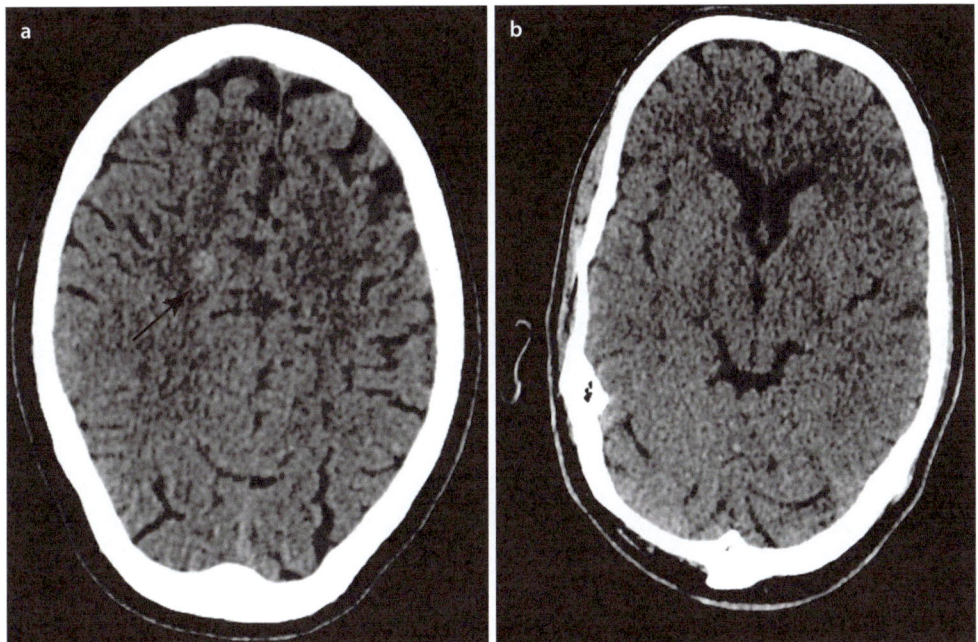

■ **Abb. 24.1** **a, b** Nativ CCT Tag1: Rechtshirnig (links im Bild) das bekannte solitäre Kavernom (Pfeil)

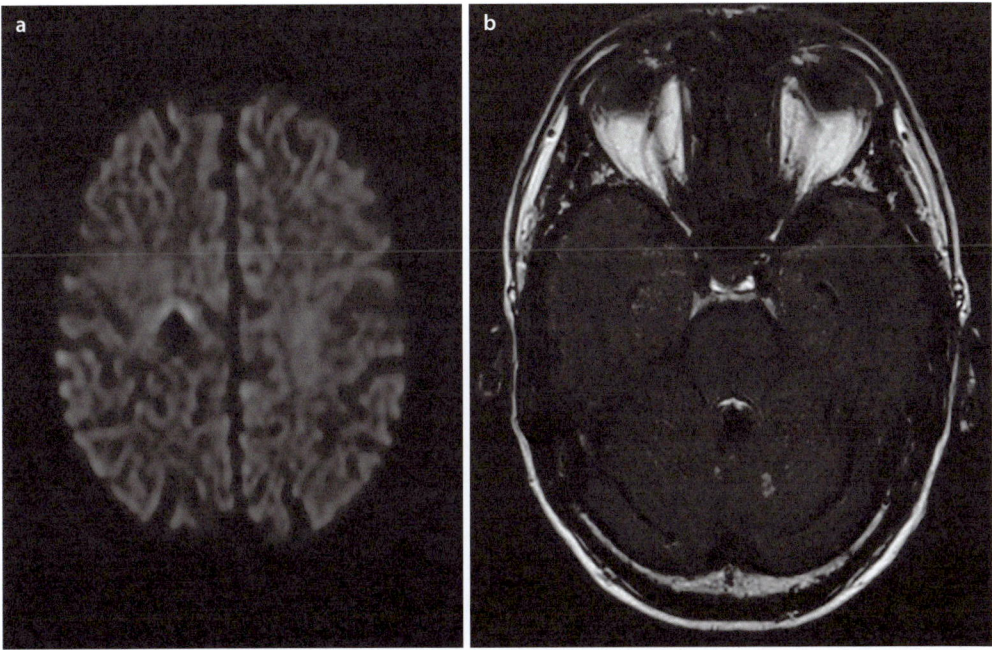

■ **Abb. 24.2** **a, b** MRT Tag2: **a**: Solitäres Kavernom rechtshirnig in der t2* Wichtung, **b**: 2 ältere kleine zerebelläre Infarkte (FLAIR).

24

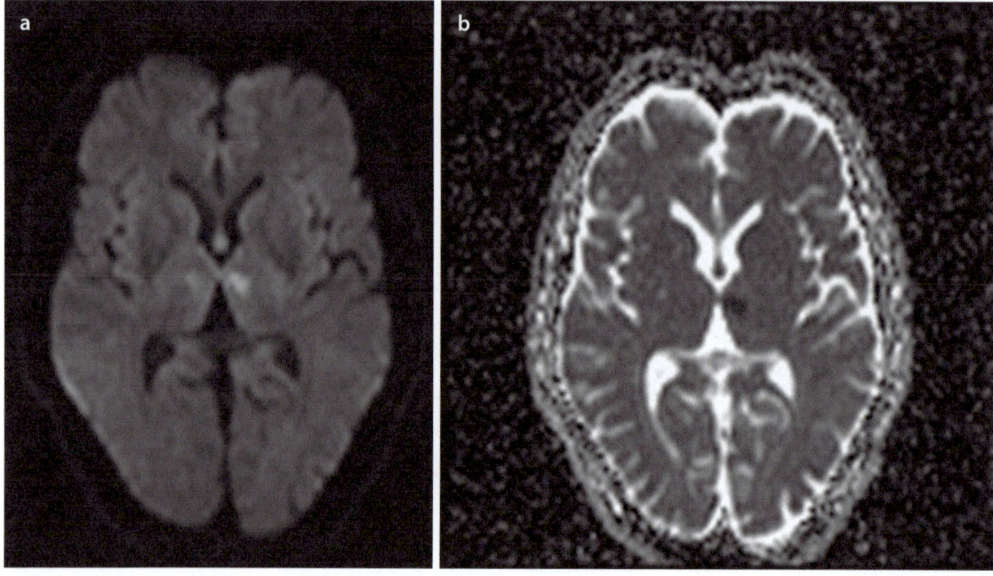

◘ Abb. 24.3   a, b MRT Tag 2: Thalamusinfarkte rechts führend beidseits im Sinne eines Top-of-the-basilar-Syndroms. (**a:** DWI-Sequenz, **b** ADC-Sequenz)

aktuell mit Top-of-the-basilar-Syndrom, zuvor Kleinhirninfarkte.

Ätiologische Klärung der Perfusionsstörungen

- Zusätzlich zum anamnestischen Vorhofflimmern als Disposition zur direkten kardialen Embolie (➜ a) ergaben die Befunde der unten genannten Untersuchungen Hinweise auf weitere konkurrierende Möglichkeiten:
  - b) arterioarterielle Embolien und
  - c) paradoxe Embolien.
- Duplexsonographie: Vertebralarterienverschluss rechts (➜ b).
- Kardiosonographie: persistierendes Foramen ovale ohne begleitendes Septumaneurysma (➜ c), ohne Klappenvitien oder intrakardiale Thromben in der TTE- und TEE-Darstellung.

Es fehlten pathologische bzw. bestätigende Befunde in folgenden Untersuchungen:
- Sonographie der Beinvenen: keine nachweisbare Thrombose.

- MRT „vessel wall imaging" (überlassen von Prof. Jansen, Kiel): Kein Nachweis einer autochthonen Gefäßerkrankung als Verschlussursache (fibromuskuläre Dysplasie/Vaskulitis).
- Langzeit-EKG: kein Vorhofflimmern über 24 und später 72 Stunden.
- Keine pathologischen Werte in Bezug auf Parameter der Blutgerinnung.

■ **Verlauf**

Alle Beschwerden bildeten sich unter normotonen Kreislaufbedingungen auf der Stroke Unit unter fortlaufender Überwachung langsam zurück. Ein Rezidiv der Somnolenz oder der blickmotorischen Störung ereignete sich nicht. Allerdings zeigte der Patient eine erhebliche Aufmerksamkeitsstörung und Verlangsamung für mindestens 2 Tage. Retrospektiv bestand sogar für die ersten 3 Behandlungstage eine Amnesie. Bis zur Entlassung von der Normalstation ereignete sich keine erneute Hemisymptomatik, Sprechstörung oder blickmotorische Störung.

Die Entlassung nach Hause erfolgte ohne neurologische Funktionsstörungen bezüglich Gang und Koordination und ohne Beeinträchtigung psychischer Funktionen bis auf leichte Merkfähigkeits- und Konzentrationsstörungen.

Das weitere therapeutische Vorgehen orientierte sich an der Auffassung einer kardiogenen Rezidivembolie im hinteren zerebralen Stromgebiet, ausgelöst durch paroxysmales Vorhofflimmern.

- **Vorläufige Therapie/weitere Diagnostik**
- Wiederaufnahme der Antikoagulation trotz Kavernom, nunmehr mit direktem oralem Antikoagulans bei Anamnese eines nichtvalvulären Vorhofflimmerns und offensichtlichem Rezidivgeschehen. Diese Maßnahme wäre auch wirksam im Falle paradoxer Embolien durch das offene Foramen ovale bei besonderer Disposition zur Venenthrombose. Die Antikoagulation wurde bei kleinem solitärem Kavernom mit über die Jahre stabiler Größe als vertretbar eingeschätzt.
- Fortführung der anthypertensiven Therapie.
- Klinische und MRT-Verlaufskontrollen einschließlich Gefäßstatus.
- Option auf Verschluss des offenen Foramen ovale, falls instabiler Verlauf.

Fazit

- Der Patient präsentierte sich mit einer Bewusstseinsstörung nach einer längeren Feier und war primär auf eine Intoxikation verdächtig. Das kritische Detail einer Hemisymptomatik links, nachts von der umsichtigen Ehefrau wahrgenommen, leitete hier den Weg sachgerecht direkt in die Stroke-Diagnostik.
- Am oberen Hirnstammsyndrom mit Hemisymptomatik links, Bewusstseinsstörung und Störungen der Okulo-Pupillomotorik bestand klinisch kein Zweifel. Die später entdeckte Amnesie für die ersten 3 Tage (trotz fehlendem Koma!) belegt, dass auch Perfusionsstörungen in Verbindungen zu hippokampalen Bereichen auftreten.

- Somit waren Teile des posterioren Stromgebiets betroffen und eine Pathologie im vertebrobasilären Gefäßbaum zu suchen. Entsprechend ist **dringlich die Gefäßdarstellung** zur Frage eines Verschlussprozesses an der Basilararterie indiziert (hier Angio-CT, Ausschluss Stenose/Verschluss und daher keine interventionelle Therapie.).
- Das thalamomesenzephale Infarktgeschehen bildete sich in der cCT nicht ab, da zu frisch und zu klein. An dieser Stelle, in Nähe der Formatio reticularis, reichen kleine „strategische platzierte" Hirninfarkte, um akute Bewusstseinsstörungen bis zum Koma bzw. dauerhafte Bewusstseinsstörungen wie das „vegetative state" („Wachkoma") auszulösen.
- **Top-of-the-basilar-Syndrome** (Caplan 1980): Solche arteriellen Perfusionsstörungen betreffen die oberen Basilarisäste einschließlich A. cerebri posterior. Die Ursache ist meist ein Embolus, der in die Endstrombahnen fragmentiert. Da die klassische Hemiparese oft bei diesem Schlaganfall fehlt, erscheinen die Patienten prima vista eher wie „intoxiziert" und werden anders eingeordnet und leicht übersehen.
  - Zum einen sind die aus dem Basilariskopf stammenden kleinen Perforatoren betroffen, die die Thalami und das Mesenzephalon versorgen. Dies machte sich hier mit Pupillenstörungen und Blickparesen bemerkbar. Ihre wechselnde Ausprägung ist typisch und steht vermutlich in Abhängigkeit von der Restperfusion mit der unterschiedlichen Beteiligung von sympathischen und parasympathischen Systemen in Zusammenhang. Typisch für das Mesenzephalon sind die vertikale Blickstörungen, die sich beim unkooperativen Patienten oft nicht zuverlässig nachvollziehen lassen.
  - Zum anderen gehören auch Embolien aus dem Basilariskopf in die Endstrombahn der A. cerebri posterior, was man je nach Kooperationsfähigkeit klinisch an Halluzinationen, Agitiertheit, Hemianopsien und Merkfähigkeitsstörungen (Hippokampus) erkennen kann.

24

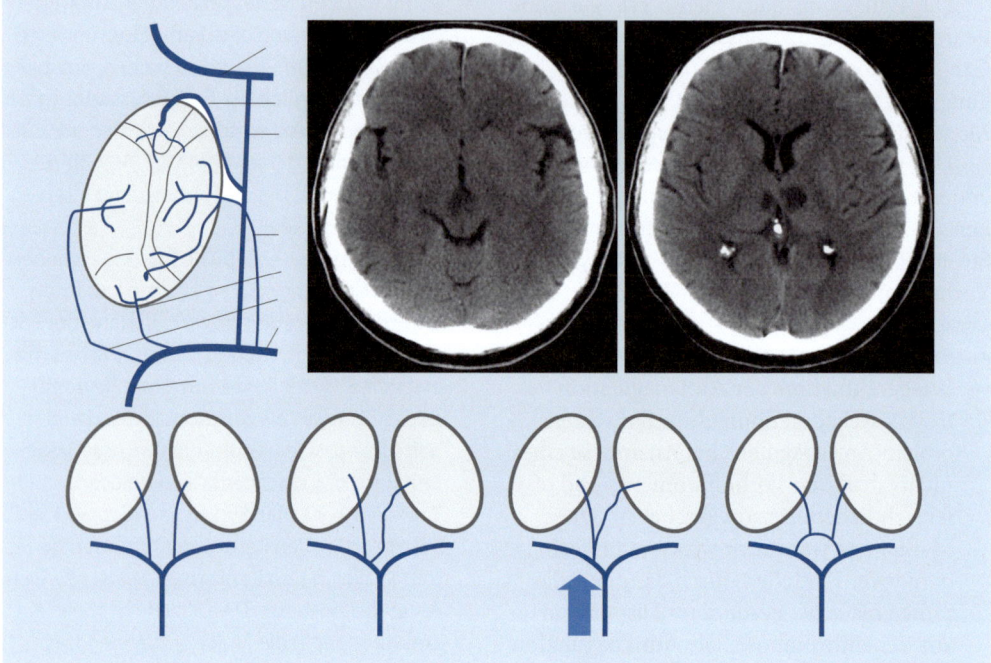

◨ Abb. 24.4 Beidseitige mediane Thalamusinfarkte mit typischer Bewusstseinsstörung durch strategische Läsionen. Gezeigt sind die typische arterielle Versorgung (links) und ihre Varianten (unten) aus dem Kopfbereich der A. basilaris. Die Variante der A. Perche- ron birgt die Möglichkeit einer doppelseitigen selektiven Thalamusischämie durch einen einzelnen (meist embolischen) Gefäßverschluss (mit Pfeil gekennzeichnet)

— Die Anlagevariante der „Percheron-Arterie", einer unpaaren einseitigen Versorgung bei-der Thalami (s. ◨ Abb. 24.4) begründet, wa-rum ein Embolus aus dem Basilariskopf mit-unter beide Thalami rechts und links affiziert (Nolte et al. 2011).

Take Home Message
— Diese akute Schlaganfallerkran-kung kann sich ähnlich wie eine In-toxikation präsentieren (organi-sches Psychosyndrom/ Bewusstseinsstörung ohne Läh-mungen) und wird dann oft über-sehen bzw. anderen Faktoren zuge-schrieben (Jiménez Caballero 2010).

— „Red flags" sind fokale neurologi-sche Ausfälle: eine Hemisymptoma-tik wie in diesem Fall, eine Aphasie oder ein Hemineglekt, eine Blick-wendung wie in diesem Fall, eine Anisokorie oder andere Pupillenstö-rung (wie in diesem Fall).
— Bestehen Zweifel an der Intoxika-tion, prüft man insbesondere bei Patienten mit vaskulären Risikofak-toren/Emboliequellen/Traumaver-dacht (Dissektion) den zerebralen Gefäßstatus auf Stenosen und Ver-schlüsse. Dies ist mit einer Ultra-schalluntersuchung rasch nichtin-vasiv möglich, aber weniger sensitiv

als die invasive Angio-CT. Diese Untersuchung kann man unter Aspekten der Notfallindikation gleich dem Nativ-CT anschließen. Falls diese Verfahren keine klaren Befunde liefern und die freie vertebrobasiläre Strombahn nicht zu sichern ist, kann eine konventionelle Angiographie erforderlich werden.

– Denn: Relevante Beeinträchtigungen der hinteren Strombahn, z. B. hochgradige Stenosen, sind wegen ihrer unmittelbaren Konsequenzen relevant! Man strebt für diese Patienten eine fortlaufende Überwachung unter neuroradiologischer Interventionsbereitschaft (zur Thrombekto-

mie/Stenteinlage) an und greift in die Blutgerinnung ein (teilweise Heparinisierung, teilweise Thrombozytenaggregationshemmung, teilweise beides). Zu vermeiden ist die vollständige Thrombose der den Hirnstamm ernährenden Gefäße.

Literatur

Caplan LR (1980) Top of the basilar syndrome. Neurology 30(1):72. https://doi.org/10.1212/WNL.30.1.72

Nolte CH, Endres M, Jungehülsing GJ (2011) Vaskuläre Syndrome des Thalamus. Nervenarzt 82:231–241

Jiménez Caballero PE (2010) Bilateral paramedian thalamic artery infarcts: report of 10 cases. J Stroke Cerebrovasc Dis 19:283–289

Stupor und Hirndruckzeichen ohne Neoplasie oder Blutung

Walter F. Haupt und Christian Dohmen

Literatur – 169

© Springer-Verlag GmbH Deutschland, ein Teil von Springer Nature 2019
H.-C. Hansen et al. (Hrsg.), *Notfälle mit Bewusstseinsstörungen und Koma*,
https://doi.org/10.1007/978-3-662-59129-1_25

Die 53-jährige Patientin wurde auf die neurologische Intensivstation aufgenommen, nachdem über Tage eine Wesensveränderung mit Antriebslosigkeit und mehrmaligem Erbrechen bei Klagen über Kopfschmerzen aufgetreten waren. Schließlich hatte sich ein generalisiert tonisch-klonischer Anfall sowie eine Vigilanzminderung eingestellt.

■ **Anamnese**

In der weiteren Vorgeschichte wurde eine deutliche Gewichtsabnahme von 7 kg in den letzten Monaten ohne weitere Symptome wie Nachtschweiß angegeben, weswegen der Verdacht auf eine Tumorerkrankung aufkam.

■ **Tag 1**

Aufnahmebefund
- Soporös, deutlich verlangsamt und antwortet nicht adäquat auf Fragen.
- Holozephale Kopfschmerzen, Übelkeit und Erbrechen.
- Kein Meningismus.
- Neurologischer Untersuchungsbefund unauffällig,
- Der GCS betrug 11, der NIHSS 8 Punkte.

Initiale Differenzialdiagnose
- (Virale) Meningitis.
- Enzephalitis im Rahmen einer Tumorerkrankung (NMDA-Rezeptoren-AK-positive Enzephalitis).
- Metabolische Entgleisung im Rahmen einer Essstörung.
- Zerebrale Metastasen im Rahmen einer Tumorerkrankung.
- Sinus- und Venenthrombose (SVT).

Labordiagnostik
- Leichte Hyponatriämie, geringe Hyperglykämie, minimale Leukozytose.
- Erhöhung der D-Dimere auf 15 % über dem Grenzwert.

Liquordiagnostik
- Keine Zellzahlerhöhung,
- geringe Laktat- und Eiweißerhöhung.

Initiale Bildgebung

Im initialen **cCT** (nativ, ◧ Abb. 25.1 und 25.2) ergab sich der Verdacht auf eine Thrombose des tiefen zerebralen Venensystems.

Die anschließende CT-Angiographie mit venöser Phase bestätigte eine ausgedehnte Sinus-/Venenthrombose der V. Galeni, des Sinus rectus, des Sinus sagittalis superior, des Sinus transversus und des Sigmoideus rechts.

Diagnostische Auffassung

Gesicherte Sinus- und Venenthrombose zu klärender Ätiologie, die übrigen Differenzialdiagnosen entfielen somit.

Initiale Therapie

Es wurde eine PTT-wirksame Antikoagulation mit **Heparinisierung** begonnen. Da die sich PTT im Verlauf nicht in den Zielbereich stabil einstellen ließ, erfolgte die Umstellung auf gewichtsadaptiertes Enoxaparin.

■ **Verlauf**

Tag 2

Die MRT-Befundkontrolle am nächsten Tag einschließlich venöser MR-Angiographie zeigte neben der unveränderten Thrombosierung zusätzlich eine Stauungsblutung rechts okzipital und ein progredientes Stauungsödem im Bereich der Basalganglien, des subependymalen Parenchyms und im Kleinhirn links.

Klinisch kam es trotz Antikoagulation zu einer weiteren Verschlechterung der Vigilanz, passend zu dem bildmorphologischen Progress.

Therapieeskalation

Deshalb wurde im Rahmen eines **individuellen Heilversuchs** eine mechanische **Thrombektomie** mit Stentretriever des Sinus sigmoideus und transversus rechts sowie des Sinus rectus durchgeführt, unterstützt durch eine lokale Lysetherapie mit 5 m rtPA.

Tag 3–4

Die Entfernung einer größeren Menge Thrombusmaterials erreichte keine vollständige und

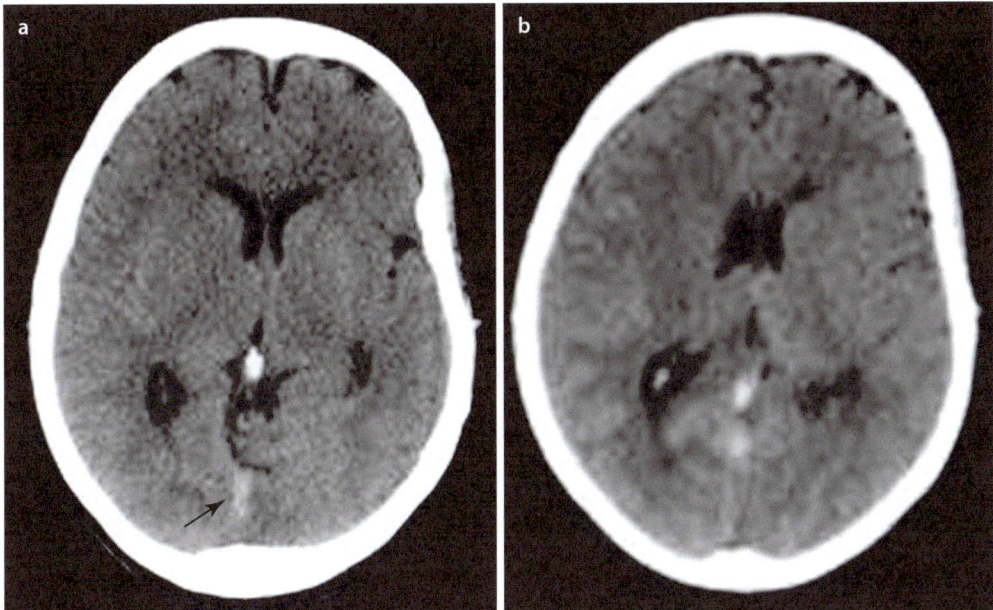

▣ Abb. 25.1   a, b Initiales CT nativ: Der Sinus rectus und die V. Galeni sind deutlich hyperdens (Pfeil). Es finden sich flaue hypodense Gewebeareale im Marklager und okzipital beidseitig. Für den ungeübten Betrachter ergibt sich hier nicht zwingend der Verdacht auf eine Sinus-/Venenthrombose, deshalb ist hier eine venöse (!) CT- oder MR-Angiographie notwendig und sichert erst den Befund

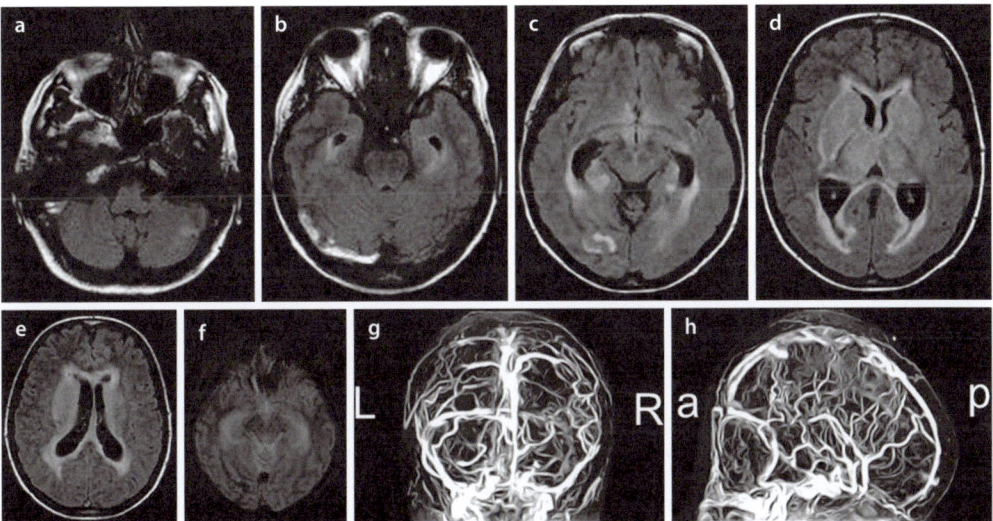

▣ Abb. 25.2   a–h MRT **a–f** mit MR-Angiographie **g, h** am nächsten Tag unter Antikoagulation: Weiterhin Thrombose von V. Galeni, Sinus rectus, Sinus sagittalis superior, Sinus transversus und sigmoideus rechts. Progredientes Ödem v. a. im Bereich der Basalganglien, aber auch im Kleinhirn links. Zudem Stauungsblutung rechts okzipital und Hydrozephalus

dauerhafte Rekanalisierung. Die Patientin entwickelte eine Erweiterung der Ventrikelräume.

Nach der Intervention wurde wegen dieses Hydrozephalus eine lumbale Liquordrainage angelegt. Die Drainage führte rasch zu einer Besserung der Vigilanz.

Tag 5–8

Klinisch kam es unter Fortführung der Antikoagulation schließlich zu einer Normalisierung der Vigilanz.

Da die Ursache der Sinus- und Venenthrombose nicht geklärt war, wurde eine Thrombophiliediagnostik betrieben, bei der sich unauffällige Befunde ergaben. Auch in der Familienanamnese waren keine Anhaltspunkte für eine hereditäre Thrombophilie zu ermitteln. Empfohlen wurde eine weitergehende Tumordiagnostik mit CT des Thorax und CT des Abdomens, was aber von der Patientin nicht gewünscht wurde.

Tag 12

Zum Verlegungszeitpunkt in die Rehabilitationsklinik war der neurologische Befund regelrecht. In psychischer Hinsicht war die Patientin bewusstseinsklar und orientiert, es fand sich noch eine leichte psychomotorische Verlangsamung.

Eine eindeutige Ursache für die Sinus- und Venenthrombose konnte letztlich mit der durchgeführten Diagnostik nicht ermittelt werden. Die Patientin führte selbst ihre Gewichtsabnahme auf ihr Essverhalten zurück, daher bestand auch der Verdacht auf eine Essstörung. Eine psychosomatische Evaluation wurde empfohlen.

Fazit

- Die Sinus-/Venenthrombose (SVT) ist eine potenziell lebensgefährliche Erkrankung infolge einer Thrombose der zerebralen Venen und/oder Sinus mit venöser Abflussstörung (Bousser und Ferro 2007).
- Die SVT stellt 1–2 % aller Schlaganfälle dar und betrifft vornehmlich jüngere Menschen. Die Prognose ist bei konsequenter Behandlung meist gut, deshalb muss die Diagnose frühzeitig gestellt werden (Saposnik et al. 2011).
- Risikofaktoren und Ätiologie entsprechen den prothrombotischen Zuständen bei der tiefen Venenthrombose/Lungenembolie: Schwangerschaft bzw. postpartal, Einnahme oraler Kontrazeptiva, Rauchen, Adipositas, hämatologische und maligne Erkrankungen, aber auch lokale benachbarte Läsionen (Kopftrauma, Infektionen und Meningitis) (Ferro et al. 2004). Obwohl auch die Dehydratation als prothrombotischer Faktor gut bekannt ist und bei Essstörungen und Gewichtsproblemen im Kontext eines Diuretikaabusus häufiger auftritt, wurde bislang nur ein einzelner Fallbericht bei Bulimie mitgeteilt (McAloon und Saeed 2011).
- Die Symptomatik kann vielfältig sein. An eine SVT sollte gedacht werden bei der Kombination von akuten und chronischen Kopfschmerzen mit konsekutiven fokal-neurologischen Defiziten (inklusive epileptischer Anfall) sowie Bewusstseinsstörungen. Ebenso sollte bei Frauen mit unklarem Kopfschmerz und den oben genannten Risikofaktoren sowie bei unklarer lobärer intrazerebraler Blutung (v. a. juxtakortikal und <2 cm Größe) eine SVT verdächtigt werden.
- Eine Erhöhung von D-Dimeren (Fibrinspaltprodukte) im Serum kann den klinischen Verdacht auf eine SVT stützen, andererseits schließt ein negativer Befund eine SVT keineswegs aus. Für erhöhte D-Dimere können viele andere Gründe verantwortlich sein: z. B. postoperativer Zustand, fortgeschrittenes Alter, Schwangerschaft, hämolytisch-urämisches Syndrom, Sepsis und Herzinfarkt, Leberzirrhose.
- Bei klinischem Verdacht auf SVT sollte umgehend ein cCT oder MRT mit venöser Angiographie durchgeführt werden, wobei dem MRT wegen der besseren Darstellung etwaiger Parenchymschäden (Ödem, Stauungsinfarkt) der Vorzug gegeben werden sollte.
- Die Therapie besteht in einer Antikoagulation mittels Heparin oder niedermolekularen He-

parinen (LMWH) LMWH, die auch bei Vorliegen einer intrazerebralen Stauungsblutung durchgeführt werden sollte.

— Bei Patienten, die sich klinisch oder bildmorphologisch unter effektiver Antikoagulation weiter verschlechtern, sind Maßnahmen zur Gefäßrekanalisation wie eine lokale Thrombolyse oder Thrombektomie im Rahmen eines individuellen Heilversuchs gerechtfertigt. Insbesondere bei raumfordernden Stauungsinfarkten oder Blutungen sollte eine dekompressive Operation (Hemikraniektiomie) durchgeführt werden (Kowoll et al. 2016). Nach Stabilisierung erfolgt in Analogie zur Therapie der TVT eine orale Antikoagulation, deren Dauer sich nach dem Vorliegen von Risikofaktoren richtet.

— Die Aufklärung der individuellen Thromboseursache zielt auf den Nachweis eines behebbaren prothrombotischen Zustands oder eine familiäre Thromboseneigung mit der Folge einer genetischen Beratung und einer längerfristigen Antikoagulation.

— Findet man keine Ursache der Thrombose („idiopathisch", 20–35 % der Fälle), raten die meisten Neurologen zur befristeten Antikoagulation über 3–6 Monate, die bei einem Rezidiven oder einer rezidivträchtigen Situation prothrombotischer Art erneut prophylaktisch eingerichtet werden kann (z. B. Steroidtherapie, Immobilisation).

Take Home Message

— Die Herausforderung bei einer Sinus-/Venenthrombose (SVT) besteht darin, an diese seltene Differenzialdiagnose besonders bei Risikopersonen zu denken und insbesondere bei folgenden Konstellationen die venöse CT- oder MRT-Angiographie durchzuführen: akute Kopfschmerzen plus
  - fokal-neurologische Defizite oder
  - epileptischer Anfall oder
  - Bewusstseinsstörung.
— Mittels konsequenter Behandlung auf der Stroke-Unit einschließlich Antikoagulation, die in schweren Verläufen u. U. um zusätzliche intensivmedizinische und rekanalisierende Maßnahmen erweitert werden kann, lassen sich insbesondere bei jüngeren Patienten trotz ausgeprägter Befundlage oftmals gute neurologische Ergebnisse ohne relevante Behinderung erzielen.
— Der Suchtest „D-Dimere" ist nur von Nutzen bei einem positiven Befund und selbst dann vieldeutig.

Literatur

Bousser MG, Ferro JM (2007) Cerebral venous thrombosis: an update. Lancet Neurol 6:162–170

Ferro JM, Canhao P, Stam J, Bousser MG (2004) Barinagarrementeria F and for the ISCVT Investigators. Prognosis of cerebral vein and dural sinus thrombosis: results of the International Study on Cerebral Vein and Dural Sinus Thrombosis (ISCVT). Stroke 35:664–670

Kowoll CM, Kaminski J, Weiß V, Bösel J, Dietrich W, Jüttler E, Flechsenhar J, Guenther A, Huttner HB, Niesen WD, Pfefferkorn T, Schirotzek I, Schneider H, Liebig T, Dohmen C (2016) Severe cerebral venous and sinus thrombosis: clinical course, imaging correlates, and prognosis. Neurocrit Care. 25(3):392–399.

McAloon C, Saeed SA (2011) Cerebral venous sinus thrombosis associated with bulimia nervosa. BMJ Case Rep. pii: bcr0720103186. https://doi.org/10.1136/bcr.07.2010.3186

Saposnik G, Barinagarrementeria F, Brown RD Jr et al (2011) American Heart Association Stroke Council and the Council on Epidemiology and Prevention. Diagnosis and management of cerebral venous thrombosis: a statement for healthcare professionals from the American Heart Association/American Stroke Association. Stroke 42:1158–1192

Zunehmende Kopfschmerzen und Bewusstseinsstörungen: Tumor, „Pseudotumor" oder beides?

Daniel Wertheimer

Literatur – 176

© Springer-Verlag GmbH Deutschland, ein Teil von Springer Nature 2019
H.-C. Hansen et al. (Hrsg.), *Notfälle mit Bewusstseinsstörungen und Koma*,
https://doi.org/10.1007/978-3-662-59129-1_26

Eine 55-jährige Patientin kommt wegen kontinuierlicher Zunahme ihrer wechselnd ausgeprägten Kopfschmerzen zur stationären neurologischen Aufnahme.

- **Anamnese**

Seit Monaten bestehen:
- anfallsweiser Schwankschwindel mit plötzlichem Beginn und Rückbildung innerhalb etwa einer Stunde,
- begleitend dabei Übelkeit und nebeneinanderstehende Doppelbilder.

- **Aufnahmebefund**

Aufnahmebefund in der neurologischen Klinik:
- Wach, vollständig orientiert, psychopathologisch unauffällig.
- Kein Meningismus, keine Schielstellung keine Visusminderung, keine Stauungspapille, kein Nystagmus, restliche Hirnnerven unauffällig.
- Keine Herd- oder Seitenzeichen, keine Pyramidenbahnzeichen, Seiltänzergang unsicher, Blindgang nicht möglich, Unterberger-Tretversuch unsicher, aber ungerichtet.
- Ubiquitäre, leichte Klopfschmerzhaftigkeit der Kalotte, Verstärkung bei Kopftiefhaltung.
- Unauffälliger allgemeinärztlicher Befund, leichte Adipositas (BMI 31).

- **Apparative Befunde**

Kraniales MRT mit MR-Angiographie
Unauffällige innere Liquorräume, „empty sella" und erweiterte Optikusscheiden. Keine zerebrale, aber geringe meningeale KM-Aufnahme (◘ Abb. 26.1).

EEG
Unauffälliger alpha-Grundrhythmus.

Duplexsonographie
Extra- und transkraniell unauffällig.

Ophthalmologisch
- Kein Befund eines erhöhten Augeninnendrucks.
- Keine Visus- oder Gesichtsfeldeinschränkung.

- **Liquordiagnostik**

Farblos und klar, Eröffnungsdruck (EÖD) 36 cm H_2O (normal bis 20 cm H_2O in Seitenlage), geringe lymphozytäre Pleozytose 12/µl, Liquorglukose 69 µg/dl, parallel abgenommene Serum-Glukose 95 mg/dl, Eiweiß 290 mg/dl, Laktat 7 mmol/l (normal bis 1,4), oligoklonale Banden positiv. Mikrobiologische Untersuchungen einschließlich Tbc-Diagnostik unauffällig.

Nach Entfernung von 35 ml Liquor: Besserung der Kopfschmerzen und der Übelkeit.

- **Erste diagnostische Auffassung**

Idiopathische intrakranielle Hypertension (IIH, Pseudotumor cerebri) mit im MRT nachgewiesener Erweiterung der Optikusscheiden, erhöhtem Liquoreröffnungsdruck, passender Besserung der Symptome nach Entlastung und auch typischem Übergewicht.

- **Therapeutisches Vorgehen**

Empfehlung zur Gewichtsreduktion und Einnahme von Topiramat 100 mg/d. Topiramat bewirkt im Gegensatz zu Azetazolamid eine Gewichtsreduktion und ist wirksam trotz schwächerer Karboanhydrase-Hemmung.

- **Weiterer Verlauf**

Nach 3 Wochen
Wiederaufnahme wegen erneut zunehmender Kopfschmerzen, Gangstörungen, zunehmender Müdigkeit, Konzentrationsstörungen. Gewicht um 1 kg reduziert. Klinisch kein Meningismus, nun deutliche Schläfrigkeit und leichte psychomotorische Verlangsamung. cMRT und EEG unverändert. Liquor: EÖD 36 cm H_2O, minimale lymphozytäre Pleozytose von 7/µl, Laktat 10 mmol/l, umfangreiche paraneoplastische und anti-neuronale Antikörpertestung einschließlich NMDA-Rezeptor-AK negativ, neuropathologisch keine Tumorzellen im Zentrifugat aus 50 ml Liquor. Topiramat abgesetzt.

Erneute Entfernung von 35 ml Liquor, dadurch Absenkung des Liquordrucks von 36 cm auf 16 cm H_2O und Besserung der Beschwerden. Erneute Entlassung mit Anregung weiterer Gewichtsabnahme.

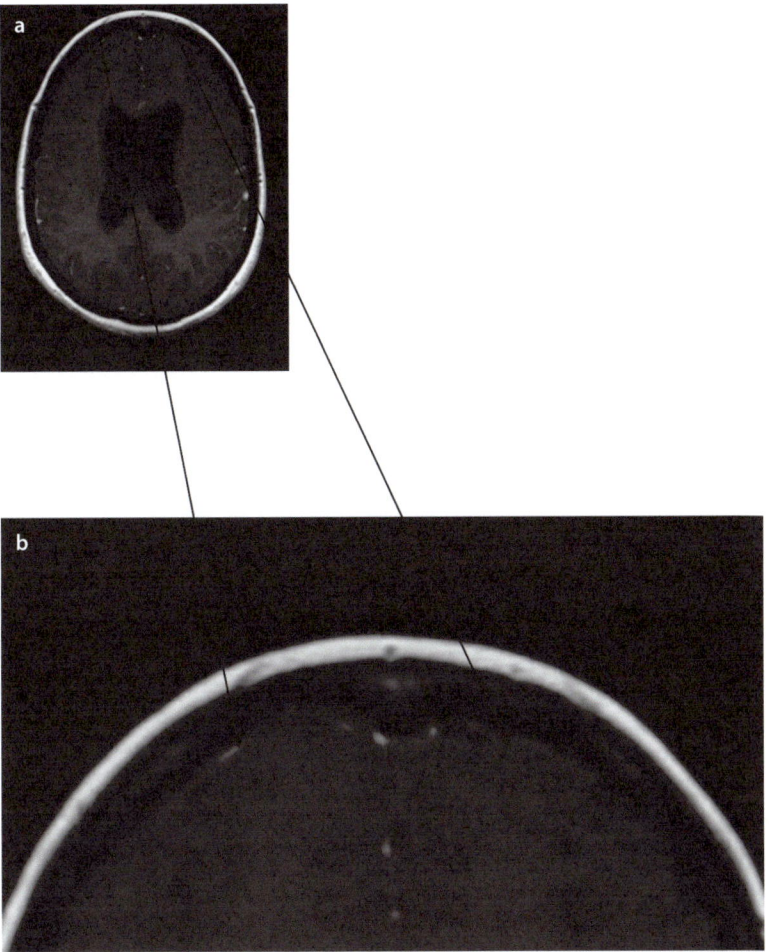

◻ **Abb. 26.1   a, b** Initiales cMRT **a** mit geringer meningealer Kontrastmittelaufnahme ohne Aspekte einer Hirnschwellung **b** Detail aus den frontalen Meningen

Nach 7 Wochen

Wiederaufnahme wegen zunehmender Kopfschmerzen, im Liegen geringer als aufrecht, vereinzelt mit Erbrechen. Es treten inkonstant, plötzlich für Stunden, nebeneinander stehende Doppelbilder mit Strabismus auf. Weiter zunehmende Müdigkeit und schwere Verlangsamung mit mnestischen Störungen. Weitere 10 kg Gewichtsabnahme, leichte Stauungspapille, sehr unkonzentriert, starke Vigilanzminderungen, bis zum phasenweisen Sopor, Gang wegen Dystaxie ohne Hilfe nicht mehr möglich.

cMRT und EEG unverändert. TCD: leicht erhöhte maximale Flussgeschwindigkeiten, leicht verminderte diastolische Geschwindigkeiten transkraniell. Liquor EÖD 21 cm H_2O. 5 Lymphozyten/µl, Laktatanstieg auf 11 mmol/l, neuropathologische Untersuchung des 20 Minuten zuvor abgenommenen Liquors bleibt ohne Nachweis pathologischer Zellen.

Unter der klinischer Auffassung einer intrakraniellen Druckerhöhung mit beginnender Affektion des Hirnstammes (Vigilanz, Doppelbilder, Übelkeit und Erbrechen) wird probatorisch Dexamethason 4×10 mg/d über 3 Tage unter der Vorstellung vasogener Ödembildung verabreicht. Darunter tritt eine deutliche Besserung der Vigilanz ein.

Nach 10 Wochen

Dexamethason mittlerweile reduziert auf 2×2 mg/d und danach binnen 5 Tagen leicht zunehmende Phasen von Tagesschläfrigkeit. cMRT weiterhin unverändert ohne Hinweise auf entzündliche Veränderungen, TCD weiter mit erhöhter Amplitude, im EEG erstmals vereinzelte Abläufe mit gesteigerter zerebraler Erregbarkeit links parietal. Die probatorische Gabe von Clonazepam erzielt keine EEG-Veränderung. Die Patientin wird zunächst entlassen.

Nach 11 Wochen

Zur Wiederaufnahme führen Kopfschmerzen, hochfrequentes Erbrechen, schwerste Verlangsamung mit Konzentrationsstörungen und Zuständen einer „Abwesenheit über Stunden" mit vor allem situativen Orientierungsstörungen. Bei Aufnahme antwortet die Patientin zunächst noch adäquat, allerdings verzögert mit Latenzen von 10–20 Sekunden auf Fragen.

Sie schläft während der Anamneseerhebung wiederholt ein (Somnolenz).

Nach Bolusgabe von 40 mg Dexamethason bilden sich die Bewusstseinsstörungen innerhalb eines Tages zurück. Die Indikation zur Hirnbiopsie wird unter der Vorstellung einer möglichen chronischen ZNS-Entzündung gestellt.

Schon bei Eröffnung der Kalotte fällt eine schwarze Duraverfärbung auf.

Bioptisch wurde ein Melanozytom gesichert (◘ Abb. 26.2).

▪ Abschlussdiagnose

Neoplastisch induzierte Liquorzirkulationsstörung aufgrund leptomeningealer Aussaat eines Melanozytoms mit intrakranieller Hypertension mit wiederholt negativer zytologischer Li-

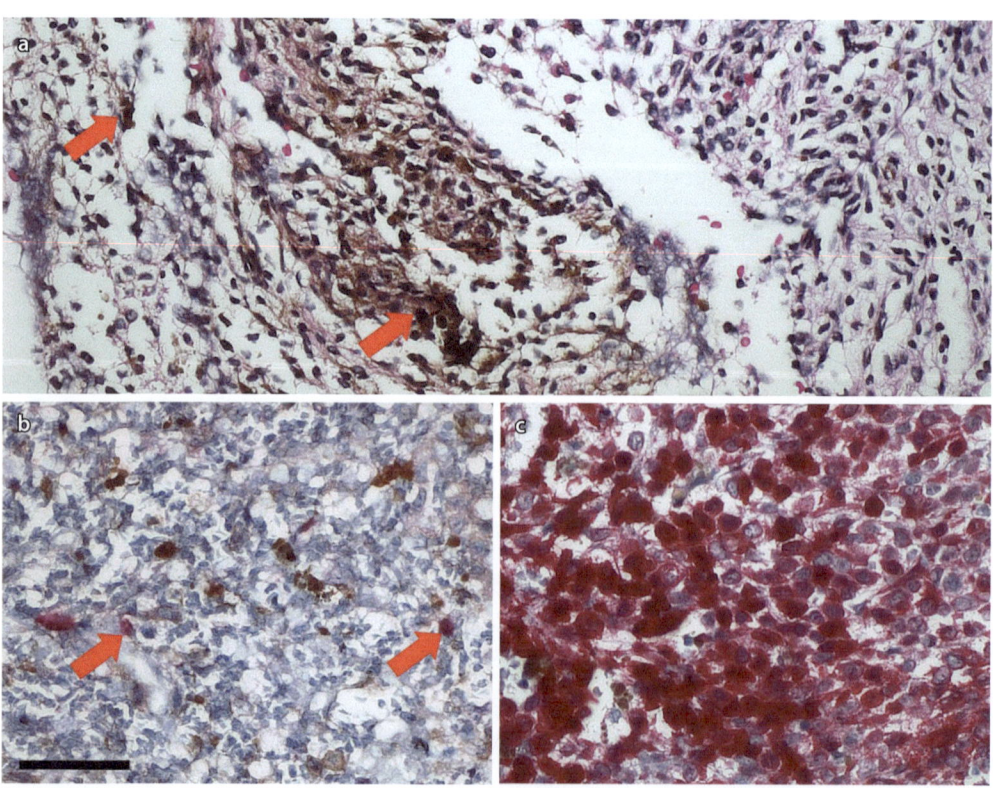

◘ **Abb. 26.2   a–c** Histologische Befunde der entnommenen meningealen Gewebe. **a** Mesenchymaler, solide gewachsener Tumor aus teils pigmentierten Zellen (Pfeile). **b** Geringe proliferative Aktivität mit etwa 1 % markierter Kerne in der Darstellung mit Ki-67-Antikörpern (Pfeile). **c** Immunhistochemie: stark positiver Nachweis des Melanozytenmarkers Melan A. Der gezeigte Maßstab entspricht 50 μm in allen Teilbildern

quorbefunde und paraneoplastischer Liquor-/ Serum-AK-Befunde.

■ Weiterer Verlauf

Exitus letalis nach 4 Monaten, eine Sektion wurde nicht durchgeführt.

■ Differenzialdiagnostische Überlegungen

Die Anamnese, die initiale Symptomatik mit dem Leitsymptom Kopfschmerz, der erhöhte Liquoreröffnungsdruck sowie die apparativen Befunde wie dilatierte Optikusscheiden ließen sich gut mit einer idiopathischen intrakraniellen Hypertension (IIH, Pseudotumor cerebri) vereinbaren. Gleiches gilt für die Ansprache auf die Liquorvolumenentlastung.

Auffällig war – schon im initialen Liquorbefund – das sehr hohe Liquorlaktat bei unauffälligem Serumlaktat. Es stieg im Verlauf noch an, was nicht zu der Diagnose IIH passt und eher eine chronisch entzündliche, immunologische oder paraneoplastische Ursache vermuten lässt.

Die im weiteren Verlauf zunächst noch geringe, später gar nicht mehr vorhandene Besserung auf Liquorentnahme sprach ebenfalls für eine andere Genese als ein IIH. Die Hirnstammsymptome (Doppelbilder, Ataxie, Erbrechen) wie auch die wechselnde quantitative Bewusstseinsstörung lassen an eine immunologische oder paraneoplastische Ursache mit Hirnnerven-/Hirnstammbeteiligung denken. Die kognitiven Symptome deuten auf eine supratentorielle (kortikale oder subkortikale) Beteiligung hin. Das zerebrale MRT wies jedoch weder infra- noch supratentoriell Befunde einer Entzündung nach. Die sich später entwickelnde Zunahme der Pulsatilität der Blutflussprofile (TCD) aller intrakraniellen Gefäßabschnitte mit vermindertem diastolischem Fluss wies auf eine moderate intrakranielle Druckerhöhung hin, die die Vigilanzminderung auch in Teilen erklären kann. Dafür spricht auch die wiederholte kurzzeitige Beeinflussbarkeit der Bewusstseinslage durch Dexamethason. Unter fraglichen Aspekten tiefer generierter epileptischen Anfälle wurde antikonvulsiv behandelt, worunter sich zwar die epilepsietypischen Zeichen im EEG zurückbildeten, sich jedoch keine Besserung der Vigilanzminderung einstellte

Fazit

— Die meningeale Tumorinfiltration und Schwellung verursachte eine langsam progrediente intrakranielle Druckerhöhung, obwohl MR-tomographisch keine deutliche KM-Aufnahme vorlag und der diskrete Befund an den Hirnhäuten zunächst nicht kritisch bewertet wurde.

— Die meningeale Pathologie erklärt weite Teile der klinischen Symptome wie Kopfschmerzen, Vigilanzminderung sowie Übelkeit und Erbrechen und epileptische Erregbarkeitssteigerung.

— Doppelbilder und Ataxie konnten auch Ausdruck eines neoplastischen ZNS-Syndroms sein, welche bei Melanomen und Melanozytomen auftreten können (Valpione et al. 2013). Dabei können Retina und Cochlea betroffen sein (Ranjbar et al. 2016).

— Hinweise auf eine entzündliche oder neoplastische Genese ergaben sich neben den langsam beginnenden, progredienten klinischen Symptomen vor allem durch den Liquor, insbesondere durch das ansteigende Liquorlaktat. Dieses wäre bei einer IIH nicht zu erwarten gewesen.

— Trotz sofortiger Verarbeitung gelang in der neuropathologischen Untersuchung wiederholt kein Nachweis von Tumorzellen. Die negative neuropathologische Zytologie schließt auch ein durales Malignom mit unmittelbarem Liquorkontakt nicht aus!

— Daher ist in Fällen, in denen trotz aller diagnostischen Maßnahmen der meningeale Prozess unklar bleibt, eine Biopsie zu erwägen. Positive neoplastische Befunde haben durch die Entwicklung neuer Biologika (sog. Checkpoint-Inhibitoren) zunehmend therapeutische Konsequenzen (Lee und Atkinson 2016), auch bei Melanomen mit breiter Aussaat.

Take Home Message

Melanozytome

- treten häufiger auf als Melanome, die aus reifen Melanozyten entstehen,
- sind trotzdem sehr seltene Tumoren,
- der Hirnhäute sind selten und sie betreffen dann fast immer die Dura mater.
- Beim Melanozytom und Melanoblastom (von Melanoblasten ausgehend) wird oft kein extrakranieller Primärtumor gefunden.
- Diagnostisch musste – neben einer paraneoplastischen immunologisch vermittelten Fernwirkung – hier die intrakranielle Tumorausbreitung erwogen werden, trotz der mehrfach negativen Liquorzytologien. Hierfür sprachen der hohe und ansteigende Laktatwert im Liquor. Die Meningeosis breitet sich diffus über die Hirnhäute aus und entzieht sich gern lange dem Nachweis in vivo.

- Kein Tumorleiden wird durch negative Antikörperbefunde ausgeschlossen.
- Bei meningealem Tumorbefall schlagen selbst mehrfache zytologische Liquortests nicht selten fehl.

Literatur

Lee SF, Atkinson V (2016) A caseofacute paraneoplastic neurologicalsyndrome in BRAF mutantmetastatic melanoma. Melanoma Res. 26(4):425–428. https://doi.org/10.1097/CMR.0000000000000264

Ranjbar M, Mohi A, Pföhler C, Grisanti S, Rudolf M (2016) Introducing MARCo: histoserologica lfindings of *a* multi-organic paraneoplastic syndrome in cutaneous melanoma patients. Dermatol Ther (Heidelb) 6(4):659–666. [Epub 2016 Sep 1]

Valpione S, Zoccarato M, Parrozzani R, Pigozzo J, Giometto B, Laveder F, Aliberti C, Chiarion-Sileni V (2013) Paraneoplastic cerebellar degeneration with anti-Yo antibodies associated with metastatic uveal melanoma. J Neurol Sci. 335(1–2):210–212. https://doi.org/10.1016/j.jns.2013.08.026. [Epub 2013 Aug 30]

26

Koma nach delirantem Syndrom mit Sturz im Krankenhaus

Daniel Wertheimer

© Springer-Verlag GmbH Deutschland, ein Teil von Springer Nature 2019
H.-C. Hansen et al. (Hrsg.), *Notfälle mit Bewusstseinsstörungen und Koma*,
https://doi.org/10.1007/978-3-662-59129-1_27

Die 56-jährige Patientin wurde wegen eines akuten Herzinfarkts stationär behandelt.

Vorgeschichte: Opiatabhängigkeit bis vor 3 Jahren, seitdem angeblich abstinent.

Die Versorgung erfolgte auf der kardiologischen Intensivstation bei neurologischem Normalbefund und kardiovaskulärer Instabilität einschließlich der frühzeitigen Anlage eines zweilumigen zentralen Venenkatheters (ZVK) über die V. jugularis interna rechts bei sehr schlechtem Venenstatus.

▪ Tag 1–4
Komplikationen von internistischer Seite
- Kammerflimmern und bradykarde Herzrhythmusstörungen,
- Fieber bei hypostatischer Pneumonie, daher Antibiotikagabe (Tazobactam).

▪ Tag 5 und 6
Komplikationen von neurologischer Seite
- Agitiert-psychotische Symptomatik (hyperaktives Delir).
- Keine fokal-neurologischen Symptome.

▪ Initiale diagnostische Einschätzung
Delir bei Pneumonie, akutem Koronarsyndrom und möglichem Opiatentzug.

▪ Therapie
Polamidon-Substitution und Antibiotikagabe.

▪ Tag 7
Zunächst Besserung der agitierten Unruhezustände.

▪ Tag 8
Unbeobachteter Sturz auf dem Weg zur Toilette 4 Stunden nach der Verlegung auf die periphere Station. Dabei erfolgte akzidentell die Entfernung des ZVK.

▪▪ Neurologischer Befund
- Koma mit intakten Hirnstammreflexen, Pupillen mittelweit reagibel.
- Atmung flach, unregelmäßig, Rachenschutzreflexe nicht sicher auslösbar.

- Kein Zungenbiss, kein Abgang von Stuhl oder Urin.

Die komatöse Patientin erhielt sodann unter der Auffassung eines stattgehabten epileptischen Anfalls/DD Polamidon-Überdosierung als erste Maßnahmen:
- Diazepam 5 mg parenteral, ohne Verbesserung.
- Naloxon 2 × 0,2 mg i. v. zur Opiatantagonisierung, ohne Verbesserung.

▪▪ Zerebrale Bildgebung
- Indiziert zum Ausschluss intrakranieller Komplikationen wie Subduralhämatom unter ASS, Schlaganfall im hinteren Stromgebiet.
- cCT: Mehrere Lufteinschlüsse rechtsfrontal.
- MRT: ausgedehnte bihemisphärielle laminäre kortikale rechtsbetonte Nekrosen sowie rechtsfrontal betonte Hirnparenchymschwellung (▪ Abb. 27.1).

▪▪ Synopsis der Befunde
Bilaterale Schwellung und Infarktzonen aufgrund einer Perfusionsstörung durch luftbedingte Verlegung der zerebralen Strombahn (DD arteriell/DD venös).

▪ Abschlussdiagnose
Hirnschwellung im Rahmen venöser Perfusionsstörungen mit kongestiven Infarzierungen rechts betont beidseits aufgrund einer aszendierten Luftembolie über den dekonnektierten venösen Zugangsweg.

▪ Weiterer Verlauf
Tag 11
Neurologischer Status:
- kontinuierliche Besserung der Vigilanz (Somnolenz),
- linksseitige Hemiplegie,
- rechts mittelgradige Armparese,
- kontrollierte Beatmung.

Längere Weaning-Phase vom Respirator wegen insuffizienten Gasaustausches bei Pneumonie und fehlender Kooperation.

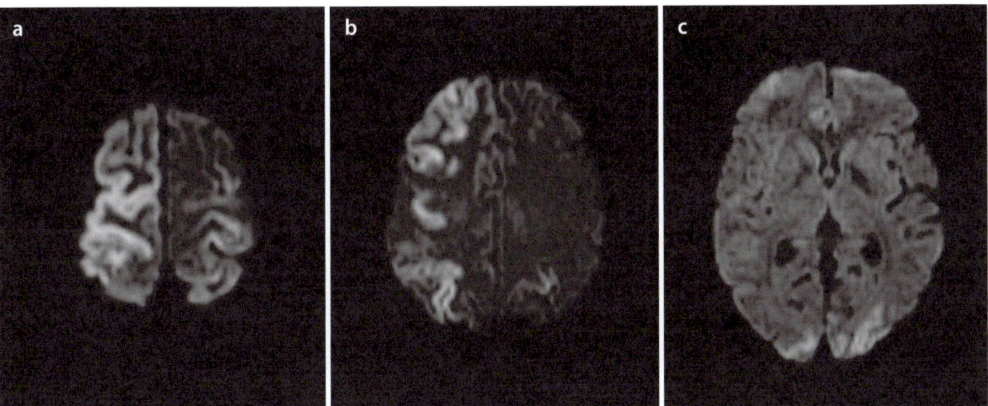

◘ **Abb. 27.1**   **a–c** MRT (Diffusionswichtung): **a, b** rechtsbetonte zytotoxische Ödeme der Hirnrinde. **c** Rechtsfrontal betonte Hirnparenchymschwellung, zusätzlich Diffusionseinschränkungen beidseits okzipital

Tag 16
   Neurologischer Status:
— Die Patientin befolgt nur einfachste Auffor-
   derungen im Sinne eines Ja/Nein-Schemas.
— Tracheotomie aufgrund von schwierigem
   Weaning.

Nach 5 Monaten **Entlassung in die Rehabilitation (Phase C).**
— Orientierung bis auf situative Desorientiertheit wiedererlangt.
— Rückerlangung vieler kognitiven Fähigkei-
   ten: Weiterhin Aufmerksamkeits- und
   Konzentrationsstörung und mäßiger Neg-
   lekt mit starken Defiziten des räumlichen
   Denkens und deutlich reduzierter Merkfähigkeit.

Fazit
— Zerebrale Luftembolien, bekannt von Tauch-
   unfällen, sind als schwere und oft fatale iatrogene Komplikationen gefürchtet.
— Perioperativ kann Luft während der sitzenden
   Lagerung bei neurochirurgischen Eingriffen
   am kraniozervikalen Übergang und am Klein-
   hirnbrückenwinkel eindringen, desgleichen
   bei Lungenbiopsien und Bronchoskopien.
— Grundsätzlich können venöse (durch ZVK, vor
   allem großlumige Dialysekatheter) bzw. arterielle Embolien (durch Pulmonaliskatheter,

Herz-Lungen-Maschine und Dialyseshunts)
auftreten.

Für den Lufteintritt in das venöse System ist
ein negativer Druckgradient in Bezug auf die
umgebende Atmosphäre entscheidend, wie er
bei tiefer Inspiration oder im Stehen nach un-
kontrollierter Öffnung oder nach Dekonnek-
tion geschlossener Systeme vorkommen kann.
   Häufigkeiten wurden berichtet zwischen
1:300 und 1:50 Systemöffnungen (Orebaugh
1992).
   Venös eingetretene Luft blockiert, auch in
kleiner Menge, als Fremdkörper letztlich die ka-
pilläre Zirkulation im venösen Abschnitt. Sie
kann im Weiteren retrograd in die arteriellen
Schenkel übertreten (Suri et al. 2014). Berichtet
wurden paradoxe Embolien mit entsprechenden arteriellen Perfusionsstörungen und typisch
lokalisierten Territorialinfarkten (40 % der Ereignisse, Heckmann et al. 2000). Gelangt Luft in das
rechte Herz, wird die Auswurfleistung des rechten Ventrikels akut und massiv beeinträchtigt. So
kommt es in manchen Fällen zur hypotensiv-bra-
dykarden terminalen Kreislaufdysregulation.
   Das **therapeutische Management** (Schlimp
et al. 2006) umfasst die folgenden Maßnahmen:
— sofortige Sauerstoffgabe,
— sofortige Aspiration des Katheters (schaumig)
   und

- Positionierung in Kopftief- und/oder Linkssei-
tenlage (cfr. rechter Ventrikel).
- Anschließend kann mit der hyperbaren Sau-
erstofftherapie versucht werden, durch eine
Größenreduktion der Luftemboli die zerebrale Zirkulation zu verbessern (Malik et al.
2017). So soll die Verbringung auf ein Druck-
niveau von beispielsweise 6 Atmosphären die
Embolusgröße auf 1/6 des Durchmessers vermindern.

Zur Anlage und Entfernung zentraler Venenka-
theter (ZVK) existieren einige Standards:

Zur **ZVK-Fixierung** bei Anlage:
- Doppelte Sicherung durch Device-Fixierungs-
material (Naht).
- Anschlaufung und Überkleben mit transpa-
rentem ZVK-Pflaster (Lang 2012), v. a. bei un-
ruhigen oder deliranten Patienten.

Zur sicheren **ZVK-Entfernung**:
- Immer im Exspirationsmanöver mit nachfol-
gender einminütiger Kompression (länger bei
Gerinnungshemmung) und anschließendem
Druckverband.
- Z-Naht nach Entfernung und Kompression
bei großlumigen Kathetern.
- Bei beatmeten Patienten unter Inspiration-
Hold-Bedingung.

> **Take Home Message**
> - Akzidentelle Entfernungen von Kathe-
> tern bergen ein hohes neurologisches
> und kardiovaskuläres Risiko hinsicht-
> lich Morbidität und Letalität. Selbst
> bei kleinem Katheterlumen kann die
> ZVK-Entfernung ohne suffiziente
> Kompression zu Luftembolien führen!
> - Zu erwägen ist die Diagnose einer
> Luftembolie, wenn der Patient mit
> zentralem Zugang sich plötzlich
> und gravierend neurologisch ver-
> schlechtert, begleitet von Blut-
> druckabfall und Bradykardie. Dies
> gilt insbesondere im engen zeitli-

chen Zusammenhang mit Manipu-
lationen am Katheter. Nach Heckmann et al. (2000) lassen sich
enzephalopathische (Delir, Sopor,
Koma) und fokale (meist rechtshirnige) Manifestationen unterscheiden, die Mortalitätsraten reichen von 36 bis 8 %.
- Die Vielzahl der im vorliegenden Fall
möglichen Auslösefaktoren für das
Delir war irreführend. In praxi liegen
bei Delirien tatsächlich oft multiple
auslösende Kofaktoren vor, die, soweit möglich, alle geprüft und aus-
geschaltet werden sollen. Hier stellte
sich die zerebrale Perfusionsstörung
nach Luftembolie am besten in der
MRT dar, das Gas (Luft) selbst in der
sofort angefertigten cCT.
- Bei Entfernung mehrlumiger oder
großer Katheter, z. B. eines Shal-
don-Katheters, ist besondere Vor-
sicht geboten. Auch nach Entfernung aus der Leiste kann im
Rahmen von Atemexkursionen
beim liegenden Patienten ein rele-
vanter Unterdruck erzeugt werden.
- Stets zu vermeiden ist die Katheter-
manipulation im Sitzen, bei tiefer
Inspiration und beim hustenden Patienten (Pronovost et al. 2004).

Literatur

Heckmann JG, Lang CJ, Kindler K, Huk W, Erbguth FJ,
Neundörfer B (2000) Neurologic manifestations of
cerebral air embolism as *a* complication of central
venous catheterization. Crit Care Med. 28(5):
1621–1625
Lang H (2012) Zentralvenöse Zugänge – So bringen Sie
den Katheter zum Herzen. Legeartis 2(3):182–187
Malik N, Claus PL, Illman JE, Kligerman SJ, Moynagh MR,
Levin DL, Woodrum DA, Arani A, Arunachalam SP,
Araoz PA (2017) Air embolism: diagnosis and management. Future Cardiol 13(4):365–378
Orebaugh SL (1992) Venous air embolism: clinical and
experimental considerations. Crit Care Med
20:1169–1177

27

Pronovost PJ, Wu AW, Sexton JB (2004) Acute decompensation after removing *a* central line: practical approaches to increasing safety in the intensive care unit. Ann Intern Med 140(12):1025–1033

Schlimp CJ, Loimer T, Rieger M, Schmidts MB, Lederer W (2006) Pathophysiological mechanism and immediate treatment of retrograde cerebral venous air embolism. Intensive Care Med 32(6):945

Suri V, Gupta R, Sharma G, Suri K (2014) An unusual cause of ischemic stroke – cerebral air embolism. Ann Indian Acad Neurol 17(1):89–91. https://doi.org/10.4103/0972–2327.128562

Bewusstseinsstörung nach vernichtendem Kopfschmerz ohne Blutung

Hans-Christian Hansen

© Springer-Verlag GmbH Deutschland, ein Teil von Springer Nature 2019
H.-C. Hansen et al. (Hrsg.), *Notfälle mit Bewusstseinsstörungen und Koma*,
https://doi.org/10.1007/978-3-662-59129-1_28

Die 56-jährige Patientin erlitt schlagartig ungekannte heftigste frontale Kopfschmerzen und rief selbst den Notarzt herbei.

■ **Anamnese**

Seit dem Tod des Ehemanns vor wenigen Monaten war sie stark psychisch belastet. Langfristig unter Antikoagulation wegen Vorhofflimmern war der Blutdruck zuletzt trotz antihypertensiver Behandlung oft erhöht. Sie litt in den Wochen zuvor mehrmals unter ungewohnt heftigen Kopfschmerzen ohne erfragbare begleitende neurologische Symptome.

■ **Erstbefunde vor Ort**

Blutdruck: 220/120 mmHg, Herzfrequenz 65/min.

Die wache schmerzgeplagte Patientin erhielt i. v. Midazolam 2 mg, Lopresor 1 mg und Urapidil 20 mg zum Transport in die Klinik. Dabei erlitt sie fraglich einen generalisierten Krampfanfall.

■ **Verdachtsdiagnosen**

— Intrakranielle Blutung, z. B. subarachnoidal.
— Hypertensive Krise im Rahmen psychischer Belastungsreaktion.

■ **Diagnostik bei Aufnahme**

Klinische Befunde bei Aufnahme der Patientin
— Vitalzeichen: Keine Nackensteife, RR 165/85 mmHg, Herzfrequenz 59/min.

— Labordiagnostik: CK normal, suffiziente Antikoagulation mit INR 2,6.
— Patientin soporös, fraglich im postiktualen Zustand. Intakte Hirnstammreflexe (LR, CR, VOR) und mittelweite isokore Pupillen, Babinski-Reflexe beidseits positiv. Keine Blutungszeichen an Mund, Haut, keine Zungenbissmarke.

CT-Diagnostik

(10 min nach Eintreffen): Nachweis eines Hydrozephalus internus und Ausschluss einer intrakraniellen Blutung. Liquoraufstau in beiden Seitenventrikeln durch beidseitige Blockaden der Foramina Monroe durch eine teilweise verkalkte Raumforderung im III. Ventrikel (■ Abb. 28.1).

Verdachtsdiagnose

Akuter Verschlusshydrozephalus bei Verdacht auf Kolloidzyste, DD Subependymom, Astrozytom, Aneurysma.

Neurochirurgisches Konsil: Indikation zur sofortigen operativen Entlastung durch 2 externe Ventrikeldrainagen (EVD) nach Normalisierung der Gerinnung (Faktorensubstitution PPSB).

Vor dem Eingriff:
— Zeichen der akuten Hirndrucksteigerung
— Erweiterung der Pupillen ohne gesicherten Ausfall der Lichtreaktion.

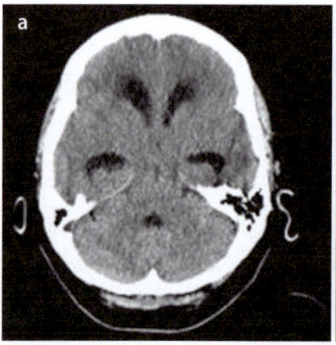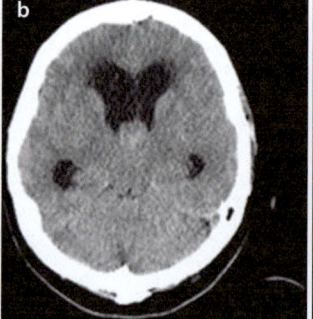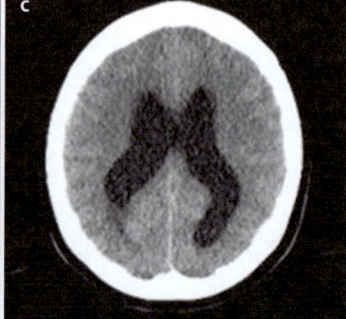

■ **Abb. 28.1 a–c** CT-Diagnostik des akuten Hydrozephalus: Aufnahme-CT mit starker Erweiterung aller inneren Liquorräume außer dem IV. Ventrikel bei nicht mehr abgrenzbaren kortikalen Sulci. Maximale Tempo- ralhornweite, die Vierhügelzisterne ist verengt, eben noch einsehbar. Hyperdense Struktur in der Mittellinie, ansonsten kein Nachweis von Blut. Raumforderungs- differenzialdiagnose: Blutung/Zyste/Aneurysma

Intraoperativ:

— Entlastung von unblutigem Liquor unter Druckerhöhung über 30 cm Wassersäule
— Verengung der Pupillen.

Neurochirurgische Operation 1: Einlage von 2 externen Ventrikeldrainagen.

■ **Prä- und postoperativer Verlauf**

Tag 2

Unterbrechung der Analgosedierung und Extubation, dabei Lagekontrolle per CT (■ Abb. 28.2).

Klinischer Befund: gute sprachliche Leistung (russisch und deutsch), keine Paresen, Adynamie, keine Kopfschmerzen, isokore mittelweite gut reagible Pupillen.

Tag 3

Das MRT (■ Abb. 28.3) erbringt den Verdacht auf eine obstruierende Kolloidzyste des III. Ventrikels mit wandständig geringer Kontrastmittelaufnahme und Anhebung des T1-Signals (DD Hämorrhagie/Cholesterinablagerungen).

Tag 9

Neurochirurgische Operation 2: Zystenresektion, unterstützt durch Neuronavigation über einen rechtsfrontalen Zugang. Hierdurch gelingt die transforaminale Entfernung der am Ventrikeldach und an lokalen Venen adhären-

ten Zyste nach vorheriger Entleerung durch gezielte Punktion. Es entfaltet sich spontan der zuvor ausgedünnte und komprimierte Fornix. Danach folgt die Entfernung der ersten EVD, anschließende CT-Befundkontrolle nach 36 Stunden (■ Abb. 28.4).

■ **Pathologische Befunde**

— Makroskopie: knapp 2 cm durchmessendes Gewebe, teils fest dunkelbraun, teils weich hellbraun.
— Histologie: Cholesterinkristalle, eosinophil amorphes Material innerhalb einer Zystenwand aus kubischem teils mehrschichtigem Epithel ohne Einblutungsreste (■ Abb. 28.5).

■■ **Histologische Diagnose**

Kolloidzyste (nicht eingeblutet).

■ **Tag 12–20**

— Im weiteren postoperativen Verlauf ist die Patientin wach, antriebsarm und spricht fast nicht.
— Links ist das Babinski-Zeichen positiv, die Motorik ist links ungezielt und rechts gezielt kräftig.
— Rechts tritt ein grobschlägiger Tremor als Hinweis auf eine Hirnstammschädigung auf, wofür auch eine vertikale Schielstellung spricht. Temperaturerhöhungen unter fortlaufender einseitiger Ventrikeldrainage

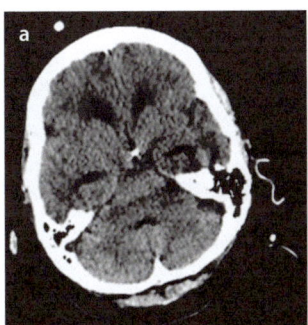
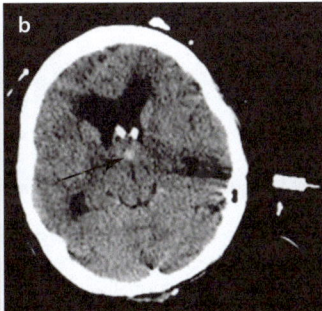
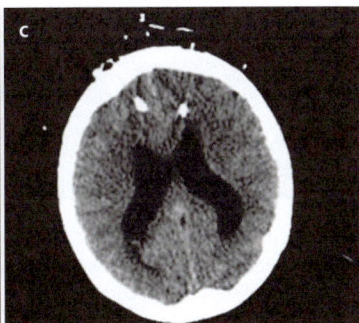

■ **Abb. 28.2 a–c** Postoperative CT-Diagnostik des akuten Hydrozephalus: Tag 2 nach Anlage von 2 externen Ventrikeldrainage in regelrechten Positionen von links und rechts frontal eingebracht. Reduktion der Ventrikelräume im Vergleich zur Voraufnahme. Noch erweiterte Temporalhörner, die Vierhügelzisterne ist besser einsehbar als zuvor. Hyperdense Struktur im III. Ventrikel nun abgrenzbar (Pfeil)

◘ Abb. 28.3   a–d MRT:
Obstruierende Raumforderung
im III. Ventrikel mit Kontakt zum
Dach über das Septum pellucidum und einem axialen
Durchmesser von 14 × 18 mm.
Die rundliche und glatt
begrenzte Formation stellt sich in
der T2-Wichtung (rechts, sagittal)
hyperintens und hypointens in
T1-Wichtung dar. Es zeigt sich
eine T2-signalarme/T1-signalan-
gehobene Binnenstruktur von ca.
5 × 6 mm

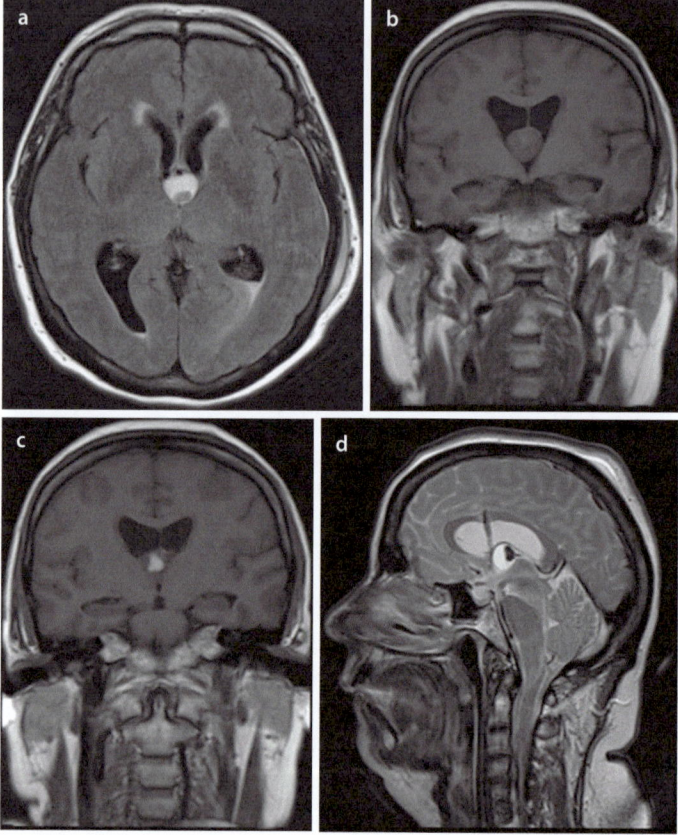

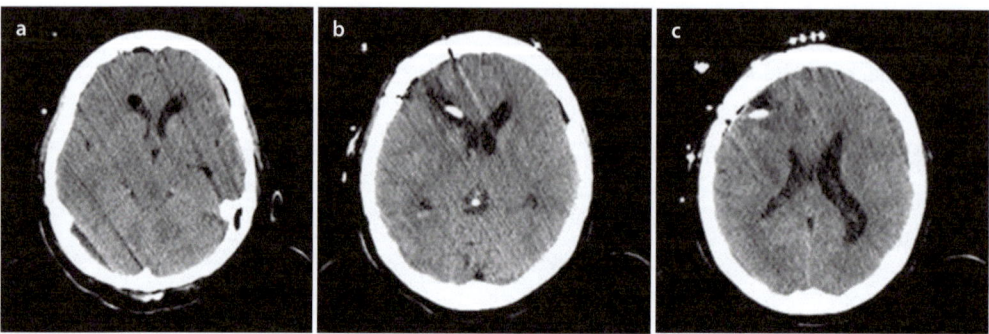

◘ Abb. 28.4   a–c CT-Diagnostik des akuten
Hydrozephalus nach entfernter linker Ventrikeldrainage: Normalisierung der Dimensionen des Liquor-
raums nach Zystenexstirpation und Ventrikeldrainage
ausschließlich von rechts. Temporalhornweite
normalisiert, einzelne abgrenzbare kortikale Sulci

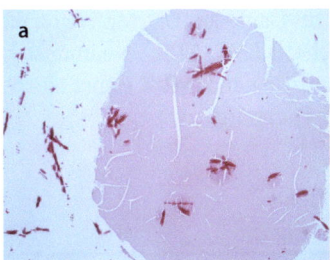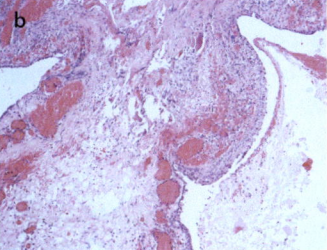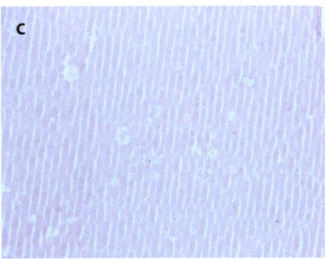

🔲 **Abb. 28.5   a–c** Histologie der Kolloidzyste (HE-Färbung). **a** Übersichtsbild. **b** Zystenwand (10-fach vergrößert) aus kubischem, teils mehrschichtigem Epithel. **c** Zysteninhalt: Cholesterinkristalle und eosinophil amorphes Material. Keine Einblutungsreste

bleiben ohne Pleozytose und Keimnachweis (Ausschluss Ventrikulitis).
– Die Patientin bleibt wach, der rubrale Tremor bessert sich durch L-Dopa 100 mg, Entfernung der zweiten EVD, Verlegung.

■ **Nach 2 Monaten (stationäre Rehabilitation)**

Die Patientin ist steh- und gehfähig, aber psychisch verlangsamt und in der Merkfähigkeit gestört. Sie kann sich selbst an- und auskleiden, waschen und bewältigt einfache Aufträge sowie die Treppenstufen über 1–2 Stockwerke. Sie bleibt jedoch harn - und stuhlinkontinent sowie zeitlich und örtlich desorientiert.

Fazit

– Mehrere vorangehende Kopfschmerzepisoden suggerieren sogenannte „Warnblutungen" im Vorfeld einer aneurysmatischen Subarachnoidalblutung (SAB), die als Ausdruck geringer Leckagen immerhin in 60 % auftreten sollen („warning leak", Leblanc 1987; Hauerberg et al. 1991). Dieses Konzept wird allerdings kontrovers als Artefakt („recall bias") diskutiert (Linn et al. 1994, 2000).
– Der fragliche initiale Krampfanfall muss eher als Strecksynergismus und nicht als epileptisches Ereignis eingestuft werden, infolge Hirnstammkompression oder Einbruch der zerebralen Perfusion infolge intrakranieller Druckerhöhung. In diesem Sinne sind der fehlende Zungenbiss und die Hirnstammfunktionsstörungen (Mydriasis, vertikale Schielstellung, Hemisyndrom, rubraler Tremor rechts)

sowie die dienzephalen Residuen (inkomplettes amnestisches Syndrom) zu erklären.
– Pathophysiologisch kommt eine druckbedingte Beeinträchtigung des Fornix als Ursache des inkompletten amnestischen Syndroms in Frage. Eine vollständige Amnesie konnte hier – soweit nachvollziehbar – durch neurochirurgische Schonung des Fornix vermieden werden.
– Die initiale hypertensive Blutdruckdysregulation ohne Tachykardie entspricht einem Cushing-Reflex und weist auf eine intrakranielle Druckerhöhung mit drohendem zerebralem Perfusionseinbruch. Prognostisch war in dieser Situation günstig, dass **keine** Blutdrucknormalisierung vorgenommen wurde!

Take Home Message
– Der akute frontale Kopfschmerz mit Erbrechen ist nicht immer durch eine SAB oder hypertensiv bedingt. Stets sind zerebrale Läsionen wie Blutungen, Ödeme und Liquorzirkulationsstörungen durch bildgebende Diagnostik cCT/MRT auszuschließen.
– Kolloidzysten sind sehr langsam wachsende benigne Raumforderungen der zerebralen Mittellinienstrukturen. Ihr Ursprung befindet sich meist im Septum pellucidum oder am Dach des III. Ventrikels. Sie bleiben in den meisten Fällen

klinisch stumm oder sie manifestieren sich wie ein chronischer Verschlusshydrozephalus (Kopfschmerzen 68 %, Gangstörung 47 %, Psychosyndrom und Erbrechen jeweils 37 %).

- Die Dekompensation der Liquorzirkulation durch Kolloidzysten mit dem akuten Aufstau und einer ICP-Erhöhung stellt eher die Ausnahme als die Regel dar. Sie kann aber spontan auftreten und wird gelegentlich durch lumbale Liquorentnahme (LP) induziert. Als Ursache des Aufstaus vermutet man, dass Instabilitäten der Liquorströmung zu Wandkontakten zwischen Ventrikel und Zyste oder einer Foramenblockade führen. Die LP gilt bei Zystenanamnese oder -verdacht als kontraindiziert, weil plötzliche Todesfälle auch bei vormals asymptomatischen Zysten auftraten (Greenberg 2016).

Danksagung Mit Dank an Dr. M. Hamann, Neurochirurgische Klinik FEK, Neumünster, und Frau Prof. Dr. Tiemann, MVZ Hanse Histologikum GmbH, Hamburg.

Literatur

Greenberg MS (2016) Handbook of neurosurgery, 8. Aufl. Thieme, Stuttgart

Hauerberg J, Andersen BB, Eskesen V et al (1991) Importance of the recognition of a warning leak as a sign of a ruptured intracranial aneurysm. Acta Neurol Scand 83:61–64

Leblanc R (1987) The minor leak preceding subarachnoid hemorrhage. J Neurosurg 66:35–39

Linn FHH, Wijdicks EFM, van der Graaf Y et al (1994) Prospective study of sentinel headache in aneurysmal subarachnoid haemorrhage. Lancet 344:590–593

Linn FHH, Rinkel GJE, Algra A et al (2000) The notion of „warning leaks" in subarachnoid haemorrhage: are such patients in fact admitted with a rebleed? J Neurol Neurosurg Psychiatry 68:332–336

28

Somnolenz und Delir bei immunkompromittierten Patienten

Hans-Christian Hansen

Literatur – 193

© Springer-Verlag GmbH Deutschland, ein Teil von Springer Nature 2019
H.-C. Hansen et al. (Hrsg.), *Notfälle mit Bewusstseinsstörungen und Koma*,
https://doi.org/10.1007/978-3-662-59129-1_29

■ **Anamnese**

59-jähriger Patient, stationäre Aufnahme wegen akuter Oberbauchbeschwerden mit Fieber (axilläre Temperatur anamnestisch bis 38,9 °C, dann Einnahme von Paracetamol). Seit Jahren erfolge eine Langzeit-Immunsuppression mit Methotrexat (MTX) und Abatacept aufgrund einer rheumatoiden Arthritis. Eine Splenektomie war wegen Kugelzellanämie vor 20 Jahren durchgeführt worden. Impfungen gegen Influenzavirus und Pneumokokken fanden regelmäßig statt.

■ **Erste Befunde bei Krankenhausaufnahme – Tag 1, 20:00 Uhr**

Internistische Untersuchung

Patient wach, im Tempo verlangsamt, im Allgemeinzustand reduziert. Bauch weich, aber druckschmerzhaft, Darmgeräusche spärlich. Schwallartiges Erbrechen, RR 200/90 mm Hg. Keine Kopfschmerzen oder Nackensteifigkeit.

Technische Untersuchungsbefunde

Leukozytose 35.200/µl, Thrombozyten 650/µl, CRP 12,5 (normal bis 0,5 mg/dl). Infektionsfokus unklar: Urinbefund negativ, Thorax-Röntgen mit basalen Minderbelüftungen,

Abdomen-CT mit KM ohne pathologische Befunde, Thorax-CT mit KM: basal flächige, teils pneumonie-, teils malignitätsverdächtige Befunde.

Entnahme von Blutkulturen.

■ **Konsiliar-neurologische Untersuchung bei agitiertem Delir – Tag 2, 0:30 Uhr**

— Desorientierter Patient im agitierten Delir.

— Intermittierende Vigilanzminderungen bis GCS 11.

— Keine verwertbaren fokal neurologischen Zeichen.

— Kein Meningismus vorhanden. Temperatur 37,2 °C.

Indikation zur cCT wegen Vigilanzstörungen bei Immunsuppression.

■ **Neuroradiologischer Befund (cCT Nr. 1) – Tag 2, 1:30 Uhr**

— Generalisiertes Hirnödem, erhöhte Kontrastmittelaufnahme der Meningen.

— Liquordichte angehoben.

— Frontal im Parenchym fragliche Dichteminderungen (◘ Abb. 29.1 a–d).

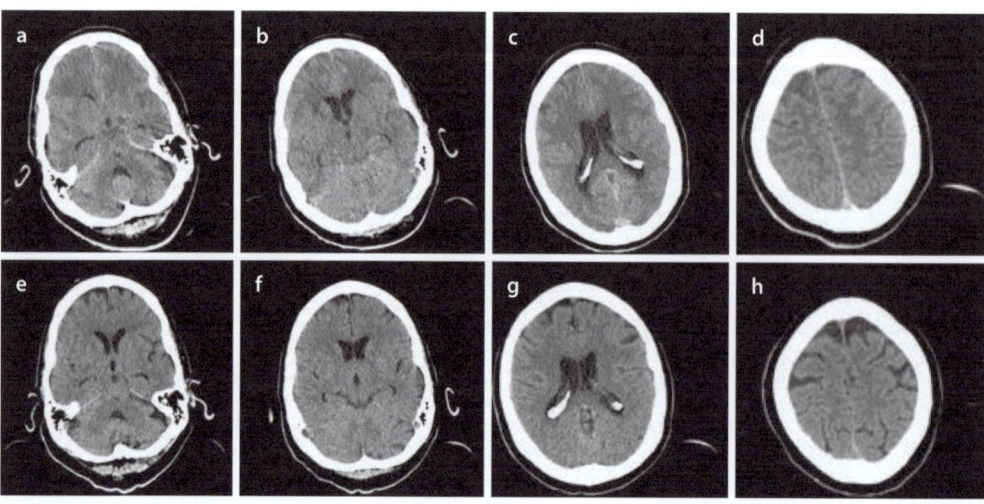

◘ **Abb. 29.1   a–h** Schädel-CT an Tag 2 **a–d** Nativ-cCT mit Hirnschwellung ausweislich schmaler innerer Liquorräume und angehobener Dichte des Liquors (Sulci) selbst. Tag 3 **e–h**: Nativ-cCT mit weiteren Ventrikeln als tags zuvor, also rückläufiger Hirnschwellung. Basale Zisternen wieder besser einsehbar

29

- **Diagnostische Auffassung**

DD bakterielle Meningitis, beginnende Sepsis bei Pneumonie/DD Mastoiditis/Sinusitis.

- **Diagnostisches und therapeutisches Vorgehen**
- Entnahme von Rachenabstrichen.
- i. v. Gabe von Ceftriaxon 2 × 2 g und Dexamethason 4 × 10 mg.
- Re-Hydratation mit 3 Liter isotoner Lösung.
- Aufnahme auf die Intensivstation.
- Isolierung trotz Fieberfreiheit und Kreislaufstabilität (91 % O_2-Sättigung).
- Liquorpunktion.

- **Tag 2, 02:20 Uhr**

Liquor: Zellzahl 38.959/3 µl (95 % Granulozyten, 5 % Lymphozyten), Laktat 17,9 mmol/l, Eiweiß >6000 mg/l, Glukose <2 mg/dl bei Serumwerten: 135 mg/dl für Glukose und 2,5 mmol/l für Laktat.

- ▪ **Verlegung auf die Intensivstation**

Übernahme in die neurologische Intensivtherapie (interdisziplinäre ICU) unter der Auffassung einer bakteriellen Meningitis mit möglicher begleitender Vaskulitis/Enzephalitis/Empyem.

- ▪ **Blut- und Liquorkulturen**

Nachweis von Streptococcus pneumoniae, Penizillin-G-sensibel

- ▪ **Neurologischer Befund Intensivstation – Tag 2, 11:00 Uhr**
- Soporöse Bewusstseinslage ohne verständliche verbale Äußerungen, GCS 8.
- Meningismus jetzt vorhanden.
- Arme und Beine reagieren gezielt auf Berührungen, Babinski-Zeichen rechts positiv.
- Pupillen mittelweit, Spontanatmung suffizient. Kein Zungenbiss.
- Intakte Husten-, Pupillen- und Kornealreflexe. VOR symmetrisch gering auslösbar.

Indikation zur späteren cCT-Kontrolle zur Frage zerebraler Herdbefunde (DD Vaskulitis, DD Empyem).

- **Therapie und Verlauf ab Tag 2**
- Unter fortlaufender Gabe von Ceftriaxon 1 × 2 g und antivaskulitischer Therapie mit Dexamethason (4 × 10 mg für 4 Tage) stellte sich eine schnelle und stetige Besserung der Bewusstseinslage sowie ein Rückgang des Meningismus ein. Die Antibiotikatherapie wurde wegen der kompromittierten Immunfunktionen auf 21 Tage verlängert.
- Kontroll-cCT (◘ Abb. 29.1e–h, Tag 3): Hirnschwellung rückläufig. Kein vermehrtes KM-Enhancement, intrakranielle Gefäße in der cCT-Angiographie seitengleich regelgerecht.
- Kontroll-cCT (No. 3, Tag 5) und cMRT (Tag 14): Keine Hirnschwellung, kein KM-Enhancement, alte lakunäre Veränderungen im Ponsbereich und in der linken Capsula interna erklären das positive Babinski-Zeichen rechts.
- Interkurrente periorale Effloreszenzen am Lippenrot und an der Mundschleimhaut wurden zunächst als beginnender Herpes simplex gedeutet und mit Aciclovir behandelt. Nach dermatologischem Konsil handelte es sich um ein Erythema exsudativa multiforme, das auf lokale Steroide rasch ansprach (◘ Abb. 29.2).
- Die Mobilisation des Patienten ab Tag 7 verlief unkompliziert. Die psychische Verlangsamung war rückläufig, bei Entlassung in die Pulmologie zur Tumordiagnostik war das Denktempo altersentsprechend wie zuvor.

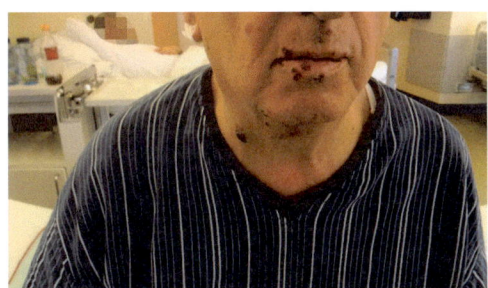

◘ **Abb. 29.2**   Periorales Erythema exsudativa multiforme, infektassoziiert

- **Weitere pulmologische Befunde**
- Kontrolle Thorax-CT (einschließlich KM): Malignomverdacht im rechten Unterlappen (UL) und linken Oberlappen (OL) fortbestehend.
- Transbronchiale Biopsie im rechten UL (Tag 20) ohne pathologischen Befund.
- PET-CT (Tag 35) Hypermetaboles Areal Segment 9, malignitätsverdächtig.
- Wedge-Resektion linker OL und rechter UL (Tag 39): ohne Malignität, histologisch postentzündliche Veränderungen.

Fazit

- Das irreführende Leitsymptom „fieberhafter Bauchschmerz" mit spärlichen Darmgeräuschen gab zunächst Anlass zur internistischen Diagnostik. Erst die qualitative Bewusstseinsstörung mit einem agitierten Delir in Kombination mit einer Vigilanzminderung musste an eine zerebrale Beteiligung im Rahmen einer unklaren infektiösen/septisch verlaufenden Akuterkrankung denken lassen.
- Das genannte abdominelle Leitsymptom könnte im vorliegenden Fall durch eine anlaufende basale Pneumonie mit in den Oberbauch projizierten Schmerzen verursacht worden sein. Alternativ kommen vegetative Phänomene bei anlaufendem Hirnödem in Frage. **Cave:** Kinder klagen nicht selten über Bauchschmerzen bei Meningitis.
- Die DD Meningitis war initial wegen fehlender Nackensteife und Kopfschmerzen sowie den unter Paracetamol rückläufigen Temperaturen nicht bedacht worden. Das delirante Syndrom war als unspezifische zerebrale Infektionsfolgereaktion gewertet worden. **Cave:** Bei Kindern, bei Alten und bei immunkompromittierten Patienten können die klassischen meningitischen Symptome verschleiert werden, zumal unter Antiphlogistika.
- Nach ersten Hinweisen auf eine zerebrale Genese der Bewusstseinsstörung aus dem cCT bewies das akute entzündliche Liquorsyndrom die akute bakterielle Meningitis (granulozytäre Pleozytose, relative Absenkung Liquorglukose, relative Vermehrung Liquorlaktat).

- Streptococcus pneumoniae, nachgewiesen in Blut und Liquor, wurde erfolgreich mit rasch applizierter intravenöser bakterizider Antibiotikatherapie und Steroiden behandelt.
- Gehäuft finden sich Pneumonie, Sinusitis oder Mastoiditis als Ausgangspunkt von Pneumokokkeninfektionen (25 %). Das vermutete pulmonale Malignom ließ sich durch invasive Diagnostik einschließlich Teilresektion ausschließen. Insofern ist hier von einer ansonsten inapparenten Pneumonie bei Immundefizienz auszugehen.
- Die Steroide reduzieren hierbei die inflammatorische Reaktion zu einem frühen Zeitpunkt und begrenzen das Risiko auf eine zerebrale Vaskulitis als Ausgangspunkt von zerebrovaskulären Komplikationen. In der Tat tragen Hirninfarkte bei Meningitis bedeutend zur Letalität und Morbidität bei. Im vorliegenden Fall lag jedoch eine der Vaskulitis entgegenwirkende Immunsuppression bereits vor (MTX).
- Resistenzproblematiken sind für Pneumokokken gegenwärtig nur bei Patienten mit Reiseanamnese zu bedenken. Dies betrifft u. a. die Akquisition der Keime im Süden und Osten Europas, wo Antibiotika teilweise ohne ärztliche Verschreibung eingesetzt werden.

Take Home Message

- Die bakterielle Meningitis manifestiert sich weniger einheitlich als gemeinhin angenommen: Die Trias „Kopfschmerzen, Fieber, Nackensteife" weisen nur 44 % der Patienten mit bakterieller Meningitis zum Zeitpunkt der Erstuntersuchung auf. Fügt man das Kriterium „Bewusstseinsstörung" als viertes typisches Erstsymptom hinzu und beschränkt sich diagnostisch auf 2 positive Symptome, verdoppelt sich die Sensitivität auf 95 % (van de Beek et al. 2004, prospektive Studie an 700 Patienten).

29

- Verschleierte Fälle sind in besonderen Altersgruppen, bei Immundefizienz und nach ambulanter Vorbehandlung immer wieder zu bedenken (s. oben)! Fehlender Meningismus bei Meningitis ist besonders bei Patienten mit Neutropenie bekannt, vermeintlich als Ausdruck der geminderten meningealen Reaktionsbereitschaft zur Inflammation aufgrund einer kompromittierten Immunantwort. Neutropene Patienten, besonders Diabetiker und Alkoholkranke sowie alte, multimorbide und antibiotisch vorbehandelte Menschen, entwickeln bei einer Meningitis in erheblich geringerem Maße Zephalgien und Meningismus, ohne dass dadurch die Infektionserkrankung günstiger verlaufen würde.
- **Bei klinischem Meningitisverdacht** beginnt man noch vor der Diagnosesicherung mittels typischer Liquorbefunde **frühestmöglich** die oben genannte **Steroid- und Antibiotikatherapie**, also **schon auf Verdacht** gleich nach Entnahme von Rachenabstrichen und Blutkulturen!
- Findet man in der anschließenden (!) cCT eine massive Hirnschwellung oder ein Passagehindernis im Liquorraum zwischen intrakraniellem und spinalem Liquorraum, muss auf die Liquorgewinnung mittels Lumbalpunktion ohnehin verzichtet werden.
- Ist der **Meningitisverdacht fraglich**, erfolgen die LP und die weiteren Therapieentscheidungen anhand der Liquorbefunde oft im Anschluss an eine cCT. Besonders bei Bewusstseinsstörungen oder fokalen neurologischen Zeichen empfiehlt es sich, hiermit im Vorfeld der Lumbalpunktion eine Hirnschwellung auszuschließen.

- **Prognostisch entscheidend** bei bakterieller Meningitis sind:
  - die **frühzeitige Antibiotikagabe** mit Ceftriaxon und Ampicillin **plus Dexamethason** zum Zeitpunkt der ersten Antibiotikagabe und
  - **supportive Maßnahmen** zur Stabilisierung der zerebralen Oxygenierung (Sauerstoff, ausreichende Hydrierung mit Volumen, Blutdruckkontrollen).
- Die Impfung gegen Pneumokokken erzeugt wie die Erkrankung selbst keine lebenslange Immunität. Gegenwärtig ist die Vakzination gegen ca. 90 % der Serotypen möglich. Sie sollte im Falle eines kompromittierten Immunsystems alle 5 Jahre wiederholt werden. Die STIKO rät unter anderem zur Seniorenimpfung für alle Personen ab 60 Jahren sowie zu einer Indikationsimpfung für Personen ≥16 Jahren mit chronischen Erkrankungen ohne Immundefizienz mit dem 23-valenten Polysaccharidimpfstoff (PSV23). Bei statistisch überzeugender Wirksamkeit (erreichte Reduktion invasiver Infektionen um 75 %, Bonten et al. 2015) garantieren Vakzinationen nicht das Ausbleiben schwerer Infektionen. Wahrscheinlich tragen Impfungen jedoch, wie der Fall suggeriert, gemeinsam mit einer frühzeitigen Diagnose und Therapie zu einem günstigen Verlauf bei.

Literatur

van de Beek D, de Gans J, Spanjaard L, Weisfelt M, Reitsma JB, Vermeulen M (2004) Clinical features and prognostic factors in adults with bacterial meningitis. N Engl J Med 351(18):1849–1859

Bonten MJ, Huijts SM, Bolkenbaas M, Webber C, Patterson S, Gault S, van Werkhoven CH, van Deursen AM, Sanders EA, Verheij TJ, Patton M, McDonough A, Moradoghli-Haftvani A, Smith H, Mellelieu T, Pride MW, Crowther G, Schmoele-Thoma B, Scott DA, Jansen KU, Lobatto R, Oosterman B, Visser N, Caspers E, Smorenburg A, Emini EA, Gruber WC, Grobbee DE (2015) Polysaccharide conjugate vaccine against pneumococcal pneumonia in adults. N Engl J Med 372(12):1114–1125. https://doi.org/10.1056/NEJMoa1408544.

29

Tiefes Koma mit Hirnstammzeichen: Rettung aus der Katastrophe

Walter F. Haupt und Christian Dohmen

Literatur – 200

■ **Anamnese**

Die 59-jährige Patientin wurde am Morgen gegen 7:00 Uhr bewusstlos im Bad liegend vom Ehemann aufgefunden. Sie sei von ihm zuletzt um 23:00 Uhr gesund gesehen worden ("last seen well"). Der genaue Zeitpunkt des Erkrankungsbeginns blieb unklar.

Der hinzugerufene Notarzt stellte eine unklare Bewusstlosigkeit mit einem GCS von 3 fest und führte eine Schutzintubation durch.

Als Vorerkrankung war eine rheumatoide Arthritis bekannt.

Vormedikation: Prednisolon 5 mg, Methotrexat 20 mg 1 ×/Woche, Resochin 250 mg.

■ **Tag 1**

Aufnahmebefund

Bei Ankunft in der Zentralen Notaufnahme um 7:40 Uhr zeigen sich folgende Befunde:
– Patientin analgosediert, intubiert und relaxiert.
– Anisokorie: links >rechts.
– Kornealreflexe beidseits erhalten.
– Babinski-Zeichen beidseits negativ.

Bei der analgosedierten und relaxierten Patientin war keine weitergehende neurologische Befunderhebung möglich.

Erste Differenzialdiagnose
– Hirnstamminfarkt,
– intrazerebrale Blutung,
– Meningitis,
– Basilaristhrombose.

Weiterführende Diagnostik

Im **cCT mit CTA** fand sich eine ausgedehnte **Basilaristhrombose** mit ausgedehntem Perfusionsdefizit im hinteren Stromgebiet ohne größeren demarkierten Infarkt (◘ Abb. 30.1).

CT nativ 7:50 Uhr: Der Befund ist nur diskret und für den ungeübten Betrachter leicht zu übersehen: A. basilaris und A. cerebri posterior links hyperdens, altes Infarktareal rechts frontal (Stromgebiet der A. cerebri media) (◘ Abb. 30.2).

CT-Angiographie: Eindeutiger Nachweis eines längerstreckigen thrombotischen Basilarisverschlusses mit Verschluss der A. posterior links.

■ **Therapie und Verlauf**

Im unklaren Zeitfenster mit fehlenden Infarktfrühzeichen im cCT wurde der Entschluss zur mechanischen **Thrombektomie im Rahmen eines Heilversuchs** gefasst. Die Punktion der Leiste erfolgte um 8:18 Uhr. Die Rekanalisation gelang innerhalb von 7 Minuten (◘ Abb. 30.3). Während für die vordere Zirkulation (A. carotis interna/A. cerebri media) die Thrombektomie bei proximalem Gefäßverschluss heutzutage die rekanalisierende Therapie der Wahl ist, liegen für die Basilaristhrombose hierzu noch keine prospektiv-randomisierten Daten vor.

Das **MRT 18:12 Uhr** zeigt kleine Ischämien links im Gyrus parahippocampalis und Thalamus (◘ Abb. 30.4).

■ **Tag 2–3**

Apparative Befunde
– Evozierte Potenziale:
  – Medianus-SEP seitengleiche Latenz- und Amplitudenverhältnisse.
  – Tibialis-SEP geringe Latenzveränderungen bei normalen Amplituden.
  – **Orbicularis-oculi-Reflex (OOR)** seitengleich normale Latenzen und Amplituden.
– **TEE:** Nachweis eines PFO mit Vorhofaneurysma.

Therapie

Die Patientin lehnte einen Verschluss des PFO ab, wir entschieden uns für eine dauerhafte Antikoagulation wegen des erhöhten Thromboserisikos bei rheumatoider Arthritis und fortbestehender Prednisolon-Therapie.

■ **Tag 4**

Entlassungsuntersuchung

Die Kranke verließ die Klinik verfrüht und gegen ärztlichen Rat, weil kein Einzelzimmer verfügbar war und sie sich vom Geräuschpegel gestört fühlte.

In psychischer Hinsicht war die Patientin bewusstseinsklar und orientiert. Es bestanden lediglich mnestische Defizite bei bis auf Dysarthrie unauffälligem Befund (National Institute of Health Stroke Score, NIHSS 0).

30

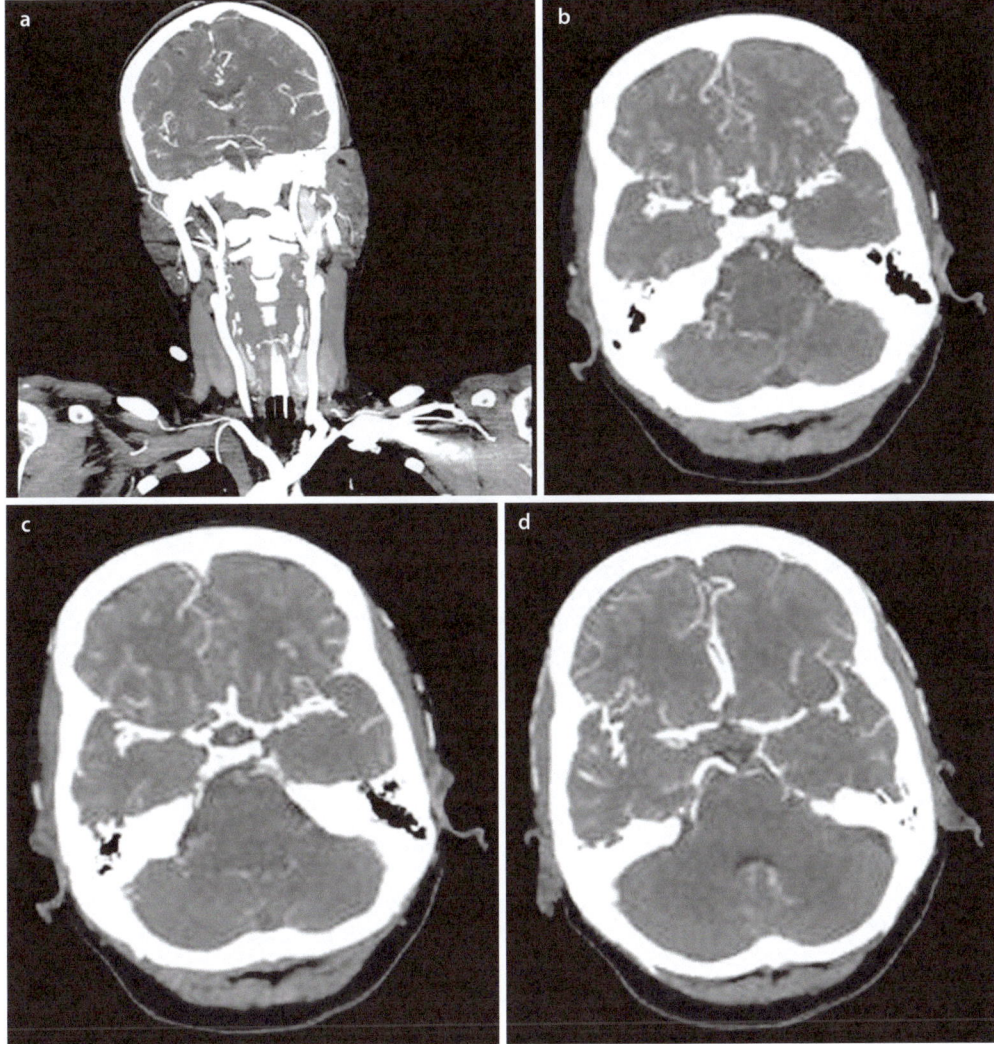

■ **Abb. 30.1**   **a–d** CTA 7:58 Uhr: ausgedehnte Basilaristhrombose mit ausgedehntem Perfusionsdefizit im hinteren Stromgebiet

Klinische Befunde:
- Keine Paresen oder Sensibilitätsstörungen.
- Koordinationsleistungen unauffällig.
- Gang, Stand und Gangvarianten regelrecht.
- Muskeleigenreflexe seitengleich gut erhältlich, Babinski-Zeichen negativ.
- Dezente Dysarthrie.

■ **Zusammenfassung**

Die Basilaristhrombose stellt die Ursache von ca. 5 % aller Schlaganfälle dar. Am häufigsten liegt ihr eine kardiale Embolie zu-grunde (ca. 50 %), in ungefähr einem Drittel kommt es zu einem Verschluss des Gefäßes durch eine lokale Thrombose auf dem Boden einer vorbestehenden Arteriosklerose. Seltenere Ursachen sind z. B. Dissektionen, die allerdings nicht übersehen werden dürfen.

Die typische klinische Symptomatik sind plötzlich aufgetretene Hirnstammsymptome mit Bewusstseinsminderung. Mögliche Hirnstammsymptome sind Schwindel, Doppelbilder (gestörte Okulomotorik), Dysarthrie, eine Parese, die von einer rein fazialen bis zu einer

30

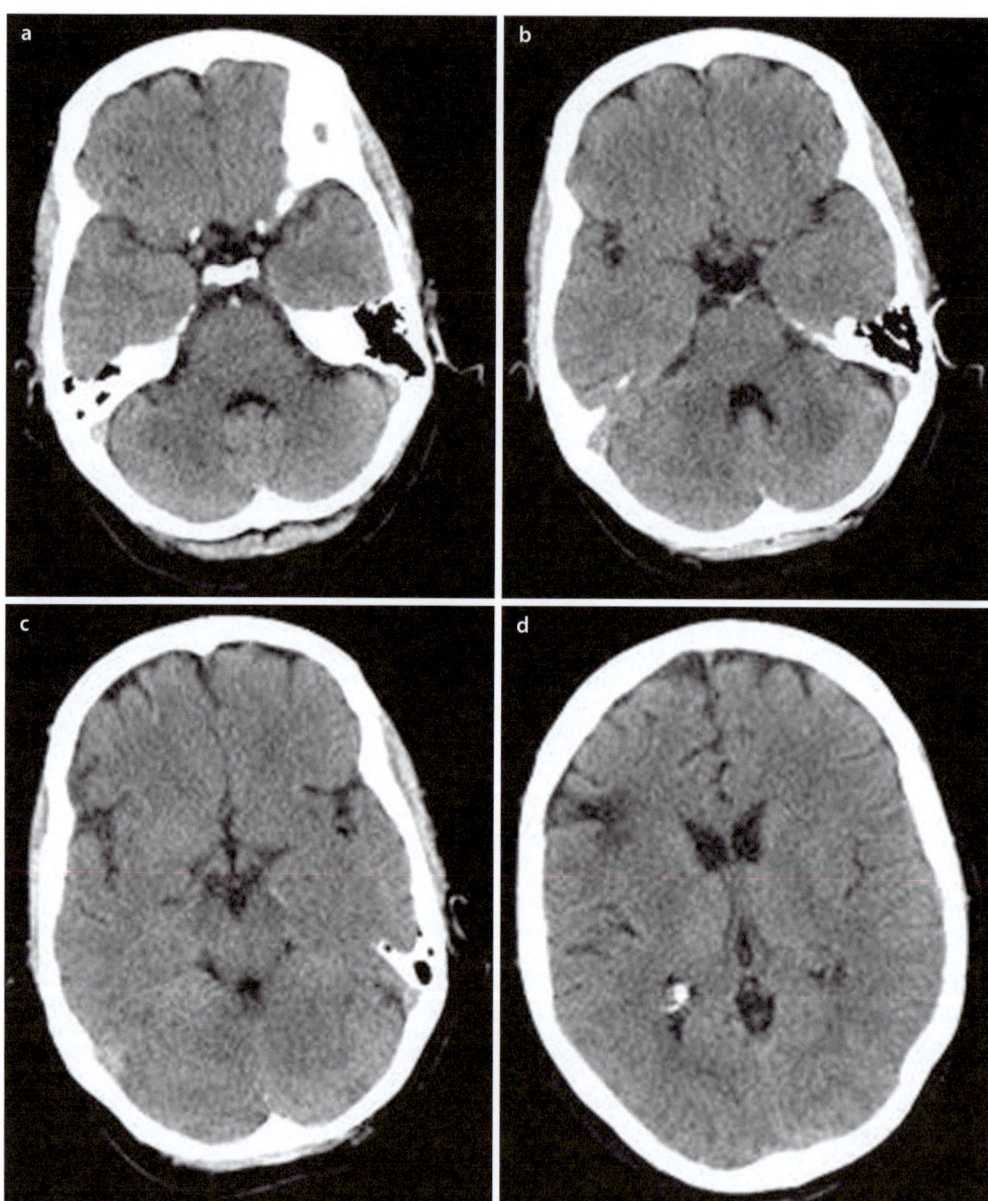

◘ **Abb. 30.2   a–d** CT: Diskreter hyperdens Befund einer A. basilaris und A. posterior links, altes Infarktareal rechts frontal (Stromgebiet der A. cerebri media)

Hemi- oder Tetraparese reichen kann, Koordinationsstörungen oder eine gestörte Pupillomotorik (Anisokorie, fehlende Lichtreaktion).

Das klinische Bild einer Basilaristhrombose kann abrupt ohne Prodromi, mit kurzen prodromalen Hirnstammsymptomen oder stotternd-progredient auftreten. Da insgesamt 2/3 aller Patienten vor der Bewusstseinstrübung prodromale Hirnstammsymptome haben, kommt einer diesbezüglichen Anamnese eine entscheidende diagnostische Bedeutung zu (Mattle et al. 2011).

Der sichere Nachweis oder Ausschluss einer Basilaristhrombose setzt eine notfallmä-

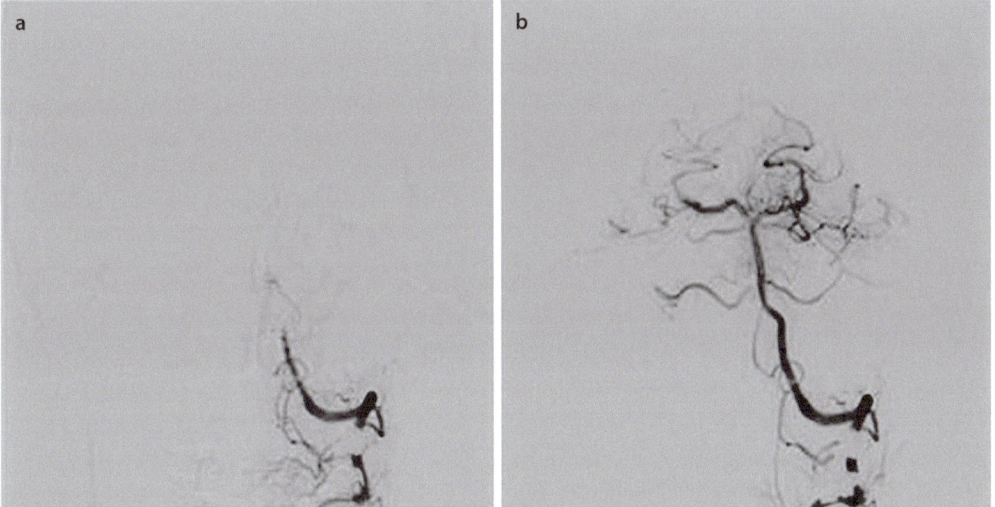

◘ **Abb. 30.3   a, b** Zerebrale Angiografie und Rekanalisation der vertebrobasilären Strombahn mittels Stent-Retriever, TICI-Score 3, 8:25 Uhr

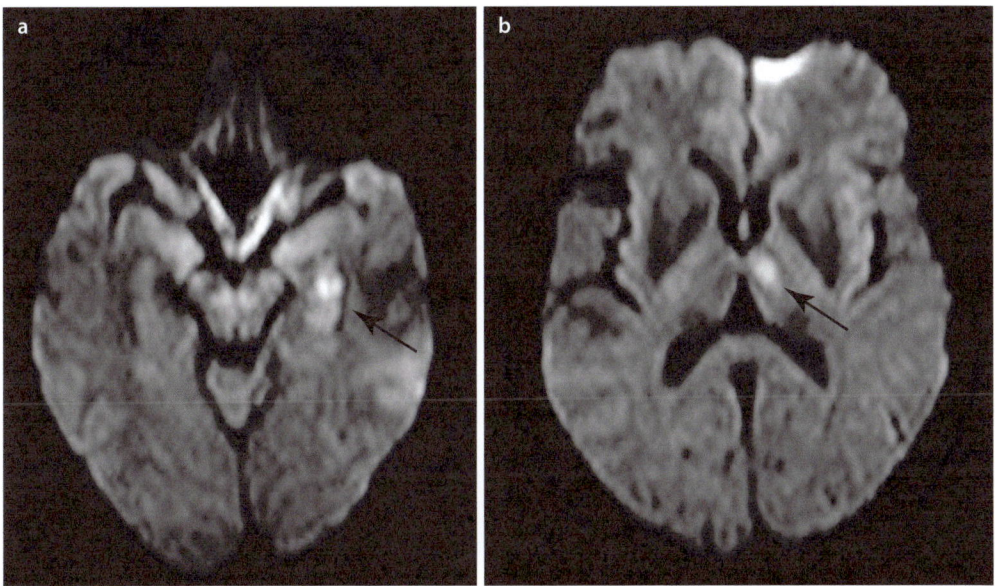

◘ **Abb. 30.4   a, b** MRT Tag 1 18:30 Uhr: Kleine Ischämien links im Gyrus parahippocampalis **a** und Thalamus **b**, (Pfeile)

ßige Gefäßdarstellung mittels CT- oder der MR-Angiographie voraus. Deshalb sollte bei einer unklaren Bewusstlosigkeit eine solche Angiographie durchgeführt werden.

Mit dem transkraniellen Ultraschall kann eine distal gelegene Basilaristhrombose nicht sicher ausgeschlossen werden, deshalb kann der Ultraschall in der Notfalldiagnostik die Angiographie nicht ersetzen.

Die Akuttherapie besteht in der möglichst raschen Rekanalisation der verschlossenen A. basilaris. Bei akutem Basilarisverschluss sollte eine Rekanalisation mittels einer mechanischen Thrombektomie erfolgen, und wenn keine Kontraindikationen vorliegen, gemeinsam mit einer intravenösen Thrombolyse (Lindsberg et al. 2012). Eine eindeutige Obergrenze des Zeitfensters für die rekanalisierende Therapie kann bei der Basilaristhrombose nicht angegeben werden. Bei bereits ausgedehnten Infarzierungen in Mesenzephalon oder Pons und/oder einer Komadauer über 6 Stunden ist eine rekanalisierende Therapie im Allgemeinen nicht mehr indiziert.

Ist die intravenöse Thrombolyse kontraindiziert, wird die mechanische Thrombektomie als Erstlinientherapie durchgeführt. Bleibt die A. basilaris dennoch verschlossen, ist die Prognose fast immer neurologisch infaust im Sinne von zu erwartender schwerer abhängiger Behinderung oder Tod. Bei indikationsgerechtem Einsatz der rekanalisierenden Maßnahmen überlebt mindestens ein Drittel der Patienten die Erkrankung ohne abhängige Behinderung. Rund ein weiteres Drittel der Patienten verstirbt trotz aller Bemühungen.

30

Fazit

- Die Patientin wurde am Morgen gegen 7:00 Uhr bewusstlos im Badezimmer vom Ehemann aufgefunden und war zuletzt am Abend zuvor gesund gesehen worden. Der Zeitpunkt des zerebralen Ereignisses konnte also nicht bestimmt werden.
- Der Notarzt fand eine bewusstlose Patientin mit einem GCS von 3 vor. Er führte folgerichtig eine Schutzintubation mit Analgosedierung und Relaxierung durch und verbrachte sie in die zentrale Notaufnahme einer Klinik mit breiter Expertise in der Schlaganfalltherapie.
- In der zentralen Notaufnahme wurden sogleich eine CT des Kopfes und eine CT-Angiographie der hirnversorgenden Arterien durchgeführt, und es zeigte sich die ausgedehnte Basilaristhrombose.
- Da der Zeitpunkt des zerebralen Ereignisses nicht bestimmt werden konnte, war eine intravenöse Lysetherapie nicht möglich. Bei nachgewiesener Basilaristhrombose und fehlenden Zeichen eines zerebralen Infarktes wurde der Entschluss zu einer mechanischen Thrombektomie im Rahmen eines individuel-

len Heilversuches gefasst. Nach Durchführung der Thrombektomie wurde die Rekanalisation innerhalb von 7 Minuten erreicht.
- Dieser Verlauf zeigt, dass auch bei unklarem Zeitfenster die Thrombektomie einer Basilaristhrombose sehr erfolgreich sein kann und man bei optimaler Therapie einen solchen besonders schweren Schlaganfall ohne Behinderung überleben kann.

Take Home Message

- Bei Patienten mit unklarer Bewusstlosigkeit sollte auch an die Möglichkeit einer Basilaristhrombose gedacht werden. Typische begleitende neurologische Hinweise sind die Anamnese oder das Vorliegen von Störungen der Okulopupillomotorik (Anisokorie/Strabismus/Nystagmus) oder der Artikulation (Dysarthrie/Dysphagie).
- cCT-Aufnahmen mit angeschlossener CT-Angiographie können diesen Verdacht klären.
- Derzeit gilt zur Rekanalisation als Zeitfenster, in dem noch Aussichten auf Besserung bestehen: 6 Stunden ab Beginn des Komas durch Basilaristhrombose.
- Bei unklarem Zeitfenster kann eine mechanische Thrombektomie im Rahmen eines individuellen Heilversuchs versucht werden.
- Angesichts der hohen Letalität und pflegebedürftiger Behinderung bei unbehandelter Basilaristhrombose ist ein Behandlungsversuch oft gerechtfertigt (Lindsberg et al. 2012, Mattle et al. 2011).

Literatur

Lindsberg PJ, Sairanen T, Strbian D, Kaste M (2012) Current treatment of basilar artery occlusion. Ann N Y Acad Sci 1268:35–44. https://doi.org/10.1111/j.1749–6632.2012.06687.x. Review

Mattle HP, Arnold M, Lindsberg PJ, Schonewille WJ, Schroth G (2011) Basilar artery occlusion. Lancet Neurol 10(11):1002–1014. https://doi.org/10.1016/S1474–4422(11)70229–0. Review

Bewusstseinsstörungen im Alter über 60 Jahren

Inhaltsverzeichnis

Der Nil kommt näher

Frank Erbguth

Ein 61-jähriger Patient wird aus der Klinik für Nephrologie konsiliarisch wegen zunehmender Desorientiertheit vorgestellt. 4 Tage zuvor war er wegen Fieber von 39,1 °C und wässrigen Diarrhöen eingeliefert worden.

■ **Anamnese**
— Aktuell: 14 Tage vor Einweisung hatte der Patient Heimaturlaub in Montenegro gemacht, war aber zunächst „gesund" zurückgekommen.
— 12 Jahre zuvor war eine Nierentransplantation wegen einer Nephrosklerose erfolgt; seither Einnahme von Tacrolismus, Mycophenolat-Mofetil und Methylprednison.

■ **Erster klinisch-neurologischer Konsiliarbefund**
— Nur zur Person orientiert, zeitlich und örtlich desorientiert.
— Psychomotorisch verlangsamt, Nestelbewegungen.
— Kein Meningismus.
— Keine Paresen oder Reflexauffälligkeiten.

■ **CT und MRT**
Zeichen einer moderaten, am ehesten älteren vaskulären Schädigung im Marklager. Ansonsten unauffällig (■ Abb. 31.1).

■ **Liquor**
ZZ 96/μl (lymphomonozytär), Eiweiß 119 mg/dl (<45), Laktat 2,7 mmol/l (<2,2), Glukose normal. Mittelgradige Schrankenstörung; keine quantitativ relevante intrathekale Immunglobulinsynthese, qualitativ: oligoklonale Banden negativ.

■ **Labor**
BKS 2 mm/h; unauffällige Routineparameter einschließlich CRP.

■ **Erste diagnostische Auffassung**
Enzephalitis/Enzephalopathie entzündlicher Genese vermutlich durch Erreger oder durch autoimmunologische Ursache.

■ **EEG**
Mittelschwere Allgemeinveränderung ohne epilepsietypische Potenziale.

■ **Weitere Labordiagnostik**
Unauffällige Werte (Serum und/oder Liquor) für Borrelia burgdorferi, HSV 1 und 2, CMV, VZV, HHV 6, FSME, Influenza, HIV, Lues, Hepatitis, Toxoplasmose und Mykoplasmen.

Ebenfalls unauffällige Werte für Vaskulitis-, Kollagenose- und Sarkoidoseparameter sowie für onkoneurale, Autoimmunenzephalitis- und Schilddrüsenantikörper.

31

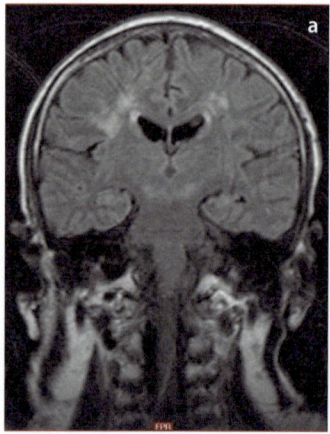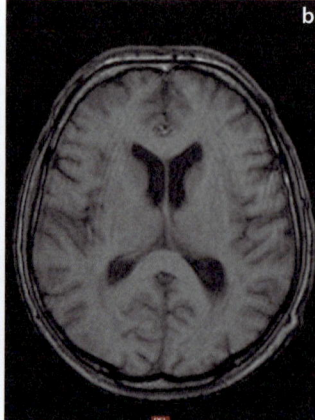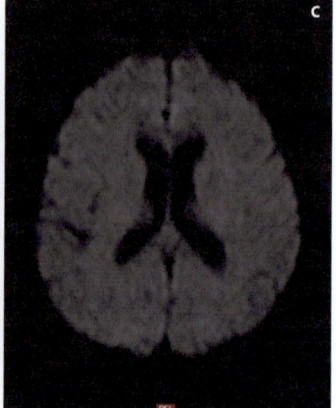

■ **Abb. 31.1** a–c Initiales MRT (T2-FLAIR, T1, DWI): bis auf einige ältere Marklagerläsionen keine Auffälligkeiten

■ **Zusatzdiagnostik**

Unauffällige Befunde im Röntgen-Thorax, der Blut-, Urin- und Stuhlkultur.

■ **Verlauf**

Unter der Diagnose einer Enzephalitis war zunächst eine kalkulierte antibiotische und antivirale Therapie erfolgt. Der Patient verschlechterte sich jedoch innerhalb einer Woche deutlich: Er wurde **soporös** und dann komatös, zeigte Myoklonien an den Extremitäten und im Gesicht. Ausgeprägter Kopfhaltetremor. Die initial gezielten, dann ungezielten Abwehrbewegungen verschwanden, und schließlich waren keine Muskeleigenreflexe mehr auslösbar, sodass von einer schlaffen Tetraparese ausgegangen werden musste.

■ **Klinische Differenzialdiagnosen**

Syndromal bestand eine progrediente Enzephalitis ohne Erregernachweis mit schlaffer Tetraparese – und damit der Verdacht einer Begleitentzündung des peripheren Nervensystems (Vorderhornmyelitis, Plexusneuritis oder Polyneuritis).

Eine Amplitudenreduktion der motorischen Potenziale bei normaler motorischer NLG und unauffälliger sensibler Neurographie stützte die Verdachtsdiagnose einer Vorderhornmyelitis.

Ätiologisch wurden erwogen und verfolgt:

− Poliomyelitis,
− FSME,
− Influenza,
− Entero-, Echo-, Coxsackie-Viren,
− andere Flaviviren.

■ **MRT-Kontrolle**

Angesichts der Verschlechterung wurde nach einer Woche eine erneute MRT durchgeführt, die die ätiologische Zuordnung der Enzephalitis ermöglichte (■ Abb. 31.2 und 31.3).

■ **Verdachtsdiagnose**

Die Ergebnisse der erneuten MRT-Bildgebung bestätigten die klinische und liquorgestützte Diagnose einer Enzephalitis mit Vorderhornmyelitis. Die typischen MRT-Lokalisationen sind gut vereinbar mit einer West-Nil-Virus-Enzephalomyelitis.

■ **Serologie der West-Nil-Virus-Infektion**

ELISA WNV (Serum): IgM 1:640 (<1:20); IgG 1:15120 (<1:20).

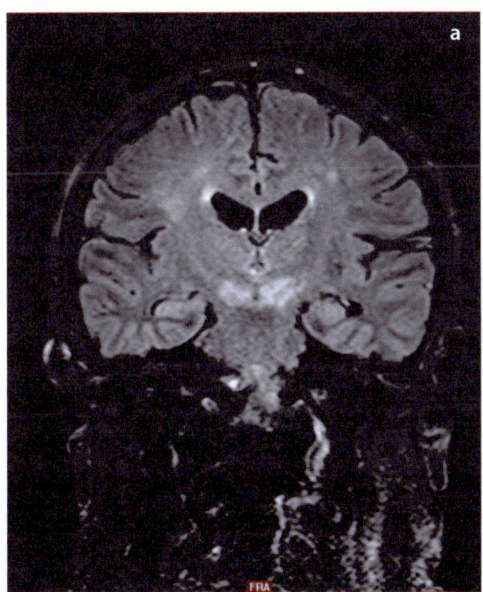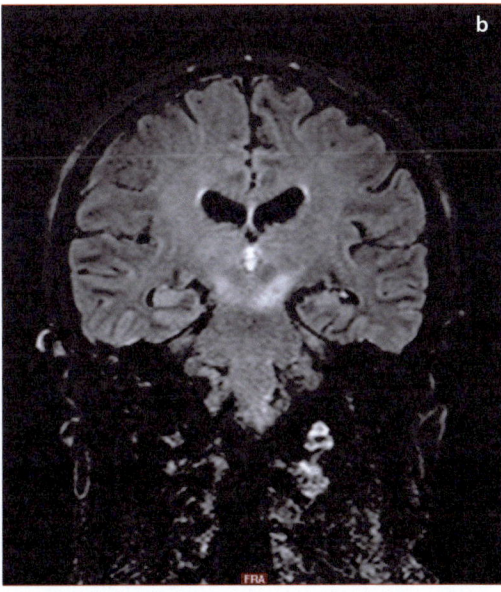

■ **Abb. 31.2   a, b** Zerebrale MRT Aufnahmen (koronare Darstellung) Tag 7 Hyperintense symmetrische Läsionen (nativ, **a**) im Bereich der Substantia nigra (T2-Flair), die keine Gd-Anreicherung (KM, **b**) zeigten

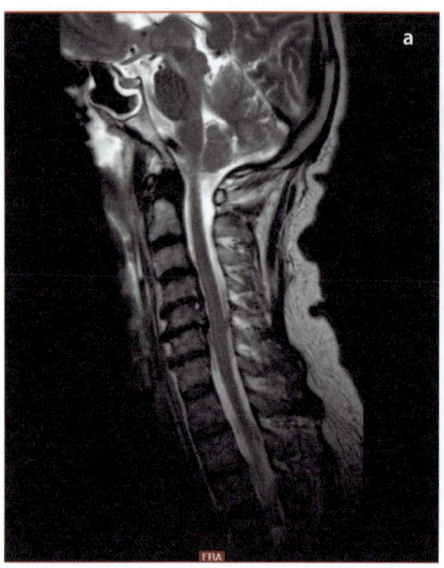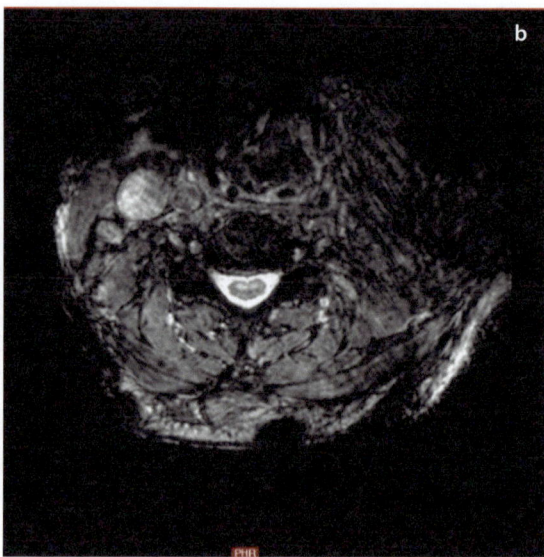

◘ Abb. 31.3   a, b Spinales MRT Tag7 **a** sagittal, **b** transversal: Hyperintense Läsionen (T2) im Bereich der zervikalen Vorderhörner C3–C7

■ **Endgültige Diagnose**

West-Nil-Enzephalomyelitis.

Die Infektion erfolgte mit hoher Wahrscheinlichkeit während des Heimatbesuchs in Montenegro (Endemiegebiet) 14 Tage zuvor.

■ **Weiterer Verlauf**

Innerhalb der nächsten 2 Wochen besserte sich die Bewusstseinslage langsam bei unveränderter Tetraparese. Die MRT-Läsionen waren regredient.

Fazit

— Das West-Nil-Virus (WNV) – ein RNA-Flavivirus, das antigenetisch verwandt mit dem Japanischen Enzephalitisvirus ist – wurde erstmals 1937 bei einem Patienten in der West-Nil-Provinz in Uganda isoliert (Kramer et al. 2007). Erst um die Jahrtausendwende erlangte es erhöhte Aufmerksamkeit angesichts von zunehmenden Fallberichten von Erkrankungen in den USA und anderen Ländern. 2002 kam es in den USA zu ca. 4000 Erkrankungen, von denen 250 tödlich verliefen (Carson et al. 2012, Davis et al. 2006, Nash et al. 2003). In Europa sind Ausbrüche in den Balkanländern, Griechenland und anderen Mittelmeerländern dokumentiert

(◘ Abb. 31.4). Das Virus-Reservoir bilden Vögel; die Übertragung auf den Menschen erfolgt durch Stechmücken – v. a. Culex pipiens und Culex modestus, die auch in Deutschland prävalent sind.

— Eine Infektion mit dem West-Nil-Virus (WNV) kann nach einer Inkubationszeit von 3–14 Tagen zu einem breiten Spektrum an Krankheitssymptomen führen. Dieses reicht von asymptomatischen Formen (Zak et al. 2005) bis hin zu schweren enzephalomyelitischen Formen. Bei 25 % der Infizierten entwickelt sich Fieber, wobei sich bei 0,5 % dieser Patienten eine neuroinvasive Verlaufsform entwickelt. Zu den Risikofaktoren für einen solch schweren Verlauf gehören: Alter, maligne Erkrankungen, Organtransplantation und genetische Faktoren (Winston et al. 2014). An Allgemeinsymptomen treten neben dem Fieber Übelkeit, Pharyngitis, Erbrechen, Diarrhö und abdominelle Schmerzen auf und dauern ca. 10 Tage an. Schwere Organbeteiligungen umfassen hämorrhagische Fiebervarianten, Hepatitis, Pankreatitis, Myokarditis, Myositis und eine Orchitis.

— Die neuroinvasiven Formen reichen von isolierten Meningitiden bis zu Enzephalitiden und myelitischer Beteiligung der Vorderhörner,

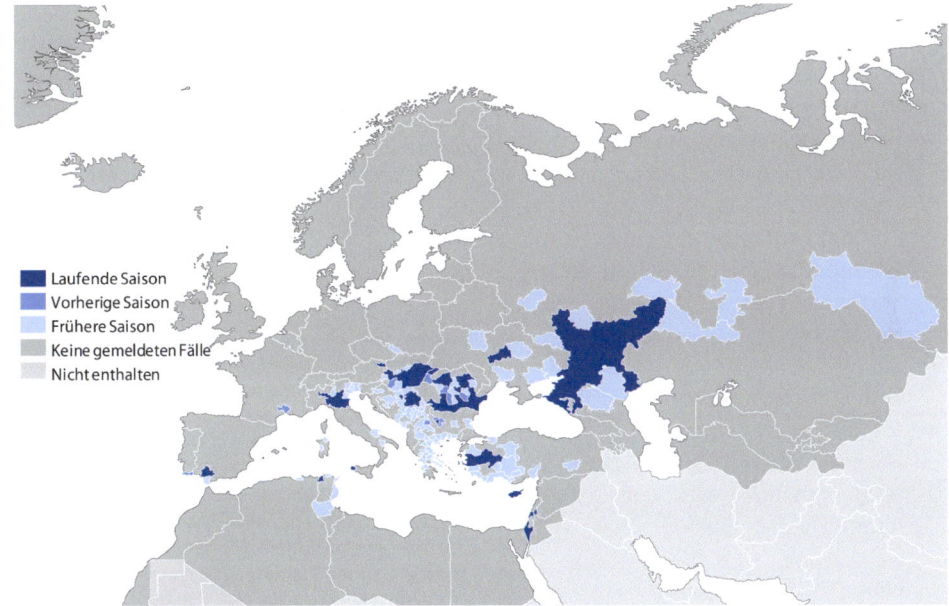

▣ Abb. 31.4 Europäische Regionen mit gemeldeten WNV-Infektionen (2016 = Blau und früher) (European Centre for Disease Prevention and Control)

die zur Ateminsuffizienz führen können (Sejvar et al. 2003, 2005). Damit ähnelt die schwere Verlaufsform den entsprechenden Symptomen der Poliomyelitis oder der enzephalomyelitischen Form der FSME (Jeha et al. 2003, Li et al. 2003). Es sind auch andere Beteiligungen des PNS beschrieben wie Radikulitis, Plexusneuritis und GBS-artige Manifestationen (Al-Shekhlee et al. 2004). Ein Drittel der schwer betroffenen Patienten erholt sich, ein Drittel bessert sich, und ein Drittel bleibt schwer betroffen. Die Sterblichkeit der schweren enzephalomyelitischen Formen beträgt ca. 10 % (Loeb et al. 2008, Patel et al. 2015).

Diagnose

▬ Die Diagnose wird serologisch durch den Nachweis von IgM-Antikörpern im IgM-AK Capture-ELISA (MAC-ELISA) gestellt. Die AK finden sich in Serum und Liquor. In Zweifelsfällen kann auch ein Plaquereduktion-Neutralisationstest (PRNT) oder eine PCR die Diagnose sichern. Die neuroinvasive Form des West-Nil-Fiebers geht im **Liquor** mit einer lymphomonozytären Pleozytose (<500/μl) und erhöhtem Liquoreiweiß einher (Procop et

al. 2004, Tyler et al. 2006). Das **MRT** kann initial – wie in unserem Fall – unauffällig sein; verzögert zeigen sich meist, aber nicht zwingend, Läsionen im Bereich des Mittelhirns, der Basalganglien und im Rückenmark.

Therapie

▬ Mangels kausaler Therapie beschränkt sich die Behandlung auf symptomatisch-supportive Maßnahmen (antipyretisch/analgetisch/antikonvulsiv/hirndrucksenkend und übliche prophylaktische Maßnahmen gegen Aspiration, Thrombose, Infektionen und Dekubitus).

Take Home Message

▬ Infektionen mit dem West-Nil-Virus sind auch in Südeuropa möglich und können Urlauber betreffen.

▬ Die Infektion verläuft meist mit einer mehrtägigen Phase mit hohem Fieber.

▬ Bei 0,5–1 % der Betroffenen kommt zu einer neuroinvasiven Infektionskrankheit mit Meningitiden,

Enzephalitiden und Vorderhorn-
myelitiden, die einzeln oder in Kombination auftreten können.

- Der Liquor zeigt eine moderate
  lymphomonozytäre Pleozytose
  (<500/µl).
- Das MRT der Enzephalitis zeigt
  bilaterale Läsionen im Bereich der
  Stammganglien, des Mittehirns und
  Hirnstamms.
- Das MRT der Myelitis weist eine
  anteriore longitudinale Läsion auf.
- Die Diagnose erfolgt mittels
  Nachweis von WNV-IgM im
  ELISA. Bestätigungen können
  mittels Plaquereduktion-
  Neutralisationstest (PRNT) oder
  einer PCR die erfolgen.

Literatur

Ali M, Safriel Y, Sohi J et al (2005) West Nile virus infection: MR imaging findings in the nervous system. AJNR Am J Neuroradiol 26:289

Al-Shekhlee A, Katirji B (2004) Electrodiagnostic features of acute paralytic poliomyelitis associated with West Nile virus infection. Muscle Nerve 29:376

Carson PJ, Borchardt SM, Custer B et al (2012) Neuroinvasive disease and West Nile virus infection, North Dakota, USA, 1999–2008. Emerg Infect Dis 18:684

Davis LE, DeBiasi R, Goade DE et al (2006) West Nile virus neuroinvasive disease. Ann Neurol 60:286

Jeha LE, Sila CA, Lederman RJ et al (2003) West Nile virus infection: a new acute paralytic illness. Neurology 61:55

Kramer LD, Li J, Shi PY (2007) West Nile virus. Lancet Neurol 6:171

Li J, Loeb JA, Shy ME et al (2003) Asymmetric flaccid paralysis: a neuromuscular presentation of West Nile virus infection. Ann Neurol 53:703

Loeb M, Hanna S, Nicolle L et al (2008) Prognosis after West Nile virus infection. Ann Intern Med 149:232

Nash D, Mostashari F, Fine A et al (2003) The outbreak of West Nile virus infection in the New York City area in 1999. N Engl J Med 344:1807

Patel H, Sander B, Nelder MP (2015) Long-term sequelae of West Nile virus-related illness: a systematic review. Lancet Infect Dis 15:951

Petersen LR, Brault AC, Nasci RS (2013) West Nile virus: review of the literature. JAMA 310:308

Petropoulou KA, Gordon SM, Prayson RA, Ruggierri PM (2005) West Nile virus meningoencephalitis: MR imaging findings. AJNR Am J Neuroradiol 26:1986

Procop GW, Yen-Lieberman B, Prayson RA, Gordon SM (2004) Mollaret-like cells in patients with West Nile virus infection. Emerg Infect Dis 10:753

Sejvar JJ, Haddad MB, Tierney BC et al (2003) Neurologic manifestations and outcome of West Nile virus infection. JAMA 290:511

Sejvar JJ, Bode AV, Marfin AA et al (2005) West Nile virus-associated flaccid paralysis. Emerg Infect Dis 11:1021

Tyler KL, Pape J, Goody RJ et al (2006) CSF findings in 250 patients with serologically confirmed West Nile virus meningitis and encephalitis. Neurology 66:361

Winston DJ, Vikram HR, Rabe IB et al (2014) Donor-derived West Nile virus infection in solid organ transplant recipients: report of four additional cases and review of clinical, diagnostic, and therapeutic features. Transplantation 97:881

Zak IT, Altinok D, Merline JR et al (2005) West Nile virus infection. AJR Am J Roentgenol 184:957

31

Ein reversibles Koma mit Myoklonien

Frank Erbguth

Literatur – 213

Eine 64-jährige Frau wird aus der psychiatrischen Klinik, wo sie wegen eines „progredienten depressiven Stupors" behandelt worden war, wegen unklarer Bewusstseinsstörungen übernommen. Eine CT war unauffällig gewesen. Die Einweisung in die Psychiatrie war 10 Tage zuvor erfolgt.

■ Anamnese
— Aktuell: Seit ca. 4 Wochen antriebslos und depressiv; zunehmende „Zitteranfälle".
— Mammakarzinom links 4 Jahre zuvor (pT1 N0 G2 L1). Damals Teilmastektomie und adjuvante Radiochemotherapie; bei letzter Tumornachsorge ½ Jahr zuvor rezidivfrei.
— Diabetes mellitus Typ 2, arterielle Hypertonie, Adipositas, Hyperlipidämie.
— Moderate Hypothyreose in Substitution (L-Thyroxin 75 µg/d); Grund nicht näher bekannt.

■ Neurologischer Befund bei Aufnahme
— Soporös, ausgeprägte Schreckhaftigkeit.
— Generalisierte Tonuserhöhung.
— Gesteigerte Muskeleigenreflexe, keine Pyramidenbahnzeichen.
— Irreguläre Myoklonien im Gesicht und an den Extremitäten.
— Schnauzreflex und Palmomentalreflex positiv.

■ Klinische Differenzialdiagnosen
Aufgrund der Symptomatik und unauffälligem „Routinelabor" werden folgende klinischen Differenzialdiagnosen erwogen und verfolgt:

— Creutzfeldt-Jakob-Erkrankung (v. a. aufgrund der Myoklonien und Schreckhaftigkeit).
— Autoimmune/paraneoplastische limbische Enzephalitis (aufgrund der Tumoranamnese).
— Nonkonvulsiver Status epilepticus.
— Erregerbedingte Enzephalitis.
— Metabolische Enzephalopathie.

■ Bildgebung
— CT: unauffällig (■ Abb. 32.1).
— MRT: unaffällig (■ Abb. 32.2).

■ Liquor
ZZ 3/µl, Eiweiß 123 mg/dl (<45), Laktat und Glukose normal. Mittelgradige Schrankenstörung. Keine intrathekale Immunglobulinsynthese, keine oligoklonalen Banden. Keine Erhöhung des 14-3-3-Proteins.

■ EEG
Mittelschwere bis streckenweise schwere Allgemeinveränderung mit Theta-Delta-Aktivität. Einige triphasische Steilwellen und einige wenige Phasen periodischer Sharp-slow-wave-Komplexe.

■ Labor
BKS 2 mm/1h; unauffällige Routineparameter einschließlich TSH, T3 und T4 (unter Substitution). Unauffällige Werte für Infektionsserologie, Vaskulitis-, Kollagenose- und Sarkoidoseparameter sowie onkoneurale und Autoimmunenzephalitis-assoziierte AK.

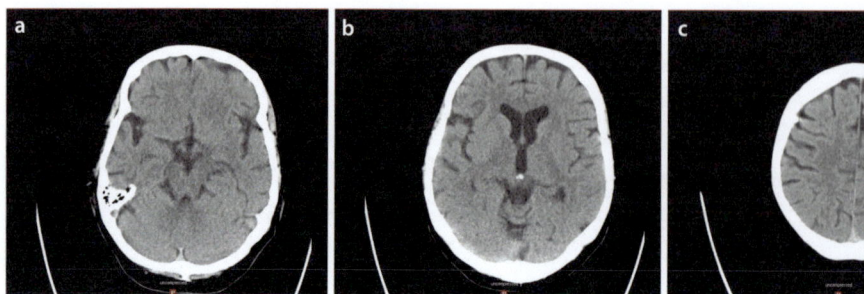

■ **Abb. 32.1**   **a–c** Unauffälliges CT zum Zeitpunkt der soporösen Bewusstseinsstörung

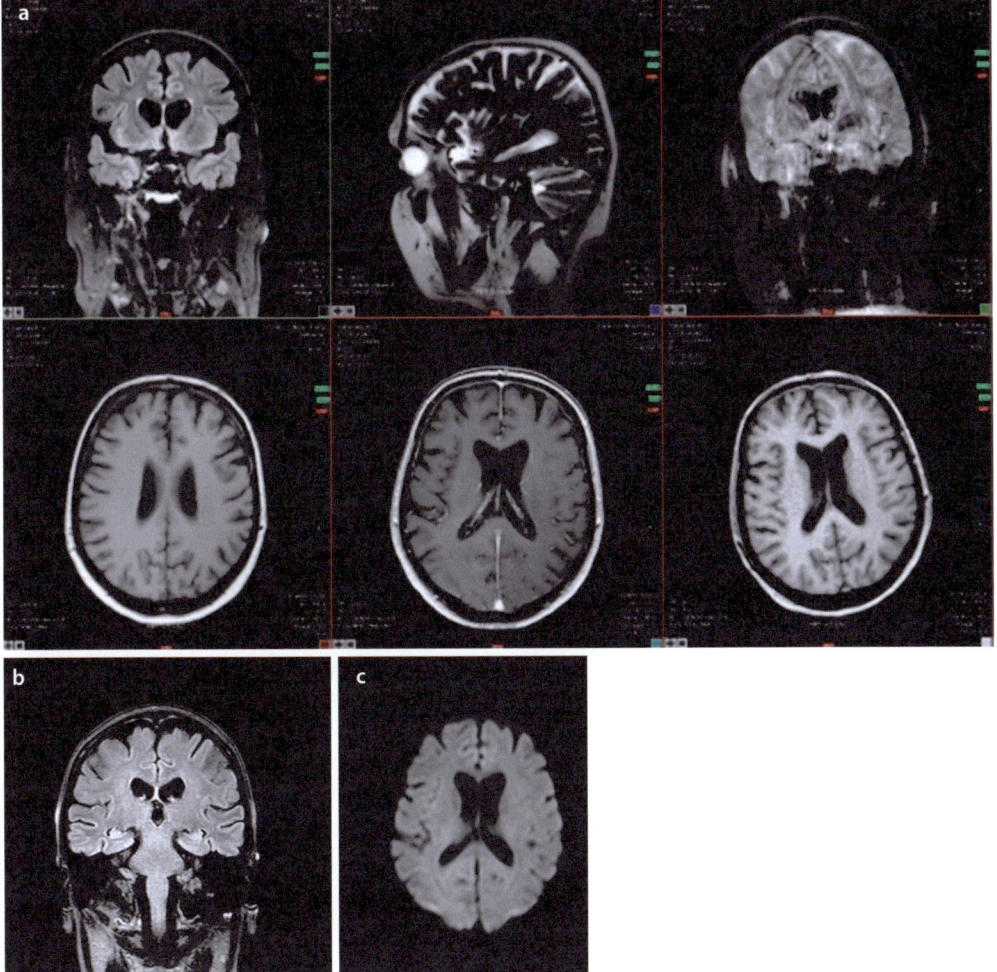

□ Abb. 32.2   a–c Unauffälliges MRT (**a** T2-Flair, **b** T1-Gd+, **c** DWI)

━ Thyreoperoxidase-Antikörper (TPO-AK) 397 U/ml (normal <34 U/ml).
━ Thyreoglobulin-AK 660 U/ml (normal <115 U/ml).

■ **Bewertung der differenzialdia-gnostischen Überlegungen**

Creutzfeldt-Jakob-Erkrankung

Zwar zeigten sich Myoklonien und moderat ausgeprägte potenziell mit der Erkrankung vereinbare EEG-Veränderungen, gegen die Erkrankung sprach jedoch der subakute rasche Verlauf, das komplett unauffällige MRT und das nach 1 Woche erhaltene Ergebnis für das 14-3-3-Protein.

Autoimmune/paraneoplastische limbische Enzephalitis (aufgrund der Tumoranamnese)

Gegen diese Hypothese sprachen die diesbezüglich gänzlich unauffälligen Befunde im MRT, im Liquor und im Serum.

Nonkonvulsiver Status epilepticus

Gegen diese Hypothese sprach das über weite Phasen nicht mit der Diagnose vereinbare EEG.

Erregerbedingte Enzephalitis

Gegen diese Hypothese sprach der Liquor-befund.

Metabolische Enzephalopathie

Zwar waren die Schilddrüsenwerte TSH, T3 und T4 unauffällig. Die erhöhten Werte für TPO und Thyreoglobulin-AK bestätigten eine Hashimoto-Thyreoiditis.

Angesichts der Hashimoto-Thyreoiditis wurde die Diagnose gestellt.

▪ Diagnose

Hashimoto-Enzephalopathie/steroidrespon-sive Enzephalopathie bei Autoimmunthyroidi-tis (SREAT).

▪ Verlauf

Unter der Verdachtsdiagnose einer SREAT er-folgte über 5 Tage eine Steroid-Pulstherapie mit 1 g Prednisolon/d, anschließend oral 100 mg/d. In den ersten 3 Tagen zeigte sich nur eine zögerliche Besserung, weshalb über-lappend noch eine 7-malige Plasmaseparation gegen Humanalbumin erfolgte. Ab dem 5. Tag war die Patientin kontaktfähig, voll orientiert, jedoch noch verlangsamt. Nach 14 Tagen war sie neurologisch komplett unauffällig. Mit der immunsuppressiven Ex-juvantibus-Therapie war die Verdachtsdiagnose einer SREAT be-stätigt.

Fazit

Die SREAT ist eine **seltene autoimmune Erkran-kung** (Prävalenz ca. 2/100.000), die deutlich mehr Frauen als Männer betrifft (etwa 4:1) und erstmals 1966 beschrieben wurde (Brain et al. 1966). Meist tritt die Erkrankung im 5.–6. Le-bensjahrzehnt auf (Castillo et al. 2006).

Symptome

Die SREAT manifestiert sich klinisch entweder als schleichend progrediente oder subakut bis akute Enzephalopathie mit initial depressiven Störun-gen und Wesensänderungen über Bewusstseins-störungen bis hin zum Koma (ca. 80 %) oder mit schlaganfallähnlich einsetzenden fokalen, zum Teil multiplen Defiziten (ca. 20 %) (Ferracci et al.

2006). 2/3 der Fälle werden von epileptischen An-fällen begleitet. Typisch sind die Hyperreflexie und Myoklonien in über 80 % der Fälle. Die Er-krankung wird häufig übersehen; die häufigsten Fehldiagnosen sind virale Enzephalitiden, Creutz-feldt-Jakob-Erkrankungen und degenerative De-menzen (Hoffmann Snyder et al. 2006).

Die Schilddrüsenfunktion kann euthyreot, hyper- oder hypothyreot sein. Die Differenzial-diagnose umfasst alle anderen Ätiologien von Enzephalopathien oder rasch verlaufende De-menzsyndrome – insbesondere die Creutz-feldt-Jakob-Erkrankung (Hernandez Echebar-ria et al. 2000, Vander et al. 2004). Zu den Diagnosekriterien gehört auch das Anspre-chen auf eine Kortikosteroidtherapie.

Kriterien für die Diagnose SREAT:
- Enzephalopathie,
- TPO-AK und Thyreoglobulin-AK und/oder TSH-Rezeptor-AK,
- Euthyreote, subklinische oder mild bis mäßig ausgeprägte Hypothyreose,
- kein Nachweis von spezifischen anti-neuronalen AK,
- keine MRT-Veränderungen, die für eine anderen Genese sprechen,
- deutliches Therapieansprechen auf Kortiko-steroide.

Wie im vorgestellten Fall ist die **MRT-Diagnostik** oft unauffällig; bei den fokalen For-men kann sie Diffusionsstörungen zeigen. Die pathologischen **EEG-Befunde** mit generali-sierten und herdförmigen Verlangsamungen und triphasischen Wellen oder epilepsietypi-schen Potenzialen korrespondieren gut mit dem klinischen Schweregrad der Erkrankung.

Die genaue **Pathophysiologie** ist umstrit-ten. Ein primärer Zusammenhang mit der Schilddrüsenfunktion besteht nicht, und die Befunde und der Verlauf sprechen für einen Autoimmunmechanismus (Duffey et al. 2003). Vaskulitische Veränderungen sind an den klei-nen Arteriolen und Venolen möglich, aber nicht zwingend. Angesichts der hohen Präva-lenz (10–20 %) erhöhter Schilddrüsen-AK auch bei gesunden Personen ist der genaue autoimmunpatholgische Zusammenhang zwischen der SREAT und der zerebralen Dysfunktion unklar (Cantón et al. 2000). Auch das Ausmaß der vaskulären Beteiligung ist offensichtlich variabel und spielt vor allem bei den vaskulären Formen eine Rolle. Beispielsweise wurden Autoantikörper gegen das Aminoterminal an der Alpha-Enolase entdeckt, die eine Rolle im Gefäßendothel spielt (Fujii et al. 2005). Wahrscheinlich spielen die Schilddrüsen-AK keine direkte Rolle im pathologischen Prozess und sind eher als Marker eines Autoimmunmechanismus zu betrachten (Chong et al. 2003).

So wurde eine erhöhte Suszeptibilität bei Hashimoto-Thyreoiditis für andere Autoimmunerkrankungen gesehen und eine Assoziation der Schilddrüsen-AK mit anderen Autoimmunerkrankungen (Oide et al. 2004). Außerdem wurden andere spezifische anti-neuronale AK z. B. gegen spannungsgesteuerte Kaliumkanäle oder NMDA-Rezeptoren bei SREAT-Patienten gefunden.

Steroide sind die **Therapie der Wahl;** die Erkrankung spricht zu über 90 % darauf an, wobei es keine systematischen Studien zur Dosis gibt. Die Mindestdosis ist 1–2 mg/kg KG pro Tag und geht bis zu hochdosierten Pulstherapien. Wirksam ist offensichtlich auch eine Plasmapherese (Boers und Colebatch 2011). Angesichts von möglichen Rezidiven trotz langsamem Ausschleichen sind unter Umständen langfristige immunsuppressive Therapien z. B. mit Azathioprin notwendig.

Die **Prognose** ist bei rechtzeitigem Therapiebeginn gut.

> **Take Home Message**
> ▬ Assoziiert mit der Hashimoto-Thyreoiditis kann es zu einer generalisierten Enzephalopathie kommen, die gekennzeichnet ist durch Psychosen und Bewusstseinsstörungen verbunden mit epileptischen Anfällen und Myoklonien.

> ▬ Bei 20 % liegt eine fokale Form mit schlaganfallähnlicher Präsentation vor, die im Verlauf einem Schlaganfall ähnelt.
> ▬ Es kann eine eu-, hypo- oder hyperthyreote Stoffwechsellage bestehen.
> ▬ Die Bestätigung der Hashimoto-Thyreoiditis erfolgt durch den Nachweis von erhöhten Thyreoperoxidase-Antikörpern (TPO-AK) und Thyreoglobulin-AK.
> ▬ Die Autoimmunpathologie der SREAT ist nicht hinreichend geklärt; es gibt Überlappungen zu anderen Autoimmunerkrankungen.
> ▬ Die Diagnose erfolgt durch Ausschluss anderer Ursachen und wird bestätigt durch das Ansprechen auf eine Steroidtherapie.

Literatur

Boers PM, Colebatch JG (2011) Hashimoto's encephalopathy responding to plasmapheresis. JNNP 70:132

Brain L, Jellinek EH, Ball K (1966) Hashimoto's disease and encephalopathy. Lancet 2:512

Cantón A, de Fàbregas O, Tintoré M et al (2000) Encephalopathy associated to autoimmune thyroid disease: a more appropriate term for an underestimated condition? J Neurol Sci 176:65

Castillo P, Woodruff B, Caselli R et al (2006) Steroid-responsive encephalopathy associated with autoimmune thyroiditis. Arch Neurol 63:197

Chong JY, Rowland LP, Utiger RD (2003) Hashimoto encephalopathy: syndrome or myth? Arch Neurol 60:164

Duffey P, Yee S, Reid IN, Bridges LR (2003) Hashimoto's encephalopathy: postmortem findings after fatal status epilepticus. Neurology 61:1124

Ferracci F, Carnevale A (2006) The neurological disorder associated with thyroid autoimmunity. J Neurol 253:975

Ferracci F, Bertiato G, Moretto G (2004) Hashimoto's encephalopathy: epidemiologic data and pathogenetic considerations. J Neurol Sci 217:165

Fujii A, Yoneda M, Ito T et al (2005) Autoantibodies against the amino terminal of alpha-enolase are a useful diagnostic marker of Hashimoto's encephalopathy. J Neuroimmunol 162:130

Henchey R, Cibula J, Helveston W et al (1995) Electroencephalographic findings in Hashimoto's encephalopathy. Neurology 45:977

Hernández Echebarría LE, Saiz A, Graus F et al (2000) Detection of 14-3-3 protein in the CSF of a patient with Hashimoto's encephalopathy. Neurology 54:1539

Hoffman Snyder C, Mishark KJ, Caviness JN et al (2006) Nonvasculitic autoimmune inflammatory meningoencephalitis imitating Creutzfeldt-Jakob disease. Arch Neurol 63:766

Marshall GA, Doyle JJ (2006) Long-term treatment of Hashimoto's encephalopathy. J Neuropsychiatry Clin Neurosci 18:14

Oide T, Tokuda T, Yazaki M et al (2004) Anti-neuronal autoantibody in Hashimoto's encephalopathy: neuropathological, immunohistochemical, and biochemical analysis of two patients. J Neurol Sci 217:7

Rodriguez AJ, Jicha GA, Steeves TD et al (2006) EEG changes in a patient with steroid-responsive encephalopathy associated with antibodies to thyroperoxidase (SREAT, Hashimoto's encephalopathy). J Clin Neurophysiol 23:371

Vander T, Hallevy C, Alsaed I et al (2004) 14-3-3 protein in the CSF of a patient with Hashimoto's encephalopathy. J Neurol 251:1273

32

Unerweckbar nach Alkoholgenuss: mehr als nur betrunken!

Hans-Christian Hansen

© Springer-Verlag GmbH Deutschland, ein Teil von Springer Nature 2019
H.-C. Hansen et al. (Hrsg.), *Notfälle mit Bewusstseinsstörungen und Koma*,
https://doi.org/10.1007/978-3-662-59129-1_33

- **Anamnese**

Der 65-jährige Beamte wurde nachmittags zu Hause bewusstlos vorgefunden. Sein letzter verbaler Kontakt datierte 6–8 Stunden zuvor. In seinem Umfeld werden drei offenbar neu geleerte Weinflaschen gefunden, jedoch weder ein Abschiedsbrief noch geleerte Tablettenschachteln oder Spritzen. Weitere Anamnese s. unten

- **Notarztprotokoll**
- GCS 4, also reglos bis auf unverständliche Laute.
- Hirnstammreflexe intakt, keine Motorik spontan oder auf Schmerzreize.
- POC-Blutzucker 15 mg/dl.
- Nach Gabe von Glukose 40 % i. v. Transport zur Klinik.
- Verbesserte Spontanmotorik, stabile Atmung und Kreislauf.

- **Klinische Befunde bei Aufnahme**
- Soporöse Bewusstseinslage ohne verständliche Äußerungen entsprechend GCS 8.
- Die Beine werden gezielt von Schmerzreizen weggezogen, die Arme nicht.
- Babinski-Zeichen beidseits negativ.
- Pupillen mittelweit.
- Intakte Hirnstammreflexe (Husten-, Pupillen- und Kornealreflexe).
- Puppenkopfphänomen (VOR) symmetrisch gering auslösbar,
- Spontanatmung ausreichend, (91 % O_2-Sättigung), frische Zungenbissmarke.
- Kein Meningismus, keine Einstiche.
- Gewicht 76 kg und Enuresis.
- Normotherm, kreislaufstabil.

- **Erste diagnostische Auffassung**
- Metabolisch-toxische Bewusstseinsstörung bei schwerer Hypoglykämie.
- Nach starkem Alkoholgenuss offenbar erbrochen und epileptisck gekrampft.

- **Fremdanamnese**
- Die Ehefrau schildert wiederkehrende Episoden exzessiven Alkoholkonsums, verneint eine aktuelle psychische Krise.

- Vor 16 Jahren Bypass-OP wegen KHK.
- Nikotinabusus, Hypertonus (Behandlung mit Amlodipin, Metoprolol) und gelegentliche Schlafmitteleinnahme.
- Kein Diabetes mellitus.

- **Erstes Vorgehen**
- Bildgebende Diagnostik.
- Laboranalytik einschließlich Konservierung toxikologischer Rückstellproben (Blut und Urin).

- **Diagnostik**

Laboranalytik (Serum) bei Einlieferung
- Normalisierte Glukose 89 mg/dl.
- BAK <0,1 Promille. Carboxyhämoglobin 1,1 % (normal <2).
- pH 7,36; Base Excess –3,5; pCO_2 38,5 mmHg.
- Gamma-GT erhöht 66 U/l, MCV 99 fl, leicht erhöht.
- Natrium 146 mmol/l, Bikarbonat 21,4 mmol/l, Chlorid 106 mmol/l.
- Verhältnis von Anionen zu Kationen (Summe 127,4 vs. 146,0) zeigt eine pathologische Anionenlücke: 19,5 mmol/l (normal bis 12).
- Erklärung am Folgetag durch Laktat: 3,8 mmol/l.

Bildgebende Diagnostik
(DD Hirnstamminfarkt):
- cCT incl. Angio-cCT ohne pathologischen Befund.

Diagnostische Auffassung und Prozedere
- Postiktualer Zustand nach epileptischem Anfall im Rahmen einer Hypoglykämie unklarer Ursache und Alkoholrausch mit Erbrechen.
- DD Insulinom/Intoxikation mit Sulfonylharnstoffen/suizidale Insulin-Applikation.
- Überwachung des Patienten unter optimaler BZ-Kontrolle und Monitoring, Thiamin-Gabe 200 mg i. v. über 3 Tage, dann 100 mg oral.

33

- **Klinischer Verlauf**

Die ersten 24 Stunden
- Anhaltender Sopor mit gezielter Abwehr der Extremitäten.
- Keine erneute Hypoglykämieepisode.
- Kein Krampfanfall.
- cCT: ohne pathologischen Befund.

Tag 2–7
- Mittelhirnsyndrom mit Beugesynergismen zunächst analog eines vegetativen Status.
- Augenöffnung ohne Blickbewegungen,
- Trismus, lebhaftes Gähnen und Schmatzen.
- Intermittierendes Auftreten gezielter Extremitätenmotorik und erste Blickfixationen analog zu einem „minimally conscious state".

Technische Untersuchungsbefunde
- EEG: Wiederholte Ableitungen zeigen keine Epilepsiehinweise. Nach anfänglich mittelgradiger Verlangsamung ohne Reaktion auf Außenreize (■ Abb. 33.1) kehren die EEG-Reaktivität und die Alpha-Komponenten zurück. Bei Verlegung in die Reha-Klinik später besteht noch eine leichte Allgemeinveränderung.
- MRT: Keine Mikrohämorrhagien wie bei Wernicke-Enzephalopathie, keine Ischämien oder sonstigen Auffälligkeiten; keine hypoxietypischen Signalalterationen.
- Liquor: Keine Entzündungshinweise.

Labordiagnostik
- Drogen-Screening initiale Urinprobe: komplett negativ.

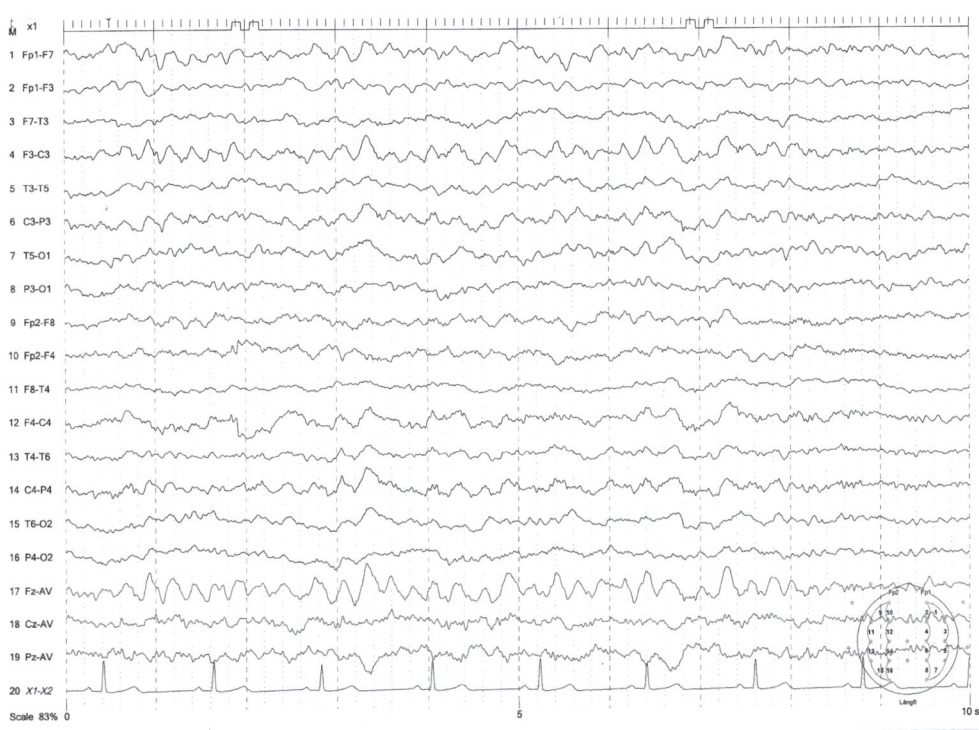

■ **Abb. 33.1** EEG (bipolare Reiheschaltung oben linke Hemisphäre, darunter rechte Hemisphäre, unten Mittellinie). Vorrangig dominiert eine 2–4 pro Sekunde Delta-Aktivität, diffus verteilt, ohne epilepsietypische Potenziale

- NSE im Serum: mehrfach erhöht, jedoch ohne prognoschtisch verwertbare Erhöhung (Maximalwert 15,2 ng/ml, normal <16,2).
- Immunologie im Serum: Keine Hinweise auf Infektionen, Antikörper gegen neuronale Antigene, Sarkoidosemarker, ANA negativ.
- Endokrinologie: Cortisol und Schilddrüsenhormone unauffällig, Pro-Insulin und C-Peptid ohne Erhöhung.

Spezielle Toxikologie aus der initialen Rückstellprobe
- Ethanol, Methanol und Aceton negativ.
- Beta-Hydroxybutyrat negativ mit 1,8 mg/l (normal bis 9,9) als Marker für die übrigen Ketonkörper (Azetoazetat wurde nicht gemessen).
- Positiver Nachweis von Spuren der Medikamente Pethidin, Amlodipin, Lidocain, Doxylamin.
- Kein Nachweis von Sulfonylharnstoffen, Gliptinen, Gliniden, Glitazonen, von tierischen Insulinen oder synthetischen Analoga.

Tag 8–28
- Zusehends gezielte, wenngleich unsichere Greifbewegungen.
- Intermittierend reproduzierbare gezielte Blickmotorik.
- Sprachliche Äußerungen unverständlich.
- Sprachverständnis kehrt zurück.
- Affektive Reagibilität stark reduziert.

Verlauf in der Rehabilitationsklinik bis Tag 150
Nach 5 Monaten verbleibt ein hirnorganisches Psychosyndrom mit Verlangsamung, schwerer Aufmerksamkeitsstörung und Apraxie/Aphasie. Das selbstständige Gehen wurde möglich, einzelne Handlungsaufträge können teilweise umgesetzt werden, und das Essen gelingt mit Hilfe. Die räumliche und die zeitliche Orientierung bleiben unsicher, die Merkfähigkeit ist schwer gestört.

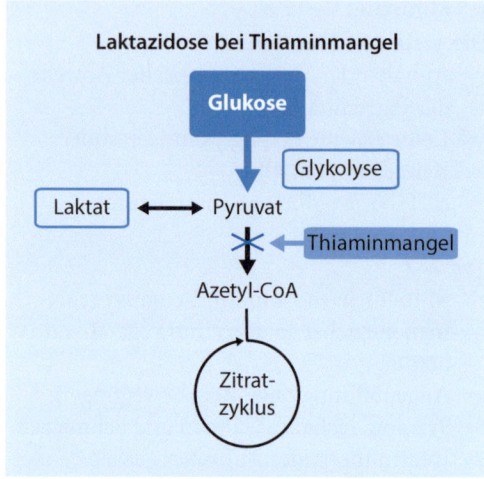

◘ Abb. 33.2 Entstehung der Laktatazidose bei Thiamin-Mangel (B$_1$-Avitaminose). Der Pyruvatdehydrogenasekomplex wandelt Brenztraubensäure (Pyruvat) in Acetyl-CoA um. In Abwesenheit von Thiamin gelingt dies jedoch nicht, denn der metabolische Weg in Richtung Zitronensäurezyklus ist blockiert, und es bildet sich vermehrt Milchsäure (Laktat)

Der Befund ist nach 12 Monaten unverändert und stagniert auf dem Niveau eines schweren amnestischen organischen Psychosyndroms vom Korsakow-Typ. Angehörige werden erkannt, Namen nicht behalten, Merkspanne 10–20 Minuten maximal.

▪ Abschlussdiagnosen
Schwere Enzephalopathie nach Hypoglykämie infolge komplexer metabolischer Belastungsfaktoren (Fasten, Alkohol, β-Blocker) ICD-10: 93.4, Verdacht auf Alkoholkrankheit, mögliche Thiamin-Mangel-Enzephalopathie (◘ Abb. 33.2).

▪ Differenzialdiagnose des Komas bei Hypoglykämie
- Am häufigsten tritt ein hypoglykämisches Koma beim Diabetiker nach medikamentösen Fehldosierungen und ausgelassenen Mahlzeiten auf. Infektionen, Fasten, Änderungen der Nahrungsaufnahme und der muskulären Aktivität spielen oft eine zusätzliche Rolle.

- Abgesehen von Antidiabetika in Tötungs-
delikten und Suiziden sind als Ursachen
von Hypoglykämie zu bedenken: Insulinom, Pseudohypoglykämie, M. Addison,
Hypophyseninsuffizienz und Alkoholismus (s. unten).
- Nach einem „Hypoglykämieausbruch"
(Kao et al. 2009), der in Asien viele
gleichzeitig eingelieferte männliche
Personen mit unzähligen Toten und
bleibend schwer behinderten Überlebenden betraf, wurden Sulfonylharnstoffe als
Ursache identifiziert. Die Erklärung war
damals eine Kontamination in einem
„Billigprodukt" von Sildafenil, welches im
Anschluss an die Fertigung von Antidiabetika in der gleichen Anlage produziert
worden war.

Fazit

- Das verbliebene schwere amnestische
Psychosyndrom beruht hier auf einer
Enzephalopathie infolge einer prolongierten
Hypoglykämie. Diese trat nach erheblicher
Alkoholzufuhr auf und provozierte epileptische Krampfanfälle von unklarer Dauer.
- Nachgewiesen wurde die schwere Enzephalopathie durch den EEG-Befund mit einer
anfänglich mittel-, später noch leichtgradigen
Verlangsamung.
- Myelinolysen sind insbesondere bei schädli-
chem Alkoholgebrauch und als weitere Komplikation nach durchgemachter Hypoglykämie denkbar (Onder et al. 2013); allerdings
blieb das MRT hier ohne Hinweise auf derartige Marklagerschädigungen.
- Toxikologische Faktoren und Endokrinopat-
hien wurden im vorliegenden Fall einschließlich Insulin-Analoga, Fremd-Insulin und
Sulfonylharnstoff in 2 Laboratorien umfang-
reich ausgeschlossen, ebenso ein Insulinom
(keine wiederholte Hypoglykämie, kein
C.-Peptid-Nachweis). Folgerichtig sah die
Staatsanwaltschaft von weiteren Ermittlungen
mangels Hinweisen auf kriminologische
Hintergründe ab.

- Im vorliegenden Fall könnten Alkoholrausch
und β-Blocker-Medikation die Wahrnehmung
und die Ausprägung adrenerger Warnsymptome der Hypoglykämie stark unterdrückt
haben. Dies würde die Prolongation und die
Schwere der neurologischen Schädigung
erklären. Alternativ böte sich im vorliegenden
Fall mit sehr tiefer Hypoglykämie auch eine
alkoholinduzierte Ketoazidose als Erklärung
an, aber es gelang kein Nachweis von
Ketonkörpern in Blut und Urin.
- Gerade die Kombination von verringerter
Nahrungszufuhr und größerer Alkoholauf-
nahme kann eine schwere Hypoglykämie auslösen (Jain et al. 2002; Matsuzaki et al. 2015).
Bereits ein reduzierter Glykogenbestand (alkoholkranke Leber) vermindert die Bereitstellung von Glukose bei verringerter Nahrungsaufnahme. Die Alkoholdehydrogenase sorgt
bei Ethanolzufuhr für die Akkumulation von
NADH, was anstelle des oxidativen Abbaus
von Laktat zu Pyruvat (zwecks Gluconeo-
genese) die umgekehrte Reaktion in Richtung
einer Laktatvermehrung begünstigt. Die Folge
ist die Tendenz zur Laktatazidose und zur Hypoglykämie.
- Anzunehmen ist ferner, dass neben dem
starken Alkoholgenuss mit Erbrechen und
fehlender Nahrungsaufnahme auch ein
langfristiger Thiamin-Mangel bestand, der die
Handlungsfähigkeit weiter einschränkte.
Sowohl die pathologische Anionenlücke als
auch die Laktatazidose sprechen für diesen
Kofaktor, der die Alkoholkrankheit häufig
begleitet und die Wernicke-Enzephalopathie
auslöst und den Laktatspiegel anhebt.
- Aus einem kritischem Thiamin-Mangel
resultieren neuronale Nekrosen, die nur
gelegentlich im MRT als mittelliniennahe
Steigerungen der Signalintensität im ARAS
abzubilden sind (periaquäduktal, Corpora
mamillaria, thalamisch). Die Folge sind
Bewusstseinsstörungen meist kombiniert mit
Augenbewegungsstörungen und Ataxie.
- Liegt in der alkoholinduzierten Hypoglykämie zusätzlich ein Thiamin-Mangel vor
(Thiamin oder Vitamin B_1 ist Koenzym im Pyr-

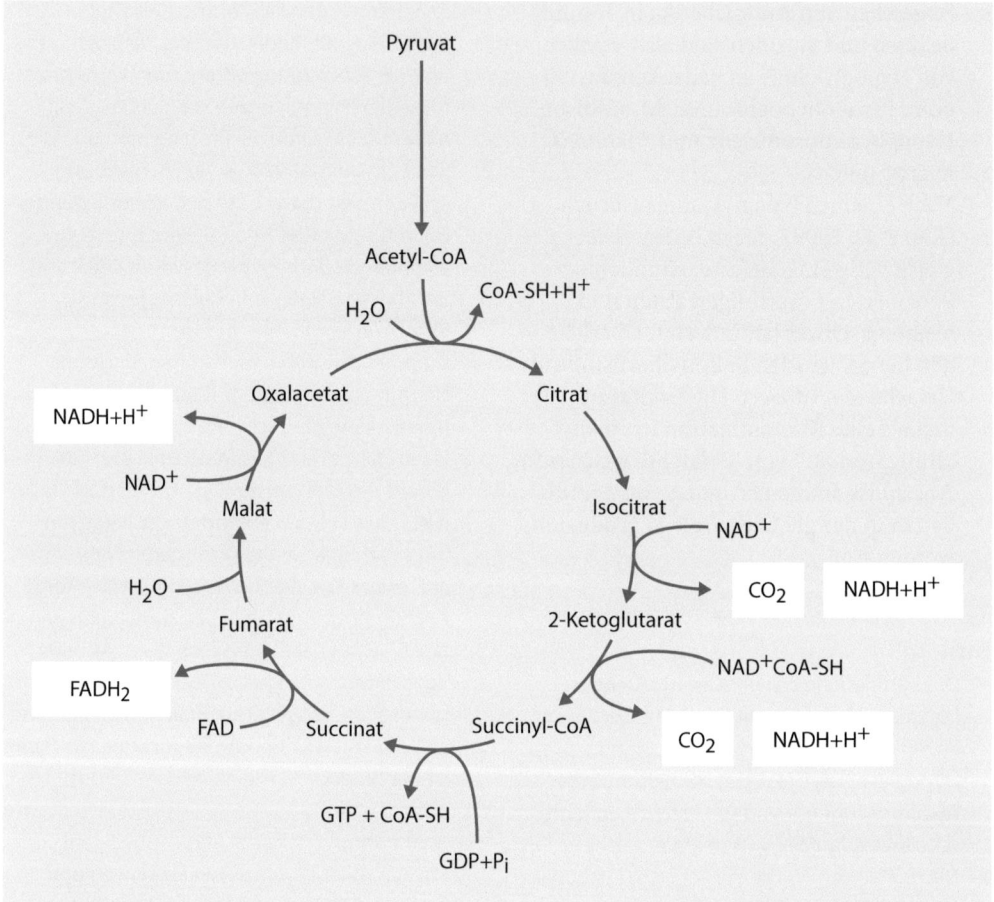

◘ Abb. 33.3   Übersicht Zitronensäurezyklus

33

uvatdehydrogenasekomplex), verringert sich der enzymatische Abbau von Pyruvat in Acetyl-Koenzym A mit der Folge einer verminderten Einschleusung energiereicher Kohlenhydrate in den Zitronensäurezyklus (◘ Abb. 33.3). Die Folge ist die weitere Begünstigung der Laktatproduktion, und der intrazelluläre Energiemangel in den betroffenen Neuronen mit den typischen Zelluntergängen im ARAS führt letztlich zur Bewusstseinsstörung.

Take Home Message
- Klinische Erfahrungen mit dem Alkoholismus vom Epsilon-Typ („binge drinking") zeigen, dass Alkoholexzesse allein für schwere Hypoglykämien verantwortlich sein können. Damit gehört die BZ-Kontrolle zur obligaten initialen Überwachung des Patienten im Alkoholrausch, obwohl dies noch

immer von einigen Autoren kontrovers diskutiert wird (Allison und McCurdy 2014).

- Im vorliegenden Fall weist die pathologischer Anionenlücke auf einen organischen Säurerest im Blut. Außer einer prolongierten Ketoazidose kommt hierfür eine Laktatazidose z. B. bei Thiamin-Mangel in Frage (DD Sepsis/Herzinsuffizienz).
- Die **Whipple-Trias** ist charakteristisch für Hypoglykämien:
  - 1. Neue neurologische Symptomatik.
  - 2. Verifizierte BZ-Erniedrigung.
  - 3. Symptomremission nach BZ-Normalisierung.
- Man unterscheidet die neuroglykopenen Symptome der Hypoglykämie (u. a. Müdigkeit bis Koma) von den reflektorischen adrenergen Beschwerden (Hunger, Schwitzen, Tachykardie). Letztere treten generell unterhalb 50 mg/dl auf und werden durch β-Blocker und Intoxikation abgeschwächt, wie im vorliegenden Fall.
- Unterhalb welchem Glukose-Serumwert neurologische Symptome auftreten, ist individuell sehr variabel (Schwelle im Mittel bei 50 mg/dl). Berichtet wurde ein „gut adaptierter" Einzelfall, der noch bei 5 mg/dl wach blieb (Yoshizawa et al. 2016).
- Wiederholte Hypoglykämieepisoden senken die Glukoseschwelle für das Auftreten von Symptomen, und Hypoglykämien bleiben immer häufiger unbemerkt (Hypoglykämie-Wahrnehmungsstörung).

- Zur Auslösung eines provozierten Anfalls nennen Leitlinien (DGN) den Schwellenwert 37 mg/dl. Unter 25 mg/dl erwartet man gewöhnlich im EEG eine Isoelektrizität. Nach Hypoglykämien von 10–30 Minuten Dauer sollen bleibende Parenchymschäden auftreten, die sich teilweise im MRT als Diffusionsstörungen im Splenium und in den Basalganglien nachweisen lassen (Katoh et al. 2016).
- Ansonsten zeigen sich neuroradiologisch – wie im vorliegenden Fall – keine Korrelate der hypoglykämischen Enzephalopathie. Hirnschwellungen sind nach hypoglykämem Koma nicht obligat, wobei allerdings eine Parenchymschwellung durch eine prämorbide alkoholbedingte Hirnvolumenminderung maskiert gewesen sein kann. Fokale Diffusionsstörungen im MRT (DD Stroke!) wurden nach hypoglykämie-induzierten Bewusstseinsstörungen beschrieben, kommen aber selten vor (<10 %, Katoh et al. 2016).
- Die Serumwerte von neuronalen Destruktionsmarkern (NSE, S-100) steigen bei der hypoglykämischen Enzephalopathie oft nicht bedeutend an. Nur das EEG belegt dann die relevante zerebrale Schädigung durch den Nachweis einer allgemeinen Verlangsamung.
- Vermutet man eine Hypoglykämie, soll die Glukose im Serum unverzüglich normalisiert werden (i. v. Glukose 40 %) und eine Thiamin-Gabe erfolgen (200 mg i. v.). Dieses Vorgehen gilt unabhängig von der Ursache des Blutzucker-

mangels. Die Substitution von Magnesium als wichtigem Kofaktor der Transketolase wird ebenfalls empfohlen (1–4 g Magnesium i. v. unter EKG-Kontrolle). Der Magnesiummangel ist bei Alkoholkrankheit in vielen Fällen anzutreffen.

Literatur

Allison MG, McCurdy MT (2014) Alcoholic metabolic emergencies. Emerg Med Clin North Am 32(2):293–301. https://doi.org/10.1016/j.emc.2013.12.002. [Epub 2014 Feb]

Jain H, Beriwal S, Singh S (2002) Alcohol induced ketoacidosis, severe hypoglycemia and irreversible encephalopathy. Med Sci Monit 8(11):CS 77–79

Kao SL, Chan CL, Tan B, Lim CC, Dalan R, Gardner D, Pratt E, Lee M, Lee KO (2009) An unusual outbreak of hypoglycemia. N Engl J Med 360(7):734–736. https://doi.org/10.1056/NEJMc0807678

Katoh M, Yoshino M, Aoki T, Abumiya T, Imamura H, Aida T (2016) Localized reversible high signal intensities on diffusion-weighted MRI in hypoglycemia: a study of 70 cases. Asian J Neurosurg 11(4):412–415

Matsuzaki T1, Shiraishi W, Iwanaga Y, Yamamoto A (2015) Case of alcoholic ketoacidosis accompanied with severe hypoglycemia. J UOEH 37(1):43–47. https://doi.org/10.7888/juoeh.37.43.Abstract

Onder H, Arsava EM, Gocmen R, Topcuoglu MA (2013) Central pontine and extra-pontine myelinolysis after correction of severe hypoglycemia. Neurol Sci 34(12):2223–2224

Yoshizawa T, Jitsuiki K, Obinata M, Ishikawa K, Ohsaka H, Oode Y, Sugita M, Yanagawa Y (2016) A patient with clear consciousness even with a glucose level of 5 mg/dl (0.2 mmol/l). Am J Emerg Med 34(5):941.e3–941.e4

Differenzialdiagnosen des Koma bei chronischem Alkoholabusus

Thomas Els

© Springer-Verlag GmbH Deutschland, ein Teil von Springer Nature 2019
H.-C. Hansen et al. (Hrsg.), *Notfälle mit Bewusstseinsstörungen und Koma*,
https://doi.org/10.1007/978-3-662-59129-1_34

Eine 66-jährige Patientin wurde in stark verwahrlostem Allgemeinzustand, soporös und desorientiert in die Klinik für Neurologie aufgenommen.

■ Anamnese

Seit 21 Jahren ist bei der Patientin ein schwerer Alkoholabusus (250 g Alkohol/Tag; ca. 18 Flaschen 0,7 l Rotwein/Woche) bekannt. Außerdem besteht ein Nikotinabusus mit >20 Packungsjahren*.

* Definition Packungsjahre

Anzahl Packungsjahre (engl. „pack years", py) = (pro Tag gerauchte Zigarettenpackungen) × Anzahl Raucherjahre.

■ Klinische Befunde bei Aufnahme

- Bewusstsein: somnolent bis soporös, soweit beurteilbar zu allen Qualitäten desorientiert.
- Zentrale faziale Parese rechts.
- Tonische Blickwendung beider Augen (Déviation conjugée) nach rechts.
- Links betonte spastische Tetraparese mit links positivem Babinski-Reflex.

■ Serumlaborwerte bei Aufnahme

- Makrozytäre Anämie 9,9 mg/dl, MCV 100 fl.
- Hypalbuminämie von 2,7 g/dl (normal 3,5–5,5 g/dl).
- Hypophosphatämie von 0,9 mg/dl (normal 2,6–4,5 mg/dl).
- Unauffällige Werte für Na, K, Ca, TSH, fT3, fT4, ACTH, Cortisol, Hepatitis A und B, VZV, HSV, HIV, JC-Virus, Entzündungsparameter, Creatinin und Harnstoff.
- Glukose, HbA_{1c} und Ammoniak unauffällig.
- Blutalkoholkonzentration <0,1 Promille, Vitamin B_1 normwertig.

■ Liquoranalyse

Keine akuten oder chronisch entzündlichen Veränderungen.

■ Zerebrale Bildgebung (cCT und MR-Tomographie) bei Aufnahme

- In der initialen cCT waren beidseitige Hypodensitäten der Marklager und eine kortikale Atrophie zu erkennen, eine Blutung wurde ausgeschlossen.
- Die initiale Kernspintomographie zeigte ausgeprägte Läsionen im Marklager beidseits, daneben deutliche Veränderungen im Corpus callosum, Pons und den Brachia pontis. Diese stellten sich in der T2-Wichtung hyperintens, in T1 hypointens, in der diffusionsgewichteten Sequenz (DWI) entsprechend einer reduzierten Diffusion hyperintens dar. Das Zerebellum und die Basalganglien bleiben ausgespart (◘ Abb. 34.1).

■ Elektroenzephalographie

Im EEG fand sich eine frontale intermittierende Delta-Aktivität (FIRDA) als Hinweis auf eine subkortikale Funktionsstörung ohne Anhalt für einen Herdbefund oder epilepsietypische Potenziale.

■ Doppler- und Duplexsonographie der Hals- und Hirnarterien

Leichte zerebrale Makroangiopathie ohne Anhalt für höhergradige Stenosen oder Gefäßverschlüsse.

■ Differenzialdiagnosen bei Aufnahme

Metabolisch-toxische Enzephalopathien
- z. B. hepatisch, bei Thiamin-Mangel, bei Hypophosphatämie,
- zerebrale Hypoxie,
- pontine und extrapontine Myelinolyse.

Entzündliche Formen
- Hirnstammenzephalitis,
- SREAT (mit M. Hashimoto assoziierte Enzephalopathie),
- progressive multifokale Leukenzephalopathie (PML) durch JC-Virus.

Die zerebrale Bildgebung sprach für eine Enzephalopathie oder eine Enzephalitis mit vorwiegender Beteiligung der weißen Substanz (Leuken-

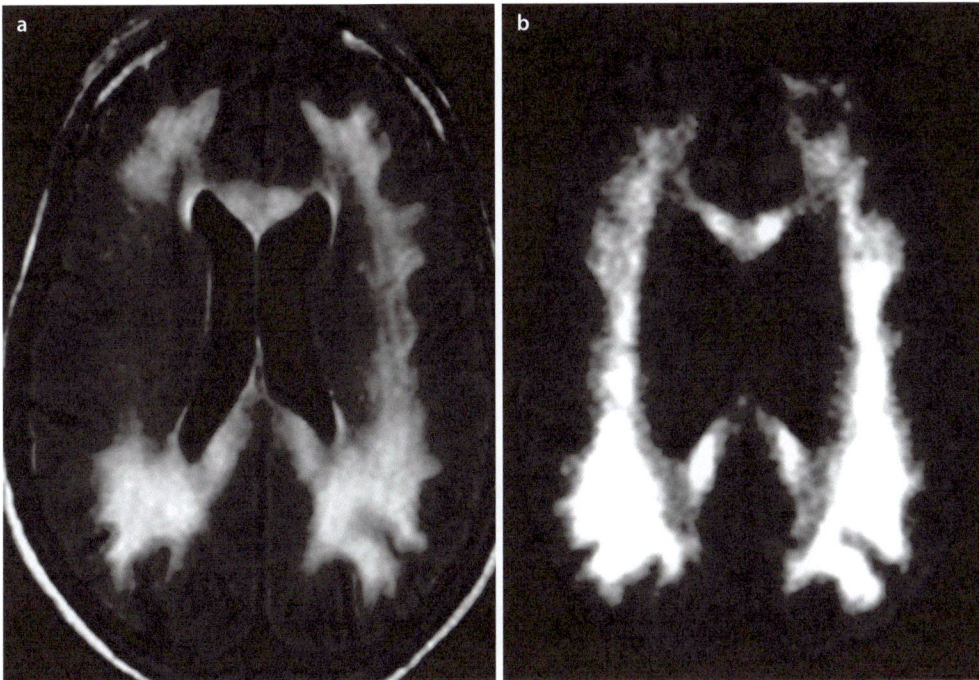

◘ Abb. 34.1   a, b MRT vom Aufnahmetag. **a:** Die T2-gewichteten FLAIR-Sequenzen zeigen ausgedehnte Hyperintensitäten beidseits subkortikal im Marklager

Insbesondere das Corpus callosum erscheint verplumpt. **b:** In der Diffusionswichtung (DWI) wirken die korrespondierenden Bereiche signalintens

zephalopathie), hierzu passte auch das EEG. Für ein epileptisch begründetes Koma oder ein entzündliches Geschehen im Zentralnervensystem ergab sich aus Liquor und EEG kein Anhalt.

■ **Klinischer Verlauf der nächsten 5 Tage**
– Zunehmende Vigilanzminderung, Koma.
– Tetraparese unverändert.

■ **Vorläufige Therapie**
Unter Verdachtsdiagnose einer Thiamin-Mangel- („Wernicke")-Enzephalopathie umgehend parenteral Vitamin B$_1$ substituiert. Die Hypophosphatämie wurde binnen 3 Tagen auf 5,9 mg/dl korrigiert.
    Eine Besserung des klinischen Zustandes trat aber nicht ein.

■ **Tag 10: Indikationsstellung zur Hirnbiopsie**
Die Hirnbiopsie wird initiiert zur Klärung der oben genannten entzündlichen Differenzialdia-

gnosen (stereotaktische Entnahme im Bereich des frontalen Marklagers); Ergebnisse:
– Generalisiertes Hirnödem.
– Axonverlust mit Hypomyelinisierung und reaktiver Gliose.
– Keine Hinweise auf ein entzündliches Geschehen.

■ **Abschlussdiagnose**
Verdacht auf Marchiafava-Bignami Syndrom (MBS) bei chronischem Alkoholkonsum.

■ **Weitere Therapiemaßnahmen und klinischer Verlauf bis Tag 50**
Begonnen wurde eine hoch dosierte Steroid-Pulstherapie (Methylprednisolon 500 mg/d i. v. über 5 Tage). Die Patientin wurde wacher, blieb aber im Verlauf inkonstant kontaktierbar, nahm kurzen Blickkontakt auf, verbalisierte floskelhaft und konnte mit Hilfe mobilisiert werden.

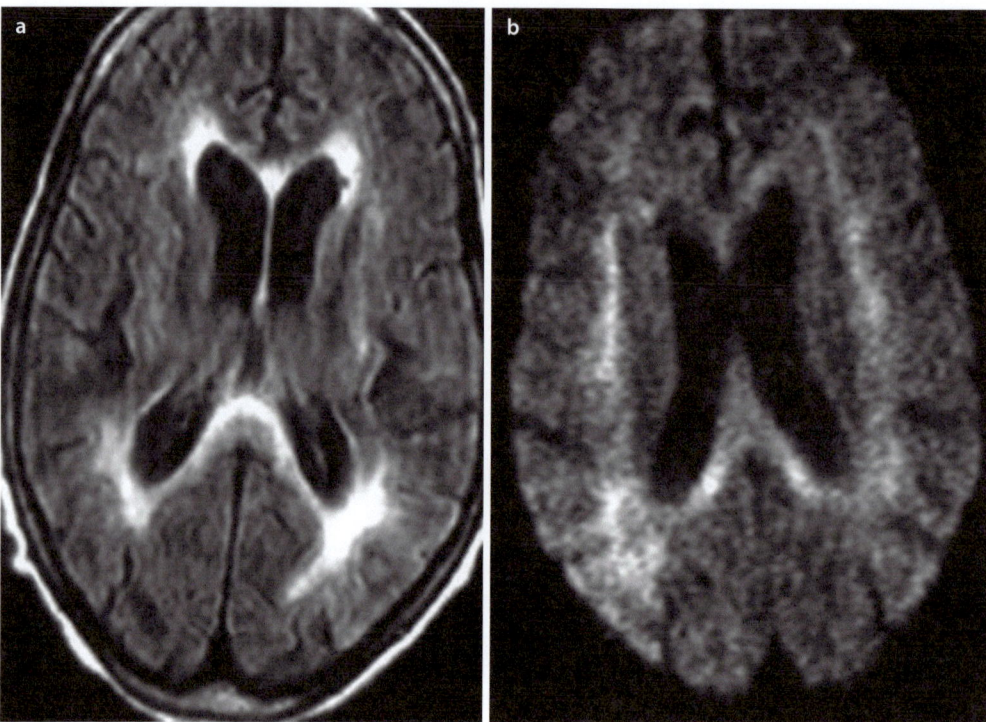

⬛ Abb. 34.2   a, b MRT am Tag 40. Deutlich rückläufige Marklagerveränderungen in den T2-gewichteten FLAIR Sequenzen **b** und in der DWI **a**. Das Corpus callosum erscheint in den frontalen Anteilen verschmächtigt

▪▪ Tag 40

Unter fortlaufend reduzierter Steroiddosis zeigte die MR-Tomographie des Schädels, passend zu der klinischen Besserung, eine deutliche Regredienz der zuvor beschriebenen Läsionen (⬛ Abb. 34.2).

Bei Verlegung in die Rehabilitationsklinik war die Patientin visuell kontaktierbar, und sie zeigte eine durchgängige Blickfixierung mit Blickfolge. Darüber hinaus war sie in der Lage, einzelne Worte zu sprechen. Bei fortbestehender spastischer linksbetonter Tetraparese war die Patientin mit Unterstützung durch eine Hilfsperson gehfähig.

Fazit

— Bei rasch progredienter Vigilanzminderung in Kombination mit einer Blickwendung (Dévia-tion conjugée), zentralen fazialen Parese und einer spastischen Tetraparese ist an folgende ZNS-Erkrankungen als **Differenzialdiagnosen** zu denken:
  — Wernicke-Enzephalopathie (WE),
  — extrapontine Myelinolyse,
  — zerebrale Hypoxie,
  — Hirnstammenzephalitis,
  — progressive multifokale Leukenzephalopathie (PML).
— Allerdings zeigte bereits die initiale MR-Tomographie keine für die genannten Diagnosen typische Veränderungen.
— Eine schwere Hypophosphatämie geht mit einer Kombination aus Störungen des peripheren Nervensystems in Form einer Polyradikulitis und Ausfällen des Zentralnervensystems mit Verwirrtheit, Desorientierung, Vigilanz-

minderung und epileptischen Anfällen einher. Allerdings ergab sich trotz Ausgleich der Hypophosphatämie keine Verbesserung der klinisch-neurologischen Symptomatik (Zurkirchen et al. 1994). Oft zeigt die MR-Bildgebung bei Hypophosphatämie typische Veränderungen im Bereich der Basalganglien, den Thalami und im Bereich des Okzipitalhirns, die unter Phosphatsubstitution reversibel sein können (Weber et al. 2000).

— Veränderungen der Elektrolyte als Hinweis auf eine extrapontine Myelinolyse, einen

Vitamin-B$_1$-Mangel im Serum als Hinweis auf eine Wernicke-Enzephalopathie oder anderweitige Laborveränderungen, wie z. B. eine ammoniakinduzierte Enzephalopathie ergaben sich nicht. Immerhin tritt in 15–20 % der Fälle eine **Wernicke Enzephalopathie** koinzident mit dem **Marchiafava-Bignami-Syndrom** auf (Brion 1976). Für eine WE hätte eine zusätzliche Schielstellung der Augen (Bulbusdivergenz) oder eine Ataxie gesprochen, die jedoch nicht immer vorhanden sein muss.

Exkurs

Marchiafava-Bignami-Syndrom
Die klinische Erstbeschreibung erfolgte 1903 durch die italienischen Pathologen Marchiafava und Bignami (1903), die post mortem die typischen demyelinisierenden Befunde im Bereich des Marklagers und insbesondere auch im Bereich des Corpus callosum bei chronischen Alkoholikern beschrieben.
Neben der Anamnese eines langjährigen schweren Alkoholabusus und einer typischen, aber nicht immer spezifischen klinischen Symptomatik sind die MRT-Befunde diagnostisch wegweisend (Kohler et al. 2000).
2 klinische Verlaufsformen werden klinisch und MR-tomographisch unterschieden (Heinrich et al. 2004):

— **Typ A** präsentiert sich klinisch typischerweise mit einer starken quantitativen Bewusstseinsstörung (Vigilanzminderung im Sinne eines Sopors oder Komas) und einer Beteiligung der Pyramidenbahn. Radiologisch ist eine schwere Schädigung des Corpus callosum nachzuweisen.

— **Typ B** zeigt nur geringe Vigilanzstörungen, eher noch eine qualitative Bewusstseinsstörung mit Verwirrtheit und Desorientierung bei vorwiegend fokalen Läsionen des Corpus callosum.

In autoptischen Untersuchungen werden diffuse Marklagerveränderungen vornehmlich des Corpus callosum (Khaw und Heinrich 2006), in 40 % auch darüber hinausgehend gefunden (Menegon et al. 2005), was gut mit den hier vorliegenden MR-tomographischen Befunden vereinbar war.
Die pathophysiologische Grundlage des MBS ist bis heute ungeklärt. Diskutiert werden neuronale Degenerationen im Bereich des Cortex, der weißen Substanz und des Corpus callosum mit Ersatz durch Gliazellen („Morel's laminar cortical necrosis") (Morel 1939). Passend dazu ergab die stereotaktische Biopsie ein generalisiertes Hirnödem, Axonverlust mit Hypomyelinisierung und eine reaktive Gliose.
Als Therapieansatz beschrieben erstmals Kikkawa et al. (2000) den Erfolg einer intrave-

nösen Steroidtherapie bei einem akuten MBS. Auch im vorliegenden Fall konnte unter dieser Therapie eine Verbesserung von Vigilanz, Kommunikation und Mobilität erreicht werden. Dabei bleibt der Wirkmechanismus der Kortisontherapie vorerst unklar. Die vorliegenden histologischen Befunde lassen an einen antiödematösen oder einen antiinflammatorischen Effekt denken. Die Wirksamkeit dieser Behandlung beim akuten MBS muss in weiteren Studien validiert werden.
In einer umfangreichen Fallanalyse konnten Hillbom et al. (2014) zeigen, dass eine Verbesserung des Behandlungsergebnisses auch durch frühzeitige intravenöse Thiamin-Gabe zu erreichen ist. Obwohl dies im vorliegenden Fall nicht gelang, empfiehlt sich diese Vorgehensweise, da ein Vitamin-B$_1$-Mangel im Rahmen von chronischem Alkoholismus und Malnutrition oft vorliegt und eine Wernicke-Enzephalopathie initial häufig nicht ausgeschlossen werden kann.

Take Home Message

- Bei Patienten mit langjährigem chronischen Alkoholabusus und einer progredienten Vigilanzminderung in Kombination mit einer fokalen zentral neurologischen Symptomatik muss an **klassische Differenzialdiagnosen** gedacht werden:
    - Bei metabolischen Enzephalopathien sollte bei Vitamin-B_1-Mangel, akuter Elektrolytentgleisung, Glukosestoffwechselstörung (hypoglykämisch oder öfter mit Hyperglykämie und hyperosmolarem Koma), akuten gastrointestinalen Blutungen mit ammoniakinduzierter (hepatischer Enzephalopathie an die pontine und extrapontine Myelinolyse, aber auch das Marchiafava-Bignami Syndrom (MBS) gedacht werden.
    - Entzündliche Differenzialdiagnosen sind die Listeriose, die Pneumokokkenmeningitis, die Tuberkulose mit und ohne vaskuläre Komplikationen.
- Traumatische Hirn- und Rückenmarkverletzungen durch Sturz in Trunkenheit oder im Entzug, wobei oft die Erinnerung an das Sturzereignis fehlt, sollten bedacht werden.
- **Schlaganfälle ischämischer und hämorrhagischer Art** sind bei Alkoholerkrankungen gehäuft vorhanden, z. B. Subarachnoidalblutungen oder embolische Hirninfarkte bei alkoholtoxischer Kardiomyopathie und fortgeschrittener Arteriosklerose.
- **Entzugsdelirien** des Alkoholkranken.
- **Toxische ZNS-Effekte** bei Medikationsfehleinnahme.
- Alle diese Zustände können schließlich auch alte zentralnervöse Läsionen, seien sie supraspinal- oder spinal lokalisiert, demaskieren. Auf diese Weise wären im Delir z. B. nach einem Krampfanfall die vorliegende Tetraparese durch eine vorbestehende Spinalkanalstenose mit zervikaler Myelopathie oder die Blickwendung durch eine alte Schlaganfallnarbe erklärbar.

Danksagung Mit Dank an Dr. med. Eckard Oehm, Gemeinschaftspraxis für Neurologie, Psychiatrie und Psychotherapie, Freiburg, für die Mitarbeit an der Falldarstellung.

Literatur

Brion S (1976) Marchiafava-Bignami syndrome. In: Vinken PJ, Bruyn GW (Hrsg) Handbook of clinical neurology, Bd 28. North-Holland, Amsterdam/New York/Oxford, S 317–329

Heinrich A, Runge U, Khaw AV (2004) Clinicoradiologic subtypes of Marchiafava-Bignami disease. J Neurol 251(9):1050–1059

Hillbom M, Saloheimo P, Fujioka S, Wszolek ZK, Juvela S, Leona MA (2014) Diagnosis and management of Marchiafava-Bignami disease: a review of CT/MRI confirmed cases. J Neurol Neurosurg Psychiatry 85(2):168–173

Khaw AV, Heinrich A (2006) Marchiafava-Bignami disease: diffusion-weighted MRI in corpus callosum and cortical lesions. Neurology 66(8):1286; author reply 1286

Kikkawa Y, Takaya Y, Niwa N (2000) A case of Marchiafava-Bignami disease that responded to intravenous corticosteroid administration. Rinsho Shinkeigaku 40:1122–1125

Kohler CG, Ances BM, Coleman AR, Ragland JD, Lazarev M, Gur RC (2000) Marchiafava-Bignami disease: literature review and case report. Neuropsychiatry Neuropsychol Behav Neurol 13:67–76

Marchiafava E, Bignami A (1903) Sopra un' alterazione del corpo calloso osservata da sogetti alcoolisti. Riv Patol Nerv Ment 8(12):544–549

Menegon P, Sibon I, Pachai C et al (2005) Marchiafava-Bignami disease: diffusion-weighted MRI in corpus callosum and cortical lesions. Neurology 65(3):475–477

Morel F (1939) Une forme anatomo-clinique particuliere de l;alcoolisme chronique: sclerose corticale laminaire alcoolique. Rev Neurol 71:280–288

Weber U, Hüppe T, Niehaus L (2000) CT and MRI in severe hypophosphataemia in a chronically alcoholic patient. Neuroradiology 42:112–114

Zurkirchen MA, Misteli M, Conen D (1994) Reversible neurological complications in chronic alcohol abuse with hypophosphataemia. Schweiz Med Wochenschr 124:1807–1812

34

Akuter Kopfschmerz mit progressiven Sehstörungen

Hans-Christian Hansen

Literatur – 232

© Springer-Verlag GmbH Deutschland, ein Teil von Springer Nature 2019
H.-C. Hansen et al. (Hrsg.), *Notfälle mit Bewusstseinsstörungen und Koma*,
https://doi.org/10.1007/978-3-662-59129-1_35

■ **Anamnese**

Die 68-jährige Patientin erreichte die Klinik wegen rezidivierender Bewusstseinsstörungen. Geschildert wurde ein Leistungsabfall innerhalb der letzten 4 Monate.

■ **Aufnahmebefunde**

— Die Patientin war im Denken verlangsamt und in der Aufmerksamkeit gemindert. Bei eingeschränkter Kooperation fand man keine fokalen neurologischen Defizite, sie erschien blass.
— Vitalzeichen: RR 105/50 mm Hg, Hypokaliämie 2,9 mmol/l ohne erfragbare Diuretikaeinnahme.
— Radiologischer Befund: cCT (Tag 3): Kein pathologischer Befund, insbesondere keine Mittellinienverlagerung und kein Hirnödem.

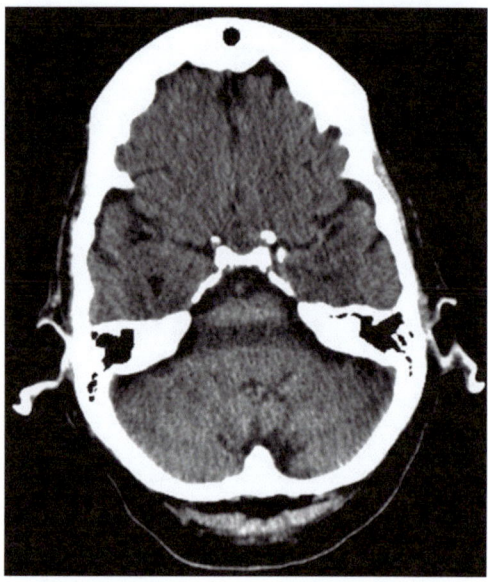

■ **Abb. 35.1**   Nativ-cCT (Höhe Sella-Region, Tag 3) ohne Nachweis einer Blutung, Schwellung, Infarzierung

■ **Verlauf**

Tag 1–6

— CRP, Gerinnung und Blutbild sind normal, bis auf leichte Anämie (12 g/dl).
— Während der Synkopendiagnostik verschlechterte sich die Sehkraft, und die Patientin beklagt ihr unbekannte stärkste Kopfschmerzen. Sie ist fieberfrei, aber steif in der Anteflexion des Nackens (Meningismus).
— Neurologisch entwickelt sich links eine Ptosis, das linke Auge steht auswärts gerichtet. Es adduziert und hebt nicht vollständig (Okulomotoriusparese links).
— Hieraus ergibt sich die Indikation zur Liquoruntersuchung und zur cCT mit KM (■ Abb. 35.1).
— Im Liquor findet man 100/3 Zellen (33/μl) gemischt lymphogranulozytär, Gram-Färbung ohne Befund.
— Das cCT mit KM zeigt eine intraselläre Raumforderung mit leicht links lateral vermehrter Ausdehnung, die vermehrt KM aufnimmt. Sie erklärt die linksseitige N.-III-Parese. Eine ausreichend genaue Gesichtsfeldprüfung ist schmerzbedingt bei reduzierter Aufmerksamkeit nicht möglich. Das cMRT (Tag 6) bestätigt eine Einblutung in die Hypophyse (■ Abb. 35.2).

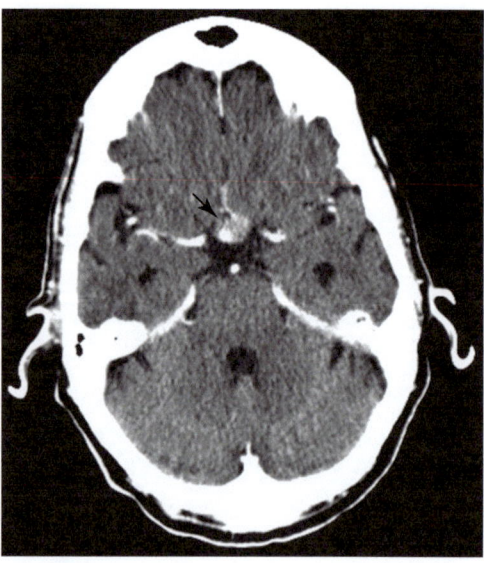

■ **Abb. 35.2**   cCT mit KM (Tag 6) Raumforderung in der Sella-Region mit KM-Aufnahme (Pfeil)

Tag 7

— Die Hormondiagnostik ergibt eine Hypophyseninsuffizienz mit folgenden Werten: ACTH <1,6 ng/l (normal >4,7), TSH 0,11 μU/ml (normal >0,27).

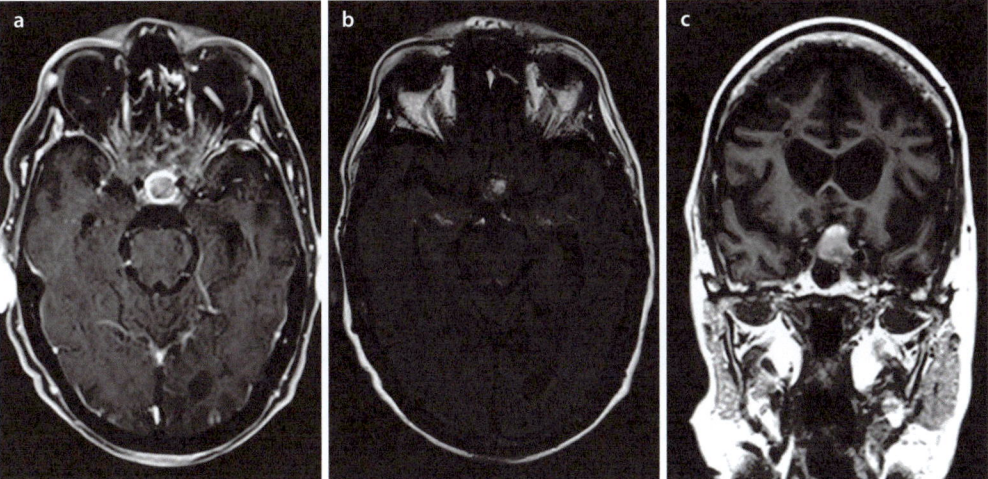

◘ **Abb. 35.3   a–c** cMRT (Tag 7) Intraselläre Raumforderung mit Nachweis einer frischen Einblutung (T1, **b**, **c**). Ringförmiges Enhancement (**a**). Verdacht auf Adenom der Hypophyse mit Einblutung

━ Das MRT zeigt eine intraselläre Raumforderung mit Nachweis einer frischen Einblutung, ein ringförmiges Enhancement. Es besteht der Verdacht auf ein Adenom der Hypophyse mit Einblutung (◘ Abb. 35.3).

Fazit
━ Dem Leistungsabfall und der Aufmerksamkeitsminderung liegt eine Hypophyseninsuffizienz mit Elektrolytstörungen zugrunde, dem akuten Kopfschmerz eine Hypophyseneinblutung (sog. Hypophysenapoplexie).
━ Zunächst blieb die chronische Affektion der vorderen Sehbahn unbemerkt, bis diese akut dekompensierte. Eine vorangehende „bitemporale Hemianopsie" als Ausdruck des Chiasmasyndroms entzog sich dem klinischen Nachweis, weil die Gesichtsfeldprüfung nicht ausreichend aufmerksam durchgeführt werden konnte.
━ Erst die akut hinzukommende Sehstörung mit Diplopie und Kopfschmerz erleichterte die neurologische Zuordnung in die orbitalen oder retroorbitalen Bereiche. Die Differenzialdiagnose lautete: paraselläre Raumforderung, Tolosa-Hunt-Syndrom oder orbitale Raumforderung.

Take Home Message
━ Fokale neurologische Zeichen sind bei verlangsamten und unkooperativen Patienten nicht sicher zu detektieren. Eine schlechte Untersuchbarkeit oder der Verdacht auf eine neuroendokrinologische Grunderkrankung rechtfertigen eine cCT- oder MRT-Indikation mit KM.
━ Intrakranielle Läsionen, die zur psychischen Verlangsamung führen, liegen oftmals in der Nähe der zerebralen Mittellinien-Strukturen, z. B. in der Sella-Region. Dort sind sie in der cCT leicht zu übersehen (◘ Abb. 35.1 vs. ◘ Abb. 35.2 mit KM).
━ Die Hormondiagnostik ist zur Differenzialdiagnose der hypophysären Läsionen wegweisend. Hypokaliämie und Hypotonie sind zunächst für die Nebennierenrindeninsuffizienz typisch. Hier sind sie Sekundärfolge des Hypophysenadenoms und beruhen auf mangelnder intrakranieller Hormoninkretion (ACTH).

- Hypophysenadenome sind meist benigne und stellen immerhin 15 % aller intrakraniellen Tumoren dar. Die hormonaktiven Formen produzieren entweder Wachstumshormon (bewirkt Gigantismus bei Auftreten vor, Akromegalie bei Auftreten nach Wachstumsabschluss) oder ACTH (führt zum M. Cushing) oder Prolaktin (führt zur Amenorrhö und Milcheinschuss) oder TSH (Folge: Hyperthyreoidismus). Mikroadenome (<10 mm Durchmesser) und die hormoninaktiven Tumoren werden oft spät diagnostiziert. Die einen werden entweder durch ihre endokrinen Effekte bemerkt oder sind ein Zufallsbefund im MRT, die anderen fallen durch ihre Raumforderungseffekte auf, z. B. auf Chiasma, N. oculomotorius, N. trigeminus oder durch Liquoraufstau bei verlegtem III. Ventrikel.
- Die Hypophysenapoplexie (HA) ist mit oder ohne Einblutung bereits aufgrund des akuten Glukokortikoidmangels potenziell lebensbedrohlich. In 60–90 % der Fälle liegen ursächlich Makroadenome, entweder Prolaktinome oder hormoninaktive Tumoren, zugrunde. Ihre Symptome sind apoplektiform aufgetretene Kopfschmerzen, Sehstörungen und mentale Verlangsamung (Goyal et al. 2018).
- Die **Therapie** besteht aus **sofortiger** Substitution von Glukokortikoiden (50 mg Hydrokortison intravenös alle 6 h) und Flüssigkeit (Briet et al. 2015). Fälle mit Verschlechterungstendenz im Verlauf trotz Glukokortikoidsubstitution können von einer operativen Entlastung (transsphenoidal) mit niedriger Mortalität und Morbidität profitieren (Zhan et al. 2015). Für die frühe Operation innerhalb 72 Stunden nach Symptombeginn konnte jedoch gegenüber einer späteren Entlastung kein Vorteil nachgewiesen werden (Rutkowski et al. 2018). Kontrovers bleibt bislang, in welchen Fällen operativ entlastet werden sollte. Alle Studien hierzu sind retrospektiv und nicht prospektiv kontrolliert (Briet et al. 2015).
- Interessanterweise verschlechtern sich Patienten mit ischämischer Ursache der HA signifikant häufiger in Bezug auf Hirnnervenstörungen, aseptische Meningitis und Bewusstseinsstörungen im Krankheitsverlauf als Fälle mit Einblutungen in die Hypophyse (Ogawa et al. 2016).

Literatur

Goyal P, Utz M, Gupta N, Kumar Y, Mangla M, Gupta S, Mangla R (2018) Clinical and imaging features of pituitary apoplexy and role of imaging in differentiation of clinical mimics. Quant Imaging Med Surg 8(2):219–231

Ogawa Y, Niizuma K, Mugikura S, Tominaga T (2016) Ischemicpituitary adenoma apoplexy-clinical appearanceandprognosis after surgicalintervention. Clin Neurol Neurosurg 148:142–146

Rutkowski MJ, Kunwar S, Blevins L, Aghi MK (2018) Surgicalinterventionforpituitaryapoplexy: an analysisoffunctionaloutcomes. J Neurosurg 129(2):417–424

Zhan R, Zhao Y, Wiebe TM, Li X (2015) Acute hemorrhagic apoplectic pituitary adenoma: endoscopic management, surgical outcomes, and complications. J Craniofac Surg 26(6):e510–e515

Briet C, Salenave S, Bonneville JF, Laws ER, Chanson P (2015) Pituitary apoplexy. Endocr Rev 36(6): 622–645

35

Hypoventilation und Bewusstseinsstörungen: Alles „Pickwick"?

Tagelange wiederkehrende Bewusstseinsstörungen bei einem adipösen Parkinson-Patienten

Daniel Wertheimer

© Springer-Verlag GmbH Deutschland, ein Teil von Springer Nature 2019
H.-C. Hansen et al. (Hrsq.), *Notfälle mit Bewusstseinsstörungen und Koma*,
https://doi.org/10.1007/978-3-662-59129-1_36

Der 72-jährige Patient wurde wegen hypertensiver Kreislaufdysregulation und Atemnot unter dem Verdacht eines Herzinfarktes aus dem Vollzugskrankenhaus in eine Akutklinik verlegt. In den Wochen zuvor sei es wiederholt zu tagelanger Somnolenz und zunehmenden Schluckstörungen gekommen.

- **Frühere Anamnese**
- Seit 12 Jahren Bewegungsstörungen: Hypomimie und Hyperkinesen (dystone Kopfwendung entsprechend eines Antekollis), seit 6 Jahren rezidivierende Stürze. Vor 4 Jahren reagierte das hypokinetisch-rigide Syndrom kaum auf die vorübergehend eingesetzte L-Dopa-Behandlung.
- Vor 12 Jahren erste manische Phasen. Anamnestisch scheint eine beruflich außerordentlich erfolgreiche hypomane Primärpersönlichkeit vorzuliegen.
- Vor 6 Jahren erste apparative Diagnostik: Liquor bis auf identische oligoklonale Banden in Serum und Liquor unauffällig, cMRT unauffällig, EEG nicht pathologisch (8/Sekunde Alpha-Grundrhythmus). Die damalige Neuropsychologie zeigte eine geringe Verlangsamung und minimale kognitive Störungen mit normalem Mini Mental Status Test (MMST) 28/30.
- Vor 4 Jahren:
  - EEG verlangsamt (leichte Allgemeinveränderung),
  - Riechtestung: regelrecht,
  - Hirnparenchymsonographie: Hyperechogenität der Substantia nigra, normale Weite des dritten Ventrikels,
  - 18F-FDG-PET: kräftiger striataler Metabolismus, geringer Hypometabolismus temporoparietal bis okzipital beidseits.
- Vor 3 Jahren deutliche Zunahme der Antriebssteigerung. In diesem Kontext diverse Schenkungen und umfangreiche Verschuldung, Strafverfahren, Inhaftierung.

- **Aktuelle Anamnese**
- In den letzten Wochen wurde der Tagesablauf in der Vollzugsanstalt trotz starker Tagesmüdigkeit gerade noch bewältigt. Nachts traten schlafbezogene Atemstörungen und Parasomnien auf.
- Plötzlich im Strafvollzug: Atemnot und Stridor, hypertensive Krise, Einweisung mit Verdacht auf akutes Koronarsyndrom (ACS) bei bekannter KHK.

- **Aufnahme interdisziplinäre Intensivstation**

Tag 1
- Ausschluss des ACS.
- Jedoch weiterbestehender Stridor und Unruhe.
- Intubation wegen Erschöpfung aufgrund vermehrter Atemarbeit.

Tag 3:
- Extubationsversuch.
- Fortbestehend ungeklärte Stimmlippenparese beidseits.
- Nur wenig gebesserte Dyspnoe und Dysphagie.
- Re-Intubation.

Tag 10:
- Teilmobilisiert mit Tubus auf der ICU.
- Synkopen, Stürze und delirantes Syndrom.
- Wiederkehrende Vigilanzminderungen über Tage.
- Erhöhter Muskeltonus und Apnoephasen (SatO$_2$ intermittierend bis 50 %, pH 7,15, pCO$_2$ bis 100 mmHg).

Tag 11–30
- Unter Respiratortherapie wach, keine Verlangsamung und vollständig orientiert.
- Nach probatorischer Extubation zunächst keine kognitiven Defizite und kein Delir.
- Versuch nichtinvasiver Beatmung (NIV) aufgrund rezidivierender Hyperkapnie.
- Chirurgische Tracheotomie wegen unzureichender NIV-Toleranz.

36

- Verlegung auf die neurologische Normalstation an Tag 30 mit leichter Dyspnoe und Dysphagie bei fortbestehender beidseitiger Stimmlippenparese unklarer Ursache.

■ Neurologischer Aufnahmebefund

Tag 31
- Leichte Adipositas BMI 30, stark geschwächter, bettlägeriger Patient.
- Wach und vollständig orientiert.
- Latente linksseitige Armparese, intermittierend unwillkürliche Bewegungen aller Extremitäten. Muskeldehnungsreflexe auffällig lebhaft, Babinski-Zeichen negativ.
- Rigor, Hypomimie, spontane Blickmotorik vermindert.
- Schluckakt verlangsamt, laryngeale Funktionen reduziert (Stridor/Heiserkeit, beidseitige Stimmlippenparese, Räuspern abgeschwächt, intermittierende Dyspnoe, kein Husten).
- Übrige Hirnstammreflexe intakt.

■ Klinischer Verlauf über 3 Monate in der neurologischen Klinik

- Zunächst langsame Besserung in der neurologischen Frührehabilitation.
- Nach 3 Monaten wiederholte unklare Bewusstseinsstörungen.
- Wiederholter Nachweis von Hyperkapnie und Hyponatriämie.
- Verlegung auf neurologische Intensivstation.
- Intermittierende Respiratortherapie über Tracheostoma.

■ Verlaufsbefunde der Schluckendoskopie (FEES)

Tag 50
- Bilaterale Stimmlippenparesen rechts mehr als links.
- Kraftminderung der Pharynxkonstriktion und der Zungenretraktion, glottische Hyposensibilität, kraftgeminderter reflektorischer Hustenstoß.

Tag 102
- Stimmlippenparesen beidseits ohne eindeutige Besserung mit geringer Beweglichkeit beidseits, weiterhin in Paramedianstellung. Nur geringe bis mäßige Öffnung ohne Stridor.
- Unvollständiger sanduhrförmiger Stimmlippenschluss. Linke Taschenfalte überlagert linke Stimmlippe ventral.
- Ausgeprägte Dysphonie (vorher Aphonie).
- Ausgeprägtes periglottisches Speichel-Pooling.

Tag 140
- Deutliche Zunahme der Speichelschluckinsuffizienz mit ubiquitärem Speichel-Pooling, Stimmlippen weiterhin in Medianstellung.

■ Apparative Befunde über 3 Monate in der neurologischen Klinik

- Mehrfache EEG: mittelschwere bis teils schwere Allgemeinveränderung, Aufzeichnung eines nonkonvulsiven Status epilepticus (◘ Abb. 36.1).
- Transkranielle Hirnparenchymsonographie: Hyperechogenität der Substantia nigra.
- Elektroneurographie: unauffällige Befunde.
- Knochenmarkbiopsie (Zytomorphologie und Histologie): Granulopoese reaktiver Genese ohne Anhalt für ein Lymphom.
- CT-Thorax/-Abdomen: kein Nachweis einer malignomsuspekten Raumforderung.

■ ■ Neuroradiologische Bildgebung (cCT, CT-Hals, cMRT)

- cCT: keine wegweisenden Befunde.
- CT-Angiographie: unauffällig.
- cMRT: ohne fokale Ischämie, ohne Raumforderung, ohne Hirnstammläsionen.

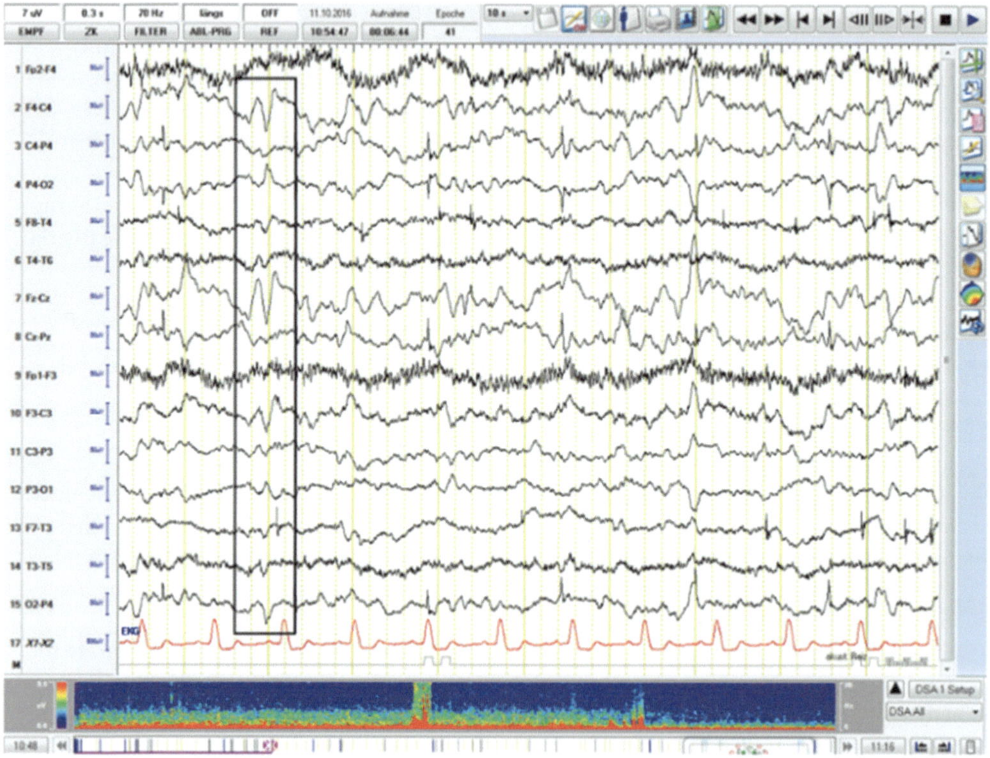

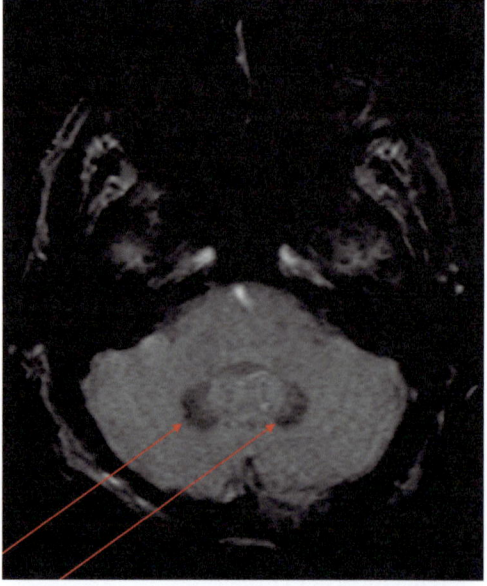

Abb. 36.1   Blockschaltung des EEG in Längsreihen mit bilateralen periodischen rechtsbetonten steilen Wellen. Verdacht auf NCSE fokal rechtshirnig generiert. Der Kasten umfährt typische „sharp waves"

— Die Suszeptibilitätswichtung (SWI, Metallempfindlich) zeigt beidseits eine Signalintensitätsminderung im Nucleus dentatus (■ Abb. 36.2) und im Globus pallidus (■ Abb. 36.3), gewertet als Eisenablagerungen.

■ **Liquor-/Serumanalysen**

Tag 51

Liquor

— Zellzahl 1/μl, Eiweiß 430 mg/l, Laktat 1,9 mmol/l, Glukose 101 mg/dl.
— PCR für HSV, CMV, VZV negativ.
— Antikörper gegen Borrelien, Lues, HIV negativ.
— Zytologie: ohne Anhalt für Tumorzellen.
— Tau-Protein, Phospho-Tau, Amyloid β 1–42, Protein 14–3-3, nicht erhöht.
— S100, NSE, ACE nicht erhöht.

36

Abb. 36.2   MRT (Suszeptibilitäts-Wichtung): Beidseits herabgesetzte Signalintensität in den Ncl. dentati (Pfeile)

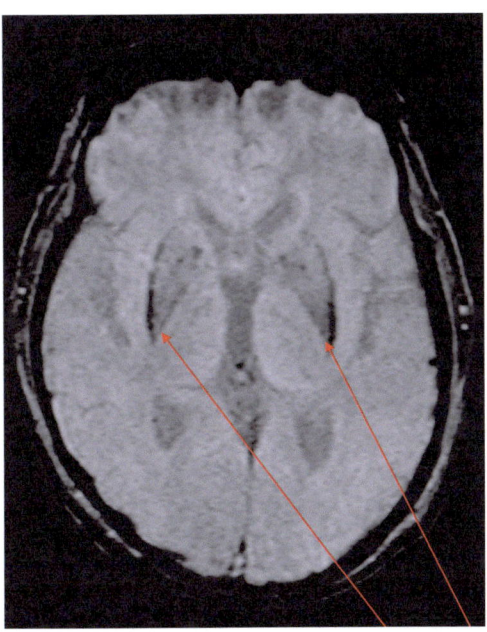

Liquor/Serum
- Isoelektrische Fokussierung: identische oligoklonale Banden.
- Standard-Immunfluoreszenztests: Anti-neuronale AK jeweils negativ.
- Indirekter Immunfluoreszenztest: IgLON5 IgG AK positiv in Liquor 1:10/Serum 1:100.

■ **Diagnose**

Zentrale Hypoventilation, extrapyramidale Bewegungsstörungen und Bulbärparalyse im Rahmen eines Anti-IgLON5-Syndroms (Sabater et al. 2014).

■ **Therapie und Verlauf**

Dysarthrie und Dysphagie mit schließlich kompletter Immobilität der Stimmbänder blieben wie die Phasen der Hypoventilation und Vigilanzminderung ohne Besserungstendenz. Schließlich traten längere Episoden einer Vigilanzminderung auch unter normokapnischen Bedingungen auf.

Diese Bewustsseinsstörungen waren durch Antikonvulsiva wie Levetiracetam (LEV), Valproat (VPA) und Lacosamid (LAC) nicht überzeugend zu beeinflussen. Anfängliche EEG-Befunde einer zerebralen Erregungssteigerung verdeutlichten sich nicht. Das Oberflächen-EEG blieb schließlich frei von epilepsietypischer Aktivität, ohne dass eine Besserung der Bewusstseinslage eintrat. Parallel entwickelte sich eine zunehmende Rigidität der Arme mehr als der Beine.

Der Patient erholte sich unter keiner Immuntherapie dauerhaft: Immunadsorption, intravenöse Immunglobulin (IVIG)-Therapie sowie die Steroid-Pulstherapie mit 5 × 1 g Methylprednisolon blieben ohne Erfolg. Mit Rituximab (2 × 1000 mg i. v. im Abstand von 14 Tagen) verbesserte sich zunächst die Vigilanz. Mit guter Kontaktfähigkeit wurde eine erneute Weaning-Phase eingeleitet. Dieser Effekt hielt jedoch nur für ca. für 4 Wochen.

So kam es nach mittlerweile 2-monatiger Respiratortherapie zur anhaltenden Eintrübung ohne Hyperkapnie mit stark erhöhtem Rigor. Nach anfänglicher Linderung durch L-Dopa (500–900 mg/d) exazerbierte die Tonuserhöhung erneut auf das vorherige Niveau.

Sodann entwickelte sich ein anhaltendes normokapnisches Koma mit erhaltenen Hirnstammreflexen. Der Patient verstarb schließlich unter palliativer Ausrichtung der Respiratortherapie infolge einer azidotischen Kreislaufdysregulation durch tolerierte CO_2-Akkumulation.

■ **Neuropathologische Sektionsbefunde**

Die postmortale immunhistologische Aufarbeitung ergab insbesondere im Tegmentum des Hirnstammes und im Hypothalamus einen neuronalen Verlust, eine Gliose und eine immunhistochemische Positivität für Tau-Protein, vereinbar mit einer „Anti-IgLON5-related Tauopathy" (Gelpi et al. 2016) (◘ Abb. 36.4).

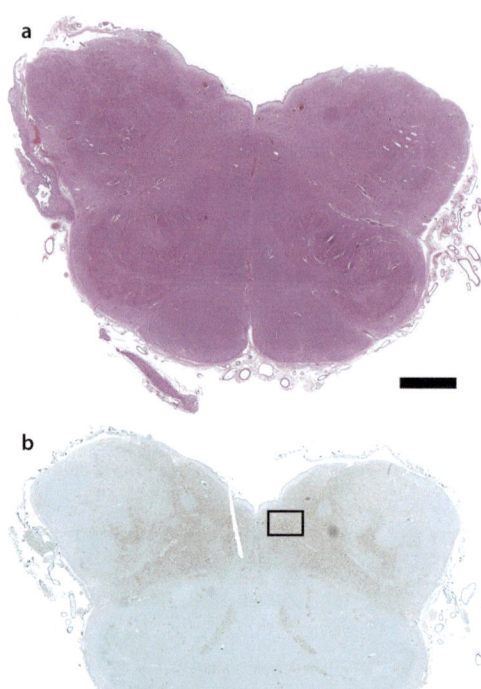

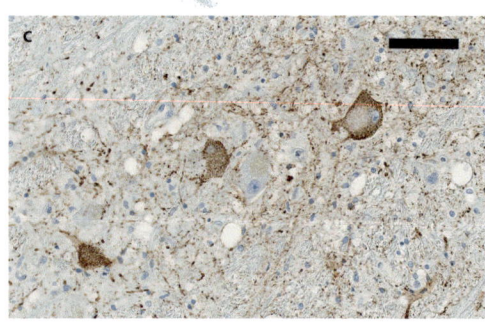

◘ **Abb. 36.4   a–c** Immunhistochemische Aufarbeitung. **a** HE-Färbung Mesenzephalon. **b** Anti-Tau- (AT8-) markierte Färbung Mesenzephalon. **c** Tau-positive Neurone in Vergrößerung des darüber gewählten Ausschnittes

Fazit

Die Schlaf-, Atmungs- und die Schluckstörungen wiesen auf eine Hirnstammpathologie und die Bewegungsstörungen (hypokinetisch rigide, anfangs dystoner Antekollis) auf eine Stammganglienbeteiligung bzw. deren Verbindungsbahnen hin. Das Psychosyndrom mit Aufmerksamkeits-

und Tempostörungen sprach für eine frontal betonte globale zerebrale Funktionsstörung auf kortikaler oder subkortikaler Ebene. Diese schien partiell mit epileptischen Komplikationen (nonkonvulsiver Status, NCSE) zu verlaufen, welche anfangs erfolgreich behandelt werden konnten. Differenzialdiagnostisch waren globale zerebrale Hypoxien zu erwägen.

Viele der vorliegenen Befunde kennzeichnen das Anti-IgLON5-Syndrom (Ganginstabilität, Rigidität und Dystonie, Dysarthrie und Dysphagie, Non-REM- und REM-Schlafstörungen, besonders zentrale Hypoventilation). Diese seltene **Erkrankung** ist seit 2014 bekannt, etwa 70 Fälle sind bislang beschrieben. Typisch sind progressive Hirnstammsymptome und Bewegungsstörungen neben autonomen und ventilatorischen Störungen, und man geht von einer autoimmunologischen Pathogenese aus. Typisch sind

— Non-REM- und REM-Parasomnie mit Schlafapnoe.
— Gangunsicherheit.
— Bulbäre Symptome (Dysarthrie, Dysphagie, zentrale Hypoventilation, Stridor bei Stimmlippenparese).
— Bewegungsstörungen: Chorea/Ataxie/ orofaziale Dyskinesien.
— Dysautonomie mit plötzlich auftretenden ungeklärten Todesfällen.

Der Verlauf ist chronisch progredient und letal.

Bei vielen Patienten finden sich in der gezielten Anamnese schon seit mehreren Jahren passende Symptome, zunächst in schwacher Ausprägung. Im vorliegenden Fall berichtete die Ehefrau über bereits 12 Jahre zuvor erstmals aufgetretene plötzliche dystone Kopfwendungen nach vorn (Antekollis), die der Patient nicht habe beeinflussen können.

Ab Diagnosestellung durch Antikörpernachweis wird nach bisherigen Fallberichten von einer mittleren Überlebenszeit von etwa 3 Jahren ausgegangen. Auffällig ist ein gehäuftes plötzliches Versterben von 30 % der Patienten, das durch vegetative Dysautonomie im Rahmen der Hirnstammbeteiligung erklärt wird.

IgLON 5 ist ein Adhäsionsmolekül, das auf Zelloberflächen exprimiert wird. Die Erkrankung ist assoziiert mit Antikörpern gegen IgLON5-AK, die als IgG4-Subtyp im Liquor fast immer und im Serum sehr häufig positiv vorliegen. Bei 90 % der Patienten findet sich der HLA-Haplotyp $DRB_1*10{:}01$, dagegen in der Gesamtbevölkerung nur in 5 %iger Häufigkeit. Die Diagnose gilt als wahrscheinlich, wenn trotz negativer Antikörper die typischen klinischen Befunde und die HLA-Allele DRB_1* 10:01und DBQ1*05:01 nachweisbar sind (Wenninger und Schoser 2018). Der Beweis der Diagnose erfolgt neuropathologisch: Histopathologisch zeigt sich eine Tauopathie mit Betonung vor allem in den hypothalamischen Kerngebieten und im tegmentalen Hirnstamm mit einem kraniokaudal zunehmenden Schweregrad der Veränderungen, wie es von Seiten der Bulbärparalyse zu erwarten ist (Gelpi et al. 2016).

Im vorliegenden Fall ergab die Sektion im Tegmentum des Hirnstammes und im Hypothalamus einen ausgeprägten neuronalen Verlust, Gliose und immunhistochemische Positivität für Tau-Protein, vereinbar mit „anti-IgLON5-related tauopathy".

Die Bedeutung des hier vorliegenden Eisennachweises im MRT ist ungeklärt. Es könnte sich sowohl um einen unspezifischen Alterungsprozess als auch eine spezifische Neurodegeneration mit pathologischer Eisenablagerung handeln.

Der Liquorbefund in vivo war nur durch parallele oligoklonale Banden auffällig, die auch schon Jahre zuvor in einer Liquoruntersuchung gefunden wurden. Es zeigte sich im Rahmen einer erweiterten Suche ein pathologischer Auto-AK im Serum (1:100) und Liquor (1:10) gegen IgLON5 (hauptsächlich IgG4). Eine Tau-Pathologie war im Liquor (noch) nicht nachweisbar.

Anders als bei anderen Autoimmunerkrankungen des Gehirns (z. B. NMDA-Rezeptor-Enzephalitis) besteht soweit bekannt bei IgLON5-Erkrankungen keine Assoziation mit Tumorerkrankungen. Auch im vorliegenden Fall verlief die Tumorsuche negativ.

Take Home Message
Eine frühzeitige Einordnung eines Hypoventilationssyndroms als schlafbezogene Atemstörung bei Übergewicht (obstruktives Schlafapnoesyndrom, OSAS) sollte überdacht werden, wenn begleitend neurologische Befunde auftreten wie Dysarthrie, Dysphagie und Bewegungsstörungen. Differenzialdiagnostisch ist bei „zentraler Hypoventilation" zu denken an: OSAS (meist mit Adipositas verbunden), Autoimmunenzephalitis („limbische Enzephalitis", besonders NMDA-AK-Rezeptor-Enzephalitis). Bei dieser Enzephalitis können epileptische Komplikationen auftreten, sie sind aber für die Bewusstseinsstörung weniger bedeutsam als die episodische zentrale Hypoventilation.

Die im Anti-IgLON5-Syndrom gestörte Schlafarchitektur (Sabater et al. 2014) zeigt diffuse Delta-Aktivität, selten das normale Stadium N2. Die typischen Parasomnien umfassen eine REM-Schlaf-Verhaltensstörung, Vokalisationen und repetitive Bewegungen sowie Stridor und Schlafapnoe.

Auch ohne Atmungsstörungen sollte jede langsam progrediente Gang- oder Bewegungsstörung mit zusätzlichen bulbären Hirnstammzeichen und schlafbezogenen Symptomen die Antikörpersuche auf IgLON 5 einbeziehen.

Die Genese dieser fokal im Hirnstamm betonten Enzephalopathie ist ungeklärt. Ein entzündlicher Liquorbefund ist bei dieser autoimmun vermittelten und letztlich neurodegenerativ endenden Erkrankung nicht typisch. Interessant ist die Kombination von autoimmunologischen (anti-IgLON5 AK) und genetischen Faktoren mit dem Ergebnis einer progressiv verlaufenden neurodegenerativen Erkrankung ohne entzündliche Infiltrationen im Hirngewebe. Die Prädilektionsstellen für die neuronalen Tau-Ablagerungen erklären alle klinischen Symptome: Hypothalamus, prähypothalamische Region, dorsaler Hirnstamm mit kaudalem Schwerpunkt und die periaquäduktale graue Substanz.

Eine kurative Therapie ist nicht bekannt (Heidbreder und Philipp 2018). Ein Teil der Patienten profitierte temporär von Immunglobulinen, Methylprednisolon oder Rituximab im Rahmen eines individuellen Heilversuches. Im vorliegenden Fall erbrachte die Rituximab-Therapie beim schon komatösen Patienten für etwa 4 Wochen eine Besserung der Bewusstseinslage mit vorübergehender Kontaktfähigkeit.

Literatur

Gelpi E, Höftberger R, Graus F, Ling H, Holton JL, Dawson T, Popovic M, Pretnar-Oblak J, Högl B, Schmutzhard E, Poewe W, Ricken G, Santamaria J, Dalmau J, Budka H, Revesz T, Kovacs GG (2016) Neuropathological criteria of anti-IgLON5-related tauopathy. Acta Neuropathol 132(4):531–543. https://doi.org/10.1007/s00401–016–1591–8. [Epub 2016 Jun 29]

Heidbreder A, Philipp K (2018) Anti-IgLON 5 Disease. Curr Treat Options Neurol 20(8):29. https://doi.org/10.1007/s11940–018–0515–4

Sabater L, Gaig C, Gelpi E, Bataller L, Lewerenz J, Torres-Vega E, Contreras A, Giometto B, Compta Y, Embid C, Vilaseca I, Iranzo A, Santamaría J, Dalmau J, Graus F (2014) A novel non-rapid-eye movement and rapid-eye-movement parasomnia with sleep breathing disorder associated with antibodies to IgLON5: a case series, characterisation of the antigen, and post-mortem study. Lancet Neurol 13(6):575–586. https://doi.org/10.1016/S1474–4422(14)70051–1. [Epub 2014 Apr 3]

Wenninger S, Schoser B (2018) Das Anti-IgLON5-Syndrom – Was ist unser aktueller Wissensstand? Fortschr Neurol Psychiatr 86:559–565

Sopor und Koma mit „schwimmenden Bulbi" bei einer hochbetagten Demenzkranken mit Patientenverfügung

Hans-Christian Hansen

© Springer-Verlag GmbH Deutschland, ein Teil von Springer Nature 2019
H.-C. Hansen et al. (Hrsg.), *Notfälle mit Bewusstseinsstörungen und Koma*,
https://doi.org/10.1007/978-3-662-59129-1_37

▪ Anamnese

Die 92-jährige Dame wurde im Pflegeheim plötzlich ohne Blickkontakt und ohne sonstige Reaktionen auf Ansprache vorgefunden. Dort lebte sie wegen einer fortgeschrittenen Alzheimer-Demenz und war überwiegend bettlägerig. Medikationsänderungen oder ein Krankenhausaufenthalt waren nicht vorangegangen. Zuletzt hatte die demente Patientin zunehmend häufiger die Flüssigkeitsaufnahme verweigert.

▪ Notarztprotokoll

GCS 3, keine verbalen Äußerungen, Hirnstammreflexe intakt, keine Motorik der Arne oder Beine auf Schmerzreize. POC-Blutzucker 105 mg/dl, stabile Atmung und Kreislauf, Transport zur Klinik ohne Krampfanfall.

▪ Klinische Befunde bei Aufnahme

Soporöse Bewusstseinslage mit „schwimmenden Bulbi" ohne verständliche Äußerungen entsprechend GCS 8. Die Beine wurden gezielt von Schmerzreizen weggezogen, Babinski-Zeichen negativ. Pupillen mittelweit und intakte Hirnstammreflexe (Husten- und Pupillenreflex, Cornealreflexe). VOR symmetrisch gering auslösbar, Spontanatmung ausreichend. Kein Zungenbiss.

Patientin normotherm, kreislaufstabil, atmet spontan (90 % O_2-Sättigung). Kein Meningismus. Gewicht 56 kg, Exsikkose.

Der nächste Angehörige teilte mit, dass aufgrund von Alter und demenzieller Vorerkrankung bei vital bedrohlichen Erkrankungen keine intensivmedizinische Behandlung gewünscht werde und legte eine gleichlautende Patientenverfügung vor.

▪ Erstes Vorgehen

Bildgebende Diagnostik

cCT: Symmetrische supratentorielle Dichteminderung im Bereich der Thalamuskerne und der Basalganglien mit linksseitiger hämorrhagischer Komponente im Nucl. caudatus und dortigem Einbruch zum Ventrikelliquor (◘ Abb. 37.1).

Laboranalytik

Glukose, Natrium, TSH, Leber- und Nierenwerte ohne relevante Abweichung.

▪ Diagnostische Auffassung und Prozedere

— Ausgedehnte innere Hirnvenenthrombose mit einseitiger kongestiv-hämorrhagischer Infarzierung und Blutung in die Ventrikel (◘ Abb. 37.2).

— Ausschluss reversibler enzephalopathischer Komaursachen.

▪ Verlauf

Die Chancen auf ein gutes Behandlungsergebnis wurden für diese Befundkonstellation im Lebensalter der Patientin, selbst unter prinzipiell machbarer intensivmedizinischer Behandlung, als aussichtslos bewertet. Mangels eines **realistischen Therapieziels** wurde von ärztlicher Seite primär nicht zur Intensivtherapie geraten.

Diesen Entscheidungsweg unterstützte die schriftlich vorab fixierte Willensbekundung der Patientin, die genau auf diese konkrete Situation („aussichtslose Intensivtherapie, die das Sterben verlängert") ohne Einschränkung übertragbar war. Diese Patientenverfügung konnte und musste im Einvernehmen mit den Angehörigen umgesetzt werden (Hansen et al. 2008).

In anders gelagerten Fällen hätte man den mutmaßlichen Willen der Betroffenen selbst ermitteln müssen. Dies geschieht laut BGH „aus den persönlichen Umständen, individuellen Interessen, Wünschen, Bedürfnissen und Wertvorstellungen". Ist das nicht möglich, kann dieser Wille aus Aussagen nahestehender Angehöriger oder enger Freunde erschlossen werden. Dabei fällt die Abgrenzung von den

37

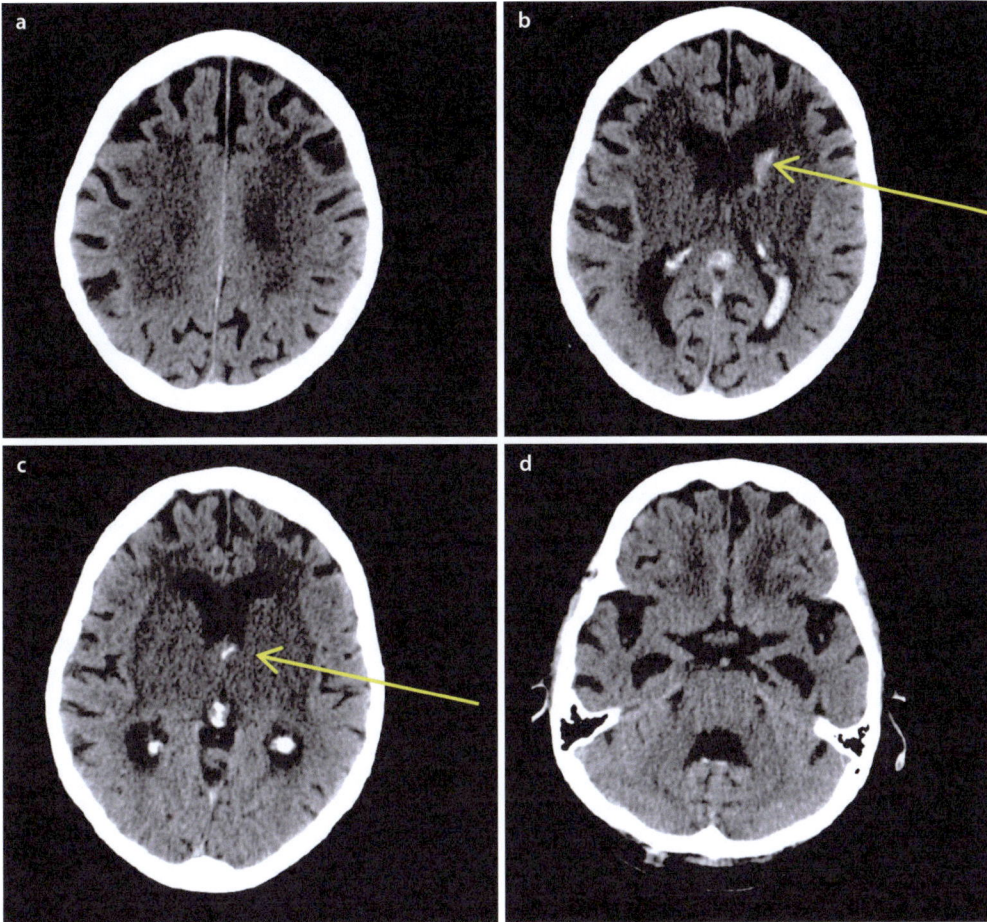

■ **Abb. 37.1   a–d** Nativ-cCT: Schmetterlingsförmiges Ödem beider Basalganglien und Thalami. Bei allgemeiner Hirnatrophie mit Temporalhornerweiterung bei degenerativer Demenz liegen Einblutungen in den Ventrikel (linkes Hinterhorn) und links am Kopf des Nucleus caudatus (**b**, Pfeil) vor. Diese sind am ehesten stauungsbedingt bei thrombosierter innerer Hirnvene (**d**, Pfeil)

eigenen Wertvorstellungen der Angehörigen mitunter nicht leicht, muss aber getroffen werden.

Im Angehörigengespräch kann sich der Arzt gegenüber – in der Patentenverfügung benannten – Vertrauenspersonen äußern, da insoweit hierin eine Entbindung von der Schweigepflicht gesehen werden kann.

Auf dieser gesicherten Grundlage verfolgte man hier den palliativen Therapieansatz und unterstützte die Patientin durch regelmäßige Bronchialtoilette, durch harnableitende Maßnahmen sowie mit Flüssigkeits- und Morphingaben.

Am 5. Tag der Erkrankung verstarb die Patientin im zentralen Kreislaufversagen, ohne das Bewusstsein wiedererlangt zu haben.

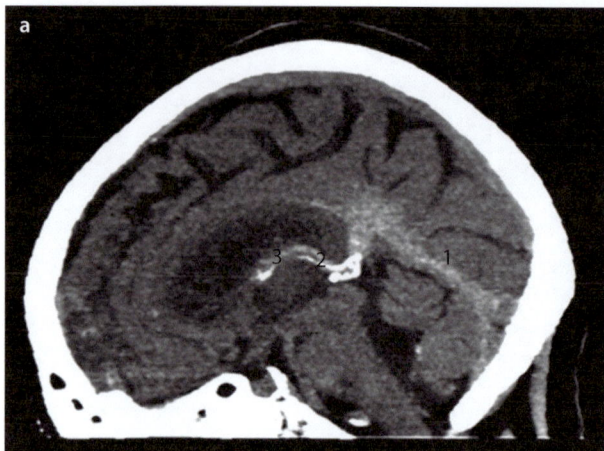
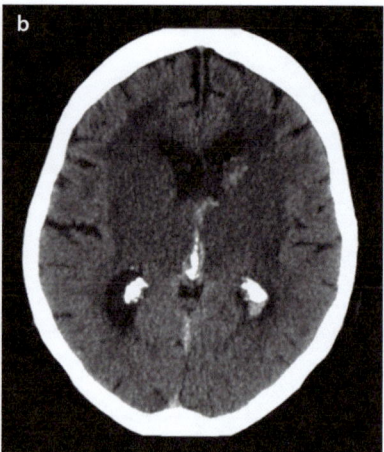

◘ Abb. 37.2   a, b Nativ-cCT: Detailaufnahmen der inneren Hirnvenenthrombose. **a** Sagittale Rekonstruktion mit hyperdenser Darstellung der betroffenen inneren Venen [1 = Sinus rectus, 2 = V. cerebri magna (Galeni), 3 = V. cerebri interna]. **b** Hyperdenses Thrombussignal in der V. cerebri interna, gelegen am III. Ventrikel

Fazit

Die inneren Hirnvenen sind in ca. 10 % der Hirn- und Sinusvenenthrombosen betroffen. Dortige Abflussstörungen führen zur Stauung der zerebralen Blutzirkulation beidseits im Thalamus, in den Basalganglien sowie dem oberen Hirnstamm mit konsekutiver Tetraparese, Koma und Pupillenstörungen.

Andernorts lokalisierte zerebrale Venenthrombosen lösen dementsprechende fokalneurologische Defizite aus. Sie führen oft zu Krampfanfällen und lösen Kopfschmerzen aus.

Im vorliegenden cCT sind die aus der basalen venösen Stauung resultierenden symmetrischen vasogenen Ödemzonen gut zu erkennen. In weniger ausgeprägten Fällen sind derartige symmetrische Befunde schlecht abzugrenzen und lassen sich besser im MRT darstellen. Die CT-Angiographie kann im Zweifel unterstützende Gefäßbefunde liefern, aber hierauf konnte im aktuellen Fall verzichtet werden.

Die ausgedehnten inneren Hirnvenenthrombosen gehen wie im vorliegenden Fall mit besonders ungünstiger Prognose einher. Daher ist das palliative Vorgehen in der 10. Lebensdekade angezeigt.

Im kurativen Therapiekontext entscheidet man sich rasch (und auch bei etablierter Hämorrhagie!) zur Antikoagulation durch PTT-wirksame Heparingaben. Die Antikoagulation soll das thrombotische Geschehen unterbinden und den venösen Abfluss und damit die Perfusion verbessern.

Prognostisch wichtig ist die flankierende neurologische Intensivtherapie: Konservative Hirndruckbehandlung mit Oberkörperhochlagerung, nach Bedarf Osmotherapie und Azetazolamid. Frühzeitig können eine externe Ventrikeldrainage und eine Dekompressionsoperation indiziert sein.

Zum Zwecke des Heilversuchs kann man in therapierefraktären Fällen auf rekanalisierende Verfahren wie i. v. Thrombolyse und mechanische Thrombektomie zurückgreifen (Kowoll et al. 2017). Zurzeit liegen keine prospektiven Studiendaten vor, aber Einzelfallserien zeigen, dass die Kombination der Verfahren in besonderen Fällen gute Ergebnisse lieferte (Ilyas et al. 2017).

Die Hauptursache von Hirnvenenthrombosen sind Gerinnungsstörungen septischer und nichtseptischer Art, letztere oft auf hormoneller (Kontrazeption, Wochenbett) oder hereditärer Grundlage (Thrombophilien). Malignome und Dehydratation gelten als weitere mögliche Auslöser (Star und Flaster 2013). In ca. 30 % der Fälle werden keine zugrundliegenden Auslöser identifiziert (Saadatnia et al. 2009).

> **Take Home Message**
> Die Initialsymptomatik der inneren Hirnvenenthrombose mit einer Bewusstseinsstörung ohne fokal-neurologische Zeichen ähnelt einer potenziell reversiblen Enzephalopathie infolge toxisch-metabolischer Störungen.
> Im Lebensalter der Patientin ist bei Bewusstlosigkeit mit fehlenden Hirnstammzeichen und positiven Vitalzeichen an die Hyponatriämie, den Blutzuckermangel, Hypothyreose und eine Addison-Krise zu denken, in erster Linie auch an unerwünschte Medikationseffekte und Einnahmefehler. All dies wären potenziell reversible Komaursachen!
> Auch eine therapeutisch angehbare Basilaristhrombose im oberen Segment (Basilarisspitzensyndrom mit erhaltenen Hirnstammfunktionen) oder eine altersentsprechend verlängerte postiktuale Phase nach Krampfanfall kommen differenzialdiagnostisch in Betracht. Im hohen Lebensalter können stuporöse Zustände nach Anfällen über 1 Woche und länger andauern (Cloyd et al. 2006).
> Typisch für das „supratentoriell bedingte Koma" mit seiner funktionellen Abkopplung des Großhirns von der Hirnstammebene sind träge horizontale, oft ausgiebige „Hin-und-her-Bewegung" der Bulbi. Sie scheinen zu schwimmen oder zu wandern (engl.: „roving eye

movements"), was oft nur nach Anheben der Augenlider erkennbar wird.

Das Fehlen einer Schielstellung oder einer anderweitig gelähmten Blickbewegung signalisiert, dass wesentliche Bahn- und Kernsysteme des Hirnstamms zur Koordination der Okulomotorik in der Lage sind, was auf eine supratentorielle Komaursache weist.

Bei fehlenden „schwimmenden Bulbi" lässt sich die gleiche günstige Aussage elegant mit dem Nachweis intakter okulozephaler Reflexe bestätigen (syn.: „Puppenkopfphänomen"): Es zeigt die Unversehrtheit der vestibulo-okulären Reflexbahnen für den VOR, die über eine relativ lange Strecke im Hirnstamm verlaufen.

Literatur

Cloyd J, Hauser W, Towne A, Ramsay R, Mattson R, Gilliam F, Walczak T (2006) Epidemiological and medical aspects of epilepsy in the elderly. Epilepsy Res 68(Suppl 1):S39–S48

Hansen HC, Drews R, Gaidzik PW (2008) Zwischen Patientenautonomie und ärztlicher Garanten-stellung-Die Frage der Einwilligung von Patienten mit Bewusstseinsstörungen. Nervenarzt 79(6):706–715

Ilyas A, Chen CJ, Raper DM, Ding D, Buell T, Mastorakos P, Liu KC (2017) Endovascular mechanical thrombectomy for cerebral venous sinus thrombosis: a systematic review. J Neurointerv Surg 9(11):1086–1092. https://doi.org/10.1136/neurintsurg-2016–012938

Kowoll CM, Lockau H, Dorn F, Dohmen C (2017) Aggressive treatment of cerebral venous sinus thrombosis (CVT) with stent retrievers and local thrombolysis: why we need a registry. Fortschr Neurol Psychiatr 85(10):605–610. https://doi.org/10.1055/s-0043–118098. [Epub 2017 Oct 10]

Saadatnia M, Fatehi F, Basiri K, Mousavi SA, Mehr GK (2009) Cerebral venous sinus thrombosis risk factors. Int J Stroke 4(2):111–123

Star M, Flaster M (2013) Advances and controversies in the management of cerebral venous thrombosis. Neurol Clin 31(3):765–783

Serviceteil

© Springer-Verlag GmbH Deutschland, ein Teil von Springer Nature 2019
H.-C. Hansen et al. (Hrsg.), *Notfälle mit Bewusstseinsstörungen und Koma*,
https://doi.org/10.1007/978-3-662-59129-1

Glossar und Abkürzungen

ACE Angiotensin converting enzyme

ACI A. carotis interna

ADC-MAP Darstellung des apparent diffusion coefficient (MRT Sequenz)

AK Antikörper

ARAS Aszendierendes retikuläres Aktivierungssystem

BKS Blutkörperchen-Senkungsgeschwindigkeit

BZ Serum Glukose (Blutzucker)

cCT kraniale Computertomographie („Schädel-CT")

CK Creatinkinase

CLIPPERS „chronic lympholytic inflammation with pontine perivascular enhancement and response to steroids"

cMRT kraniale Magnetresonanztomographie

CMV Zytomegalievirus

CPP zerebraler Perfusionsdruck

CR Kornealreflex

CRP C-reaktives Protein

CT Computertomographie

CTA computertomogarhische Angiografie

DOAK direkte orale Antikoagulantien

DSA digitale Subtraktionsangiographie

DWI Diffusionswichtung (MRT-Sequenz)

EEG Elektroenzephalogramm

EKG Elektrokardiogramm

FEES flexible endoskopische Evaluation des Schluckakts

FSME Frühsommermeningoenzephalitis-Virus

GCS Glasgow Coma Score

HE Hämatoxylin-Eosin-Färbung

HHV 6 humanes Herpesvirus 6

HIV humanes Immunodefizienzvirus

HSV Herpes-simplex-Virus

HWS Halswirbelsäule

ICB intrazerebrale Blutung

ICP Intrakranieller Druck

ICU Intensive Care Unit (Intensivstation)

IHA Irreversibler Hirnfunktionsausfall

IL Interleukin

INO internukleäre Ophthalmoplegie

ITS Intensivstation

JC-Virus John Cunningham-Virus (PML-assoziiert)

KM Kontrastmittel

LP Lumbalpunktion

LR Pupillenlichtreaktion

MAP mittlerer arterieller Blutdruc

MBS Marchiafava-Bignami-Syndrom

MCA A. cerebri media

MRT Kernspintomographie

NCSE Non-konvulsiver Status epilepticus

NIHSS National Institute of Health Stroke Score

NMDA-R N-methyl-D-Aspartat-Rezeptor

NSE Neuronenspezifische Enolase

OCR Okulozephaler Reflex

OKB oligoklonale Banden

OSAS obstruktives Schlafapnoesyndrom

PCR Polymerase-Kettenreaktion

PFO persistierendes Foramen ovale

PML progressive multifokale Leukenzephalopathie

PRES posteriores reversibles Leukenzephalopathie-syndrom

RCVS reversibles zerebrales Vasokonstriktionssyndrom

RR Blutdruck

SAB Subarachnoidalblutung

SAE subkortikale (arteriosklerotische) vaskuläre Enzephalopathie

SAT O2 Sauerstoffsättigung

SDH Subduralblutung

SE Status epilepticus

SEP somatosensibel evozierte Potenziale

SR Schmerzreiz

SREAT Steroidresponsive Enzephalopathie mit anti-thyreoidalen Antikörpern (assoziiert mit Hashimoto-Erkrankung)

TCD transkranielle Dopplersonographie

TEE Transösophageale Echokardiografie

TICI Thrombolysis in Cerebral Infarction Score

VOR vestibulookulärer Reflex

VZV Varizella-zoster-Virus

WE Wernicke-Enzephalopathie

WNV West-Nil-Virus

ZZ Liquorzellzahl

Stichwortverzeichnis

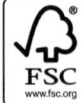

MIX
Papier aus verantwortungsvollen Quellen
Paper from responsible sources
FSC® C105338

If you have any concerns about our products,
you can contact us on
ProductSafety@springernature.com

In case Publisher is established outside the EU,
the EU authorized representative is:
Springer Nature Customer Service Center GmbH
Europaplatz 3, 69115 Heidelberg, Germany

Printed by Libri Plureos GmbH
in Hamburg, Germany